目 录

CONTENTS

序言 1
自序 4

| 第一章 |　**什么是人文**

一、人文的定义和内涵 2
　　1.人文的概念 2
　　2.人文的内容 3
　　3.人文的作用 3
二、尊重生命的价值 7
　　1.热爱生命 7
　　2.同情生命 8
　　3.敬畏生命 9
　　4.大灾大疫唤醒国人敬畏生命之心 12
三、尊重头脑的价值 16
　　1.尊重知识和智慧 16
　　2.尊重情感 17
　　3.精神需求更高级 18
四、尊重灵魂的价值 20

五、为什么要尊重人和生命..................22
    1.尊重人是人性的需要..................22
    2.生命的神圣性和神秘性..................23
    3.生命的遗传性和进化性..................24
    4.人类有智慧和理性..................25
    5.人类有语言和文字..................26
    6.生命的不可逆性..................28

|第二章| 人生境界

一、人生境界..................32

二、人生的三个层面..................34
    1.世俗层面..................34
    2.事业层面..................35
    3.审美层面..................35

三、人生境界的相关论述..................38
    1.哲学家的人生四重境界..................38
    2.佛教禅宗的三重境界..................39
    3.王国维的人生三重境界..................40

四、马斯洛理论与人生境界..................42

|第三章| 人生的困境

一、人生的困境..................46
    1.事业的困境..................47
    2.情感的困境..................49
    3.经济的困境..................50

  4. 死亡的困境 51
 二、现代人的困境 55
  1. 物质的困境 55
  2. 技术的困境 56
  3. 信息的困境 57
  4. 精神的困境 59
 三、走出人生的困境 61

第四章　让人生艺术化

 一、人生艺术化的两个方面 66
  1. 认真与豁达的人生态度 67
  2. 人生的情趣化 67
 二、用艺术思维看待生活和世界 69
 三、文学与人生 71
  1. 文学为人生开启心智的大门 71
  2. 文学是通往心灵的时空隧道 72
  3. 文学教你做一个爱美的人 72
 四、艺术与人生 74
  1. 艺术激发情感，丰富心灵 74
  2. 艺术塑造正确的人生观和价值观 75
  3. 艺术激发创造力 77
  4. 艺术提升生活品质 77
 五、哲学与人生 80
  1. 哲学是开启人之心智和良知的钥匙 80
  2. 哲学的批判性和反思性塑造独立的人格和精神 80

3.哲学的超越性能使人们趋向审美 ………………………… 81

| 第五章 | **提高文化素养**

　一、养成读书的爱好 ……………………………………………… 84
　　1.读经典文学名著 …………………………………………… 85
　　2.读古典诗词 ………………………………………………… 87
　　3.读点历史和哲学 …………………………………………… 91
　二、培养写作的习惯 ……………………………………………… 94
　　1.写作可以滋养精神家园 …………………………………… 94
　　2.写作与人生 ………………………………………………… 95
　三、推荐阅读书目 ………………………………………………… 98

| 第六章 | **培养博物情怀**

　一、博物与收藏 …………………………………………………… 104
　二、集邮 …………………………………………………………… 108
　　1.邮票知识 …………………………………………………… 108
　　2.邮票选赏 …………………………………………………… 110
　三、瓷器收藏与欣赏 ……………………………………………… 113
　　1.瓷器的制作 ………………………………………………… 113
　　2.瓷器的发展 ………………………………………………… 114
　　3.瓷器知识 …………………………………………………… 115
　四、参观博物馆 …………………………………………………… 123
　　1.艺术博物馆 ………………………………………………… 123
　　2.历史博物馆 ………………………………………………… 130
　　3.专题博物馆 ………………………………………………… 131

第七章　培养对大自然的情感

一、人对大自然的心灵依归 ... 136
1. 自然之美 ... 137
2. 人对大自然的心灵依归 ... 138

二、走进大自然 ... 140
1. 旅游 ... 140
2. 旅游的文化意义 ... 141
3. 旅游摄影 ... 142
4. 户外摄影的知识 ... 144

三、二十四节气摄影图片 ... 146
1. 春分 ... 147
2. 清明 ... 148
3. 霜降 ... 149
4. 大雪 ... 150

四、旅游摄影照片选赏 ... 152

第八章　艺术修养和文化品位（绘画）

一、绘画艺术欣赏 ... 161
二、西方绘画 ... 164
1. 西方绘画的发展 ... 164
2. 西方名画欣赏 ... 165

三、中国绘画 ... 178
1. 中国绘画发展 ... 178
2. 中国名画欣赏 ... 180

| 第九章 | 艺术修养和文化品位（书法、篆刻）

　　一、书法历史演变与书体 ... 203

　　二、书法欣赏 ... 206

　　　　1. 书法欣赏的三个层面 ... 206

　　　　2. 书法审美 ... 207

　　三、书法作品赏析 ... 209

　　　　1. 《乙瑛碑》艺术欣赏 ... 209

　　　　2. 《兰亭序》书法赏析 ... 210

　　　　3. 《自叙帖》书法欣赏 ... 213

　　　　4. 《篆书对联》欣赏 ... 214

　　　　5. 《祭侄文稿》书法欣赏 ... 215

　　　　6. 《题画三首之一》条幅 ... 218

　　　　7. 《学杨少师书》扇面 ... 220

　　四、篆刻 ... 221

　　　　1. 篆刻的知识 ... 222

　　　　2. 篆刻艺术发展史 ... 223

　　　　3. 篆刻作品的解读和审美 ... 223

　　五、书画作品上的印章（篆刻） ... 224

　　　　1. 印章的艺术作用 ... 224

　　　　2. 书画作品上的常用印章 ... 224

　　　　3. 钤印的讲究 ... 225

| 第十章 | 音乐与人生

　　一、音乐的基本含义 ... 229

　　二、音乐欣赏 ... 231

1.如何欣赏音乐..231
　　2.音乐欣赏的阶段性..232
　三、音乐与人生..235
　四、音乐治疗..237
　五、音乐治疗曲目推荐..239

第十一章　建筑与人生

　一、建筑与人文精神..244
　　1.建筑与文化..244
　　2.建筑与艺术..247
　　3.建筑与人文关怀..248
　二、中外建筑览胜..250
　　1.外国建筑..250
　　2.中国建筑..260

第十二章　好奇心与求知欲

　一、好奇心和求知欲的本质................................270
　二、好奇心的价值..272
　　1.好奇心是创新的源泉......................................272
　　2.好奇心的故事..273
　三、好奇心会使你充满诗意................................276
　四、求知好奇的名言..278
　五、不断学习，让人生更充实............................282

第十三章 信仰和追求

一、信仰 ... 288

二、宗教 ... 291

    1.主要宗教简介 ... 291

    2.宗教与人生 ... 294

    3.宗教与医学 ... 295

三、追求 ... 298

    1.人生应该有所追求 ... 298

    2.关于追求的名言 ... 300

第十四章 人文格言

一、中国人文格言 ... 304

二、外国人文格言 ... 312

后记 ... 317

参考文献 ... 320

序言

与志彬同志相识近30年，他给我的总体印象是一个思维敏捷、条理清晰、遇事直言且较具人文情怀的学者，尽管他由医学教育而转至行政管理和民主党派工作，但对文学艺术一直有着强烈的爱好。在我们平时的交流中曾多次听他谈到，随着我国经济的快速发展和中产阶层人群的扩大，我们应该有一次人文精神的启蒙。这次志彬的新书《让人文照亮人生》以及他前几年出版的《让人文照亮医学》便是他在践行自己观念的努力。

众所周知，人文精神的普及与物质生活的提高是社会进步的两个重要指标，甚至前者更为重要。

我个人认为提高人文修养的核心或关键有二点：一是对生命的认识和理解；二是找到提高人文修养的途径。

"生命"一词不仅是科学家、哲学家、文学家、诗人的永恒话题，也是普通大众常常面对和思考的主题。

广义的生命是能与自然界进行能量交换并进行自我复制的生物体，

而人的生命是大自然造物主最伟大的作品。对每一个人来说生命是能通过自我内省而体验得到的,并能对它心领神会,其表现出来就是知识、思考、情感;再进而表现为语言、道德、哲学、法律、艺术、宗教、国家、社会制度及历史等。因而,一切社会生活现象都是生命的客观化,整个人类社会正是靠着生命之流连成一个有机的整体。这样,我们的生命既是精神文明和物质文明的创造者,也是其表征。那么生命(人生)的意义即在于我们对精神和物质文明的贡献。

热爱生命是幸福之本,尊重(同情)生命是道德之本,敬畏生命是信仰之本。这是因为人生的意义有三个层次,在世俗层次我们追求幸福,在社会层次我们讲究道德,在超越层次(灵魂层次)我们有信仰。

大思想家诺贝尔和平奖获得者史怀哲先生说过:"只有我们拥有对于生命的敬畏之心时,世界才会在我们面前呈现出它的无限生机。"

既然生命是如此精彩和如此重要,热爱生命、尊重生命应是我们每个人人生的必修课。

如何做到由衷地热爱生命、尊重生命和敬畏生命,不二的途径是需要我们提高人文修养和学习人文知识,以丰富的人文知识提升我们的人文情怀。人文知识是人类创造的灿烂文化,尤其是文学、艺术、哲学、美学、宗教等。

关于怎样提高人文修养,我同意这本书的观点:多读书提倡非职业性阅读,尤其是经典文学名著、优美诗词,文学的审美教化作用能涵养性情、美化心灵、提高思想境界;培养艺术爱好(绘画、书法、音乐、摄影)和审美情趣;培养对大自然的情感,因为大自然是生命

的母体，热爱大自然是热爱生命的延伸，山川河流，花草树木，晚霞流云等既是我们生命的依托，又是生命的象征。大自然也是我们知识、创造和艺术灵感的源泉。我们可以从这些文学、艺术作品中得到启发，激发智慧，享受美感，提升文化艺术品位和审美能力，这会让人生艺术化和情趣化，变得更加美好。此外，还应该学习哲学和宗教知识，要有信仰和追求，这样我们的眼界和胸襟会变得开阔，道德品质会得到提升。

人文精神追求的是真、善、美的统一和人类生存价值的提高，真和善是美的基础，美又促进了善和真，三者相协调，成为有机的统一。

如果说科技创新是当前社会发展的第一动力，那么人文则始终是我们社会发展的永恒主题。欣喜的是近年来陆续有这类谈人文的书籍出版，但将人文人生结合起来，从培养艺术爱好，丰富人文知识的角度切入来谈的书尚不多。志彬的《让人文照亮人生》是一次有益的探索，尽管尚不完美，值得一读。借此作序之机，我希望广大青年朋友，在践行自己职业人生的同时，一定要打开天窗，敞开心扉，让人文的光辉照亮你的人生旅程。

是为序。

韩启德

中国科学院院士
中国科协名誉主席
北京大学科技史和医学史教授

自序

人文是人的精神文化，亦即人性与教养，包括知识、文化、道德、信仰、文学、艺术等人类精神活动的内容。

文明以止，人文也。（《周易》）

古人认为，人文是人的礼乐教化，也是文明的目标指向。美国人类学家玛格丽特·米德的论述则另呈精辟，她说：人类文明的最初标志是"一段愈合股骨的人类化石"。她的解释是，在茹毛饮血的远古时代，断了股骨的人，除非得到他人的帮助，否则必死无疑，因为他不能猎取食物，也难逃野兽伤害。因此，一段受伤后愈合的股骨，表明伤者得到照顾，并慢慢康复，这是文明的起点。

"愈合的股骨"说明一个道理：人们开始帮助处于困境中的同类，是人类告别野蛮走向文明的肇始，这也是人文精神的起点与初心。今天，人类社会已发展到科技倡明的时代，但初心没有变。如果说科技是人类社会发展的不竭动力，人文则是人类发展的永恒主题。

总之，人文精神所倡导的是真、善、美的统一与人类生存价值的

提高。其核心内容有三点：一是关心人，以人为本，重视人的价值；二是弘扬人的理性，尊重人的智慧与情感；三是主张灵肉和谐，立足尘世生活的超越性精神追求。当然，热爱大自然，敬畏并赞美大自然是热爱生命、敬畏生命的延伸。因为大自然是人类生命的依托，又是生命的象征，也是人类美感和灵感的源泉。古人云："未学做事，先学做人。"人文素养的培养，对于人，尤其是年轻人形成健全的人格、改善思维方式、冲破狭隘的功利主义具有重大意义。

人的素质包括专业素质、心理素质和人文素质等。其中人文素质是一种基础素质，对于人的其他素质及整体素质的形成与发展具有强大的影响力和渗透力。一个人在社会上"安身立命"，需要有专业技能和业务素质，但这只是个人全面发展的条件，而个人的人文素质，即思想境界、道德情操、认识能力、文化艺术修养等才是个人全面发展的标志。如果把一个人比作一棵树，专业素质是树叶，那么人文素质就是树根，只有根深，才能叶茂。如果把人生比作一艘船，那么专业素质是船帆，人文精神是船舵，只有航向正确，才能风正帆扬，顺利到达成功的彼岸。

良好的人文修养能让我们自觉地关怀他人，关怀社会，关怀人类，关怀自然，从而构建美好的人格，全面提升其综合能力。

良好的人文修养还能帮助我们走出现代人的困境，现代社会是一个技术发达、物质丰富、信息爆炸的时代。物质文明的过度发展，导致了精神（信仰）的缺失、灵魂的空虚、物欲的膨胀，人们的精神堕入了虚无，沉浸于物质享受和感官刺激，失去了纯真的理想和纯美的

爱情。人们陷入了对技术和物质的依赖，被其包围在困境之中，变得烦躁、不安，或颓废无聊，而提升人文修养，让人生艺术化是我们走出这种困境的良方。

良好的人文修养能帮助我们走出人生的困境。一方面，作为个体的生命，我们经历成长、成熟、成家立业，取得事业的成功，但我们在成长的过程中会经历各种困难、挫折和挑战。面对挑战和挫折，我们如何迎战和化解。另一方面，我们注定将面对疾病、衰老和死亡。面对病痛和衰老，我们如何自处并他处，从容应对；面对死亡，我们如何整装出发，与这美好的世界和亲人们告别。以上这些都需要我们有良好的人文素养。

为了普及人文知识，引导年轻人提高人文修养，本书在介绍人文的基础知识，阐述人生的境界和困境的基础上，抛砖引玉，指点迷津，倡导学习人文知识，加强人文修养，让人生艺术化，以走出人生的困境，活出人生的精彩。同时，用了较大篇幅着重介绍如何提升文化知识，提升艺术修养和文化品位，培养博物情怀和自然山水情感，激发好奇心、求知欲，激发信仰和追求，让年轻人在不断学习、不断修炼的过程中提升境界，登高望远，开拓胸襟。

其实，我们每一个人从小到大都在不断接受着人文素质的培养，我们逐渐学会了听、说、读、写。听和读教会我们认识世界的能力；说和写培养了我们表达自己的能力。这样我们从一个自然人成为一个文化人，从个体人成长为社会人。人类在历史发展的长河中创造了许多美好的东西（精神的和物质的）。这些美好的东西一代一代地

积累和传承下来，形成人类的宝贵财富。面对浩瀚的知识和艺术的海洋，我们要善于从中吸取营养，丰富自己，还要勤于探索，敏于思考，做到内心坚持和知行合一，不断地学习和提升修为。在熟练掌握专业技能之外，提升文化艺术修养、道德品质、审美情趣和社会适应能力，身体力行，将那些有价值的东西融入自己的生活，缔造美好的人生。

姚志彬

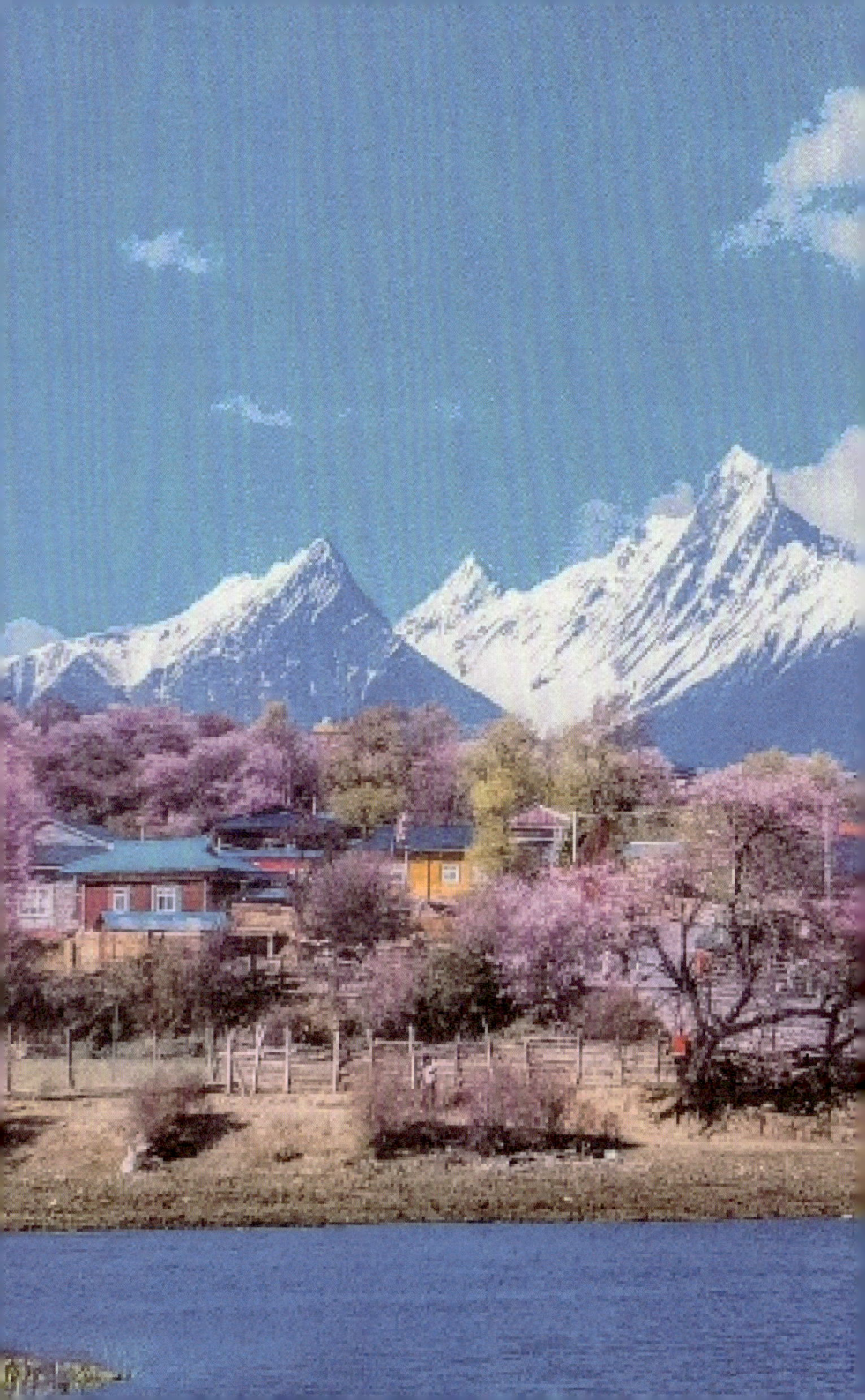

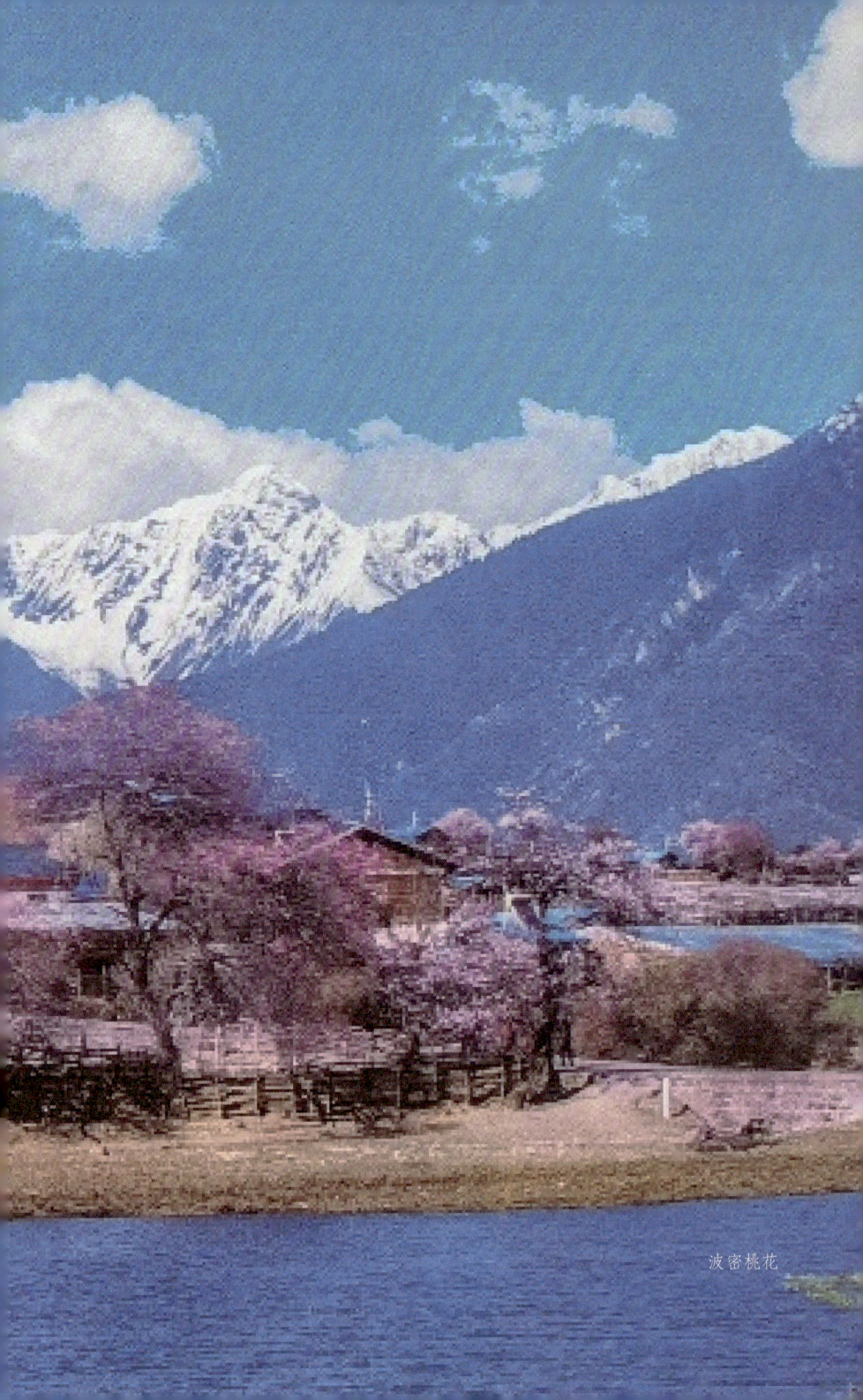

波密桃花

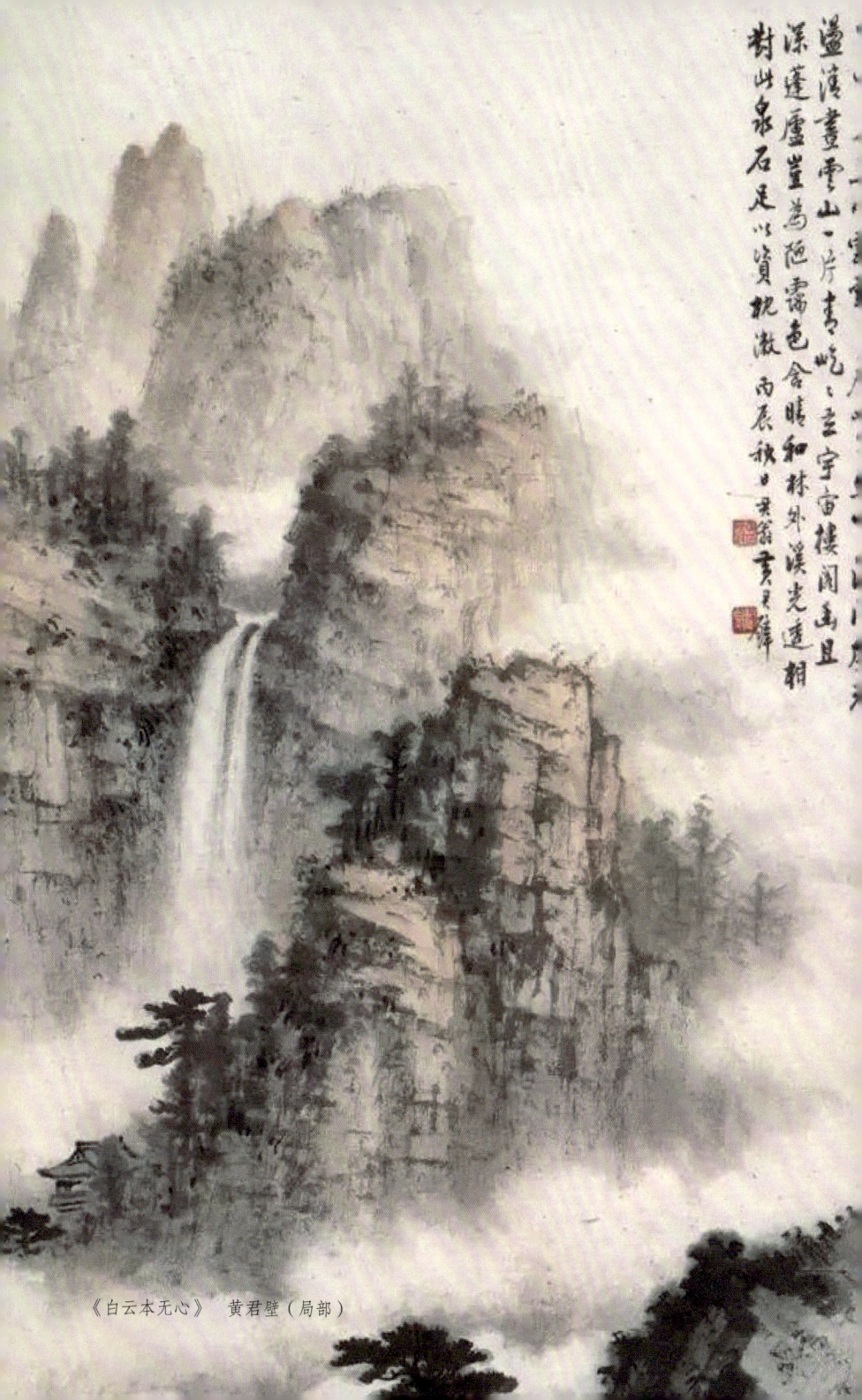

《白云本无心》 黄君璧（局部）

第一章 什么是人文

尊重人的价值包括三个方面：
- 尊重生命的价值（热爱生命、同情生命、敬畏生命）
- 尊重头脑的价值（尊重知识、尊重智慧、尊重情感）
- 尊重灵魂的价值（道德、信仰、社会责任感）

一、人文的定义和内涵

1.人文的概念

人文是人类文化的简称,即先进的价值观及其规范。

人文又称人文精神或人文主义,人文精神是指一种普遍的人类自我关怀,表现为对人的尊严、价值、命运的维护、追求和关怀,对人类遗留下来的各种精神文化现象的高度重视。个人的人文精神是你的知识、文化、修养、品德、气质等的综合体现。

人文,作为人类文化的一种基因,早已有之,无论是东方还是西方,也无论中国还是外国,作为一种社会潮流和普遍的文化,始于我国的春秋时期,后传到欧洲,昌明于15世纪、16世纪的文艺复兴时期,形成于17世纪、18世纪法国启蒙运动、人权宣言和美国独立宣言。

"人文"一词最早见于先秦,泛指人事、礼乐教化等。如《易》:"刚柔交错,天文也。文明以止,人文也。观乎天文,以察时变。观乎人文,以化成天下。"古代先贤们通过观察他们时代的诗歌、文字、礼仪、音乐等人文风貌,来教化众人达到四海统一。古人

有时也把人文指称为人情习俗。总之,人文最早的核心命题是超越个体,超越种族,超过国家,从人类整体直至宇宙大全的角度思考世界。

2.人文的内容

人文是人类的精神文化,即人性与教养,包括知识、文化、道德、信仰、文学和艺术等人类精神活动的内容。人文作为一种独特的精神现象,是万物的尺度、人类智慧与精神的载体。其核心思想有三点:一是关心人,以人为本,重视人的价值。二是弘扬人的理性,反对科学对理性的贬低。三是主张灵肉和谐,立足尘世生活的超越性精神追求。

3.人文的作用

人文有什么作用?这个问题似乎不好回答,因为人文并非什么实用的东西,不会给我们带来实际的物质经济利益,也不会带来技术的便利,但人文又非常重要,因为人文是发自人内心的本能的精神需求。它超越物质,超越世俗,超越技术,看起来他似乎没有什么具体作用,实际上它是人类的一种文化基因,指导和规范着人的行为、习俗和意识,丰富人的生活,滋润和抚慰人的心灵。

关于人文有什么作用,还可以举个例子说明。比如你们家搬了新房子,邀请亲戚朋友来参观,大家厨房、书房、卫生间看了一圈,然后坐在客厅里喝茶。大家会议论,书柜、冰箱,甚至抽水马桶等都很

不错，但大家评头论足，讨论最多最起劲的却还是客厅里挂的那幅画。大画家黄君璧的山水画《白云本无心》，它的构图、用色、意境，甚至题款书法和印章。很明显这幅画不如冰箱和抽水马桶实用，但为什么大家对画的兴趣更大呢？这就是人文的作用，因为人文可以满足人们心灵的需要，这种需要是一种普遍的精神文化需求。所谓"无用之用是为大用"（《庄子》）。

用一句话概括：

人文是以人为本，尊重人的价值，把人放在至高无上的位置。

尊重人的价值包括三个方面：

· 尊重生命的价值（热爱生命、同情生命、敬畏生命）

· 尊重头脑的价值（尊重知识、尊重智慧、尊重情感）

· 尊重灵魂的价值（道德、信仰、社会责任感）

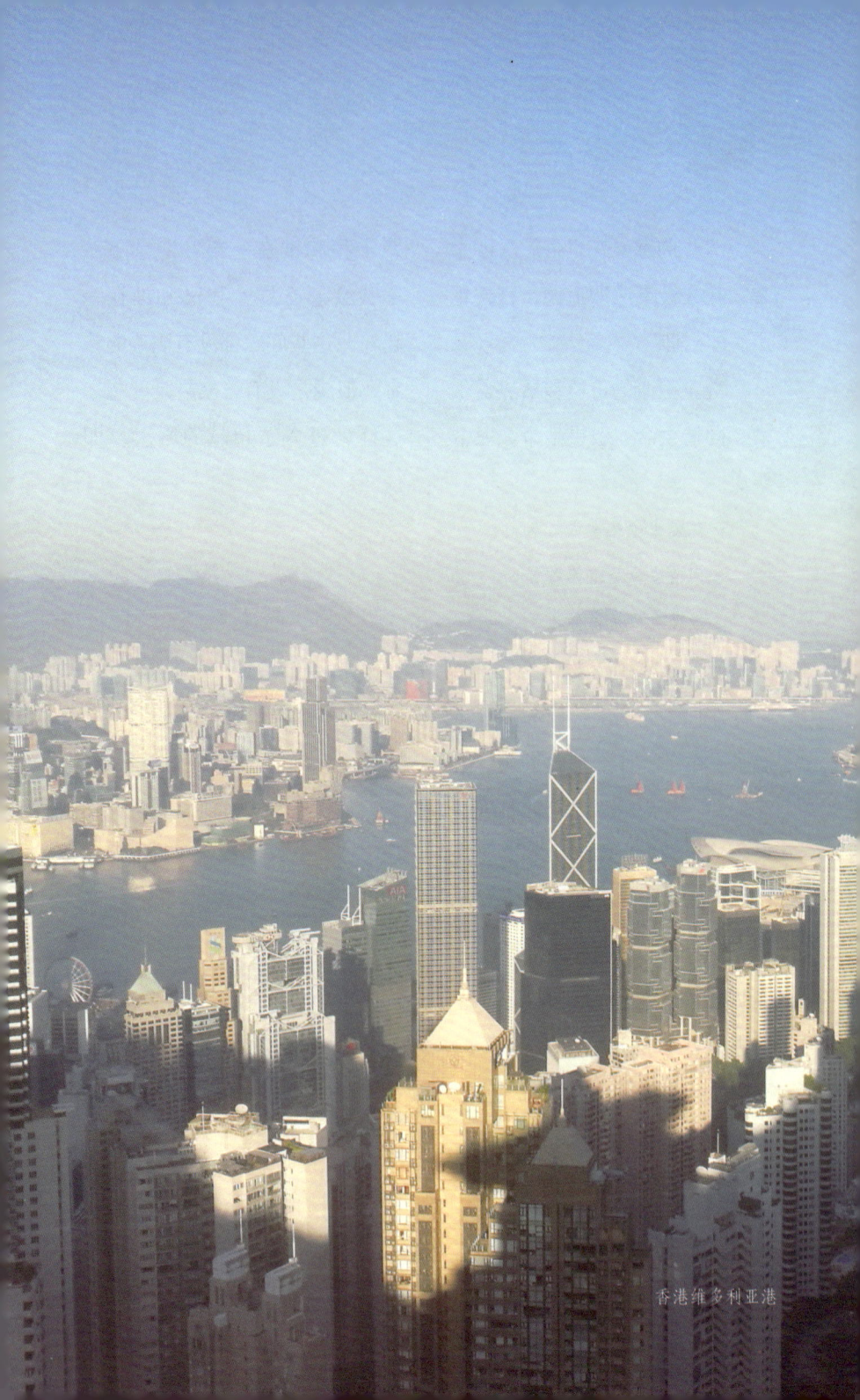
香港维多利亚港

人生的意义在世俗层次即幸福，在社会层次即道德，在超越层次即信仰。

尊重生命的价值包括热爱生命、同情生命、敬畏生命。三个层次。

- 热爱生命是幸福之本
- 同情生命是道德之本
- 敬畏生命是信仰之本

因为人生的意义有三个层次，首先在世俗的层次，日子过得好，房子、车子、儿女都有了，工作很称心，我们感觉很幸福而热爱生活，热爱生活即是热爱生命；但我们还会遇到灾难、事故、疾病、战争等，人们需要相互伸出援助之手，相互同情和帮助，这便进入社会层次，即是道德；解决了世俗和社会层次的问题之后，人类便开始"胡思乱想"了："我是谁？""我是哪里来的？""我有上辈子吗？""上辈子我和谁在一起？""下辈子我会怎么样？我又和谁在一起？"这些问题都没有明确的答案，但越是没有答案越是要想。这样就进入了超越的层次，即信仰。

二、尊重生命的价值

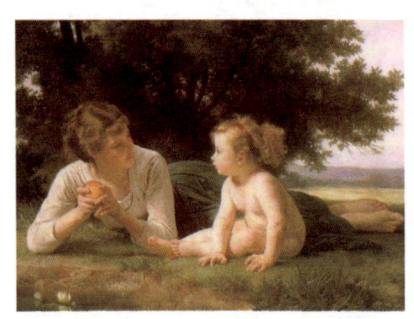

《母爱》[法]布格罗

1.热爱生命

生命最为宝贵，对每个人来说只有一次。我们每个人的一生，其生活、休闲和工作的过程都是在享受生命、消费生命、使用生命。

享受生命首先是享受健康，只有身体健康才能很好地使用和消费生命。有一句话说得非常好：健康是1，其他如事业、财富、爱情、婚姻等都是0，有了前面的1，后面的0才有价值，才越多越好。如果前面的1没有了，后面的东西再多也是0。这个道理其实很简单，人人都明白。关于健康的"数论"告诉我们的是：健康是成功的本钱，虽然不能说"有了健康就拥有了一切"，但是，如果没有了健康就真的会失去一切！

2.同情生命

同情生命是一个道德命题。

恻隐之心人皆有之。

同情是道德的基础,由同情发展出了两类道德:一类是正义,一类是仁慈。

哲学家认为,善良的本质是对生命的同情,对生命的同情是道德的基础。人类的道德是建立在互相同情的基础上,同样,道德的沦丧也起因于同情心的泯灭。

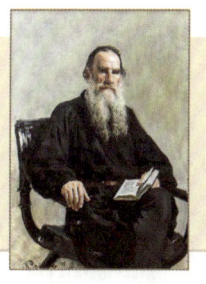

真正的幸福不是金钱,对个人来说是健康,对人类来说是和平。

——托尔斯泰(1828—1910)

人有两个本能:一是爱惜自己的生命,二是同情别人的生命。如果缺乏第一个本能,不能爱惜自己的生命,这样的人等同于石头,他的心也像冰冷的石头一样,对自己没有感觉,那他对别人的生命就必然是冷漠的。缺乏第二个本能的人,没有了同情心,其等同于禽兽,甚至连禽兽都不如。

同情的本能,就是见到别人的生命有危险,遭到威胁或损害,你会设身处地去感受,会感到难过。孟子举过一个例子:当你看到一个小孩在井边玩耍时,突然发现他快要掉下去了,你会非常揪心着急。

为什么你会着急呢？因为你与小孩有亲戚关系吗？当然，如果有亲戚关系，甚至是你自己的小孩，你会更着急，但没有亲戚关系你也会着急。因为你会推己及人，在看到小孩遭遇危险的那一瞬间，你会感觉仿佛是自己将要掉下井里，这就是同情心。

2015年9月2日，土耳其海滩上一具身着红色上衣的幼童遗体的照片，在全世界引起了巨大的舆论风暴。

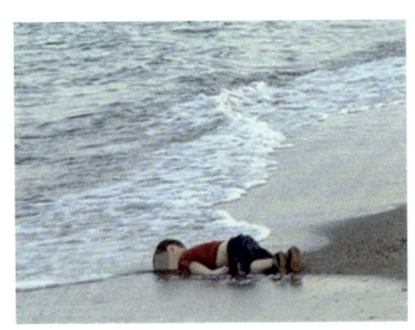

海滩男孩

遇难男孩是叙利亚人，名叫艾兰·库尔迪，三岁，原本有一个幸福的家。2日凌晨，艾兰和哥哥随父母搭上偷渡船试图从土耳其博得鲁姆半岛出发，偷渡到希腊利斯岛，凌晨4点多偷渡船倾覆，艾兰、哥哥和妈妈不幸遇难。小男孩趴在沙滩上任海水拍打的照片在媒体和网络上流传，让无数人心碎。这件事在全世界引起了深刻同情和反思，因为它冲击了人类的同情本能和道德底线。

3. 敬畏生命

敬畏的本义是敬重和畏惧。

敬畏生命是敬重生命，并谨慎小心地对待生命，是在信仰的层面把生命作为一种神圣的东西来看待和敬重。

敬畏生命（Reverence for life）这一理念由史怀泽最先提出，随后

有许多著作和文章对其进行了阐述。

史怀泽（1875—1965）是当代最具影响力的思想家，他创立的以"敬畏生命"为核心的生命伦理学是当今世界和平运动和环保主义的重要思想资源。他明确提出："只有当人认为所有生命，包括人的生命和一切生物的生命都是神圣的时候，他才是伦理的。"他的出发点不是简单的恻隐之心，而是生命的神圣性所唤起的敬畏之心。他甚至认为生命的神圣性是无法论证的，承认敬畏生命的世界观是一种"伦理神秘主义"，它是基于我们的内心体验。"敬畏生命"的理论认为世界的精神本质是神秘的，我们不能全部认识它，只能怀着敬畏之心赞美它、爱它、相信它。

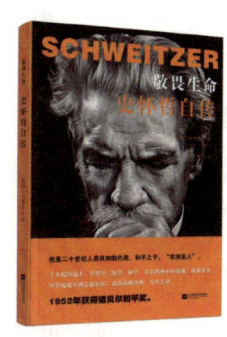

《敬畏生命》

弘一法师敬畏生命的故事

弘一法师（1880—1942），本名李叔同，著名音乐家、美术教育家、书法家、戏剧活动家，是中国话剧的开拓者之一。

他从日本留学归国后，担任过教师、编辑，后剃度为僧，法名演音，号弘一，被人尊称为弘一法师。1913年受聘为浙江两级师范学校音乐、图画教师。1915年起兼任南京高等师范学校音乐、图画教师，并为南京大学历史上第一首校歌谱曲。

弘一法师临终时，嘱咐弟子，在其遗体龛的四个角下各垫一碗水，以免蚂蚁爬上来，火化时被无辜烧死。每读到此，总是被弘一法师对生命的怜悯和敬畏之心深深感动。

在中国近百年文化发展史中,弘一法师李叔同是学术界公认的通才和奇才,作为中国新文化运动的先驱者,他最早将西方油画、钢琴、话剧等引入国内,且以擅书法、工诗词、通丹青、达音律、精金石、善演艺而闻名于世。而他在皈依佛门之后,一洗铅华,笃志苦行,成为世人景仰的一代佛教宗师。他被佛教弟子奉为律宗第十一世祖。他传奇的一生为我国近代文化、艺术、教育、宗教领域里贡献了十三个第一,堪称卓越的文艺先驱,他爱国的抱负和义举更贯穿于一生。

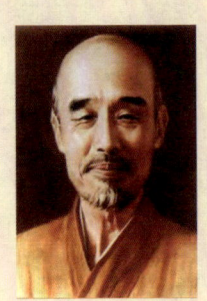

弘一法师

弘一法师不仅是一个身披袈裟的佛教修行者,他也是一个寄身禅院的艺术家,"狂来轻世界,醉里得天真",充满艺术家的气质和浪漫,他的一首脍炙人口的《送别》词,集合了送别的多种情感意象,强烈震撼着中国人离别的"集体无意识",成为国人送友离别的一种文化心理符号。

送别

长亭外,古道边,芳草碧连天。晚风拂柳笛声残,夕阳山外山。
天之涯,地之角,知交半零落。一壶浊酒尽余欢,今宵别梦寒。
长亭外,古道边,芳草碧连天。问君此去几时来,来时莫徘徊。
天之涯,地之角,知交半零落。人生难得是欢聚,惟有别离多。

4.大灾大疫唤醒国人敬畏生命之心

2008年5月12日,我国四川省汶川县发生8级强烈地震,地震严重破坏区超过10万平方公里,共造成近7万人死亡,374 643人受伤,17 923人失踪。地震造成巨大的生命财产损害,震惊了中国,也震惊了世界。全国上下团结一心,火速投入救援工作,捐款捐物。救援队、医疗队,包括许多志愿者、社会组织紧急奔赴灾区抢救受难人员,涌现出许多可歌可泣、催人泪下的感人场面和故事。媒体对此进行了大量的报道。一时间整个中国沉浸在悲痛与爱的海洋之中。多难兴邦,巨大的灾难磨炼了人们的意志,也极大地唤醒和激发了人们对生命的重视、同情和敬畏。

伟大的母爱

救援人员在废墟间隙中发现一个女性逝者尸体,她双膝跪着,整个上身向前匍匐,双手扶地支撑着身体,像古人行跪拜礼的姿势。她的怀里有一个包袱,救援队长伸手摸索了几下,他突然高喊:"有人,有个孩子,还活着。"令人惊喜的是抢救出来时小孩还安静地睡着,他熟睡的脸庞给所有在场的人以温暖和希望。随行医生准备给孩子检查时发现了一部手机,手机屏幕上有一条写好的短信:亲爱的宝贝,如果你能活着,一定要记住:我爱你。看到这条短信,这位看惯了生死离别的医生不由得落泪了。手机传递着,每一个看到短信的人都潸然泪下。

第一章　什么是人文　13

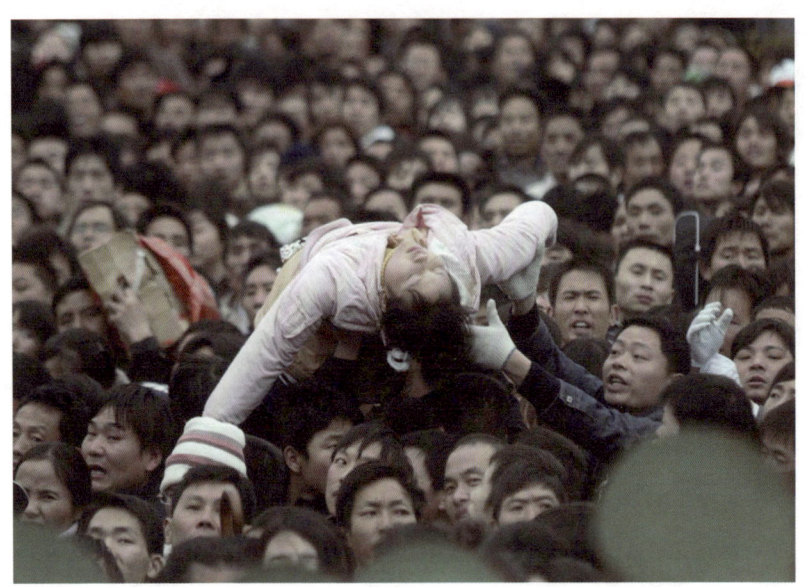

《接力营救》　摄影：陈奕启

2008年春节前夕，我国南方遭遇罕见冻灾、交通受阻，15万回家过年的旅客滞留在广州火车站。1月31日，广州部分列车恢复运行，大批焦急万分的旅客聚集在火车站广场外准备进站。突然，一名乘客晕倒在人群中，随时有被踩踏的危险，关键时刻，旁边的乘客将其高高抬起，高举着从众人的头顶上传递着，抢救出来。现场情景十分感人，凸显出人们对生命的关怀与敬畏。有人把这场景拍摄下来，放在网上，起名《接力营救》，照片既唯美又动人，后来该照片获得了当年的摄影作品奖。

抗击新冠疫情，谱写生命之歌

2020年新冠疫情暴发，一个个鲜活的生命被疫情吞噬，牵动着全国人民的心，上万医务工作者驰援武汉，他们迎难而上，恪尽职守，诠释着救死扶伤、尊重生命、医者仁心。其中85岁高龄的钟南山院士连夜赶赴疫区，身患"渐冻"绝症的张定宇院长坚守岗位，率领全院人员与病魔抢时间、抢生命。援鄂医护人员中更有许多是"80后""90后"年轻人，涌现出许多尊重生命的感人事迹，催人泪下，振奋人心。在国外同样有着许多敬畏生命的故事，其中最感人的是意大利82岁的牧师贝拉得利主动将呼吸机让给年轻的患者，最后自己病逝。

生命的伟大与可敬，还在于生命的唯一性，对个体来说，生命只有一次，死后不能复生。但有生就有死，生与死的辩证统一才是生命的最美妙乐章。

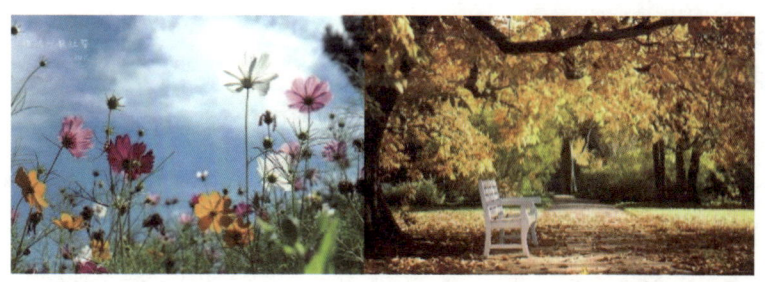

生如夏花之璀璨，逝如秋叶之静美。

——泰戈尔

人类是宇宙中的"唯一"

茫茫宇宙,浩瀚星河,人类是如此渺小,却又如此幸运和伟大。因为对人类来说,其在宇宙中是孤独的行者。科学家们在努力探索地球以外的生命,寻找外星人,但尽管旅行者1号已经飞出太阳系,进入距地球几百亿公里的宇宙深空,却尚未找到地外生命的迹象。据测算,智慧生命在地球外产生的概率为十亿分之一。

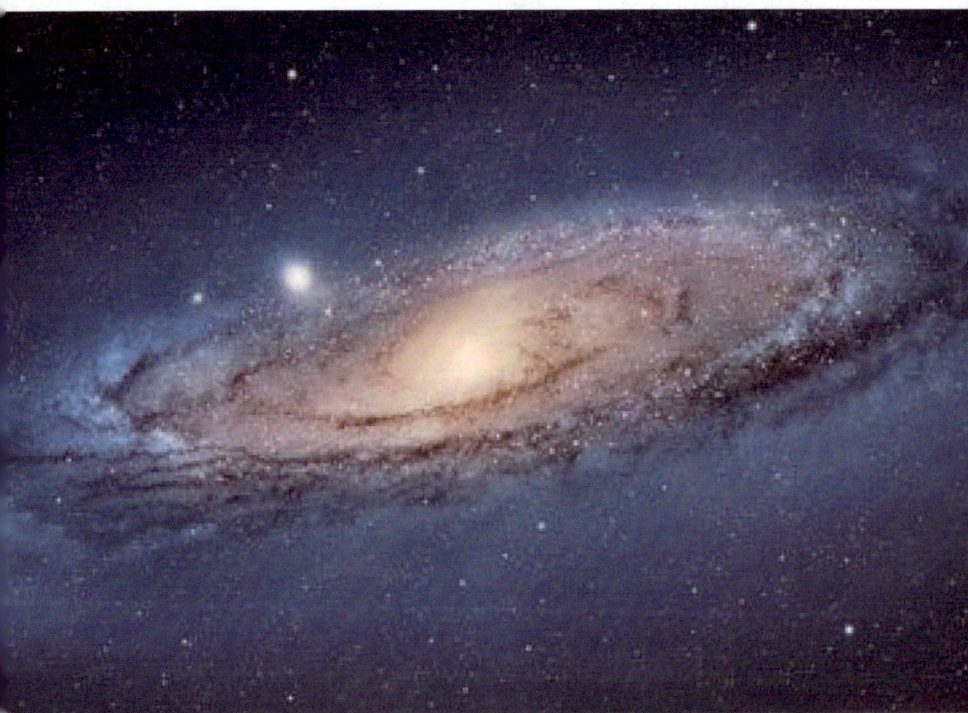

三、尊重头脑的价值

1.尊重知识和智慧

知识是人类对物质世界和精神世界探索结果的总和。

知识获取涉及许多与人类智慧有关的复杂过程，包括感觉、交流、归纳、判断、推理、联想和比喻等。知识也可以看成人类智慧的结晶。

知识应满足三个条件：是被验证过的，正确的，而且是被人们相信的，这也是科学与非科学的区分标准。

知识属于文化，而文化是感性与知识的升华。

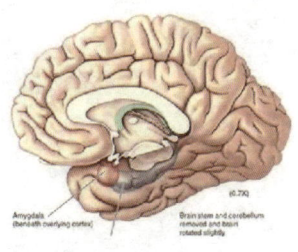

人脑

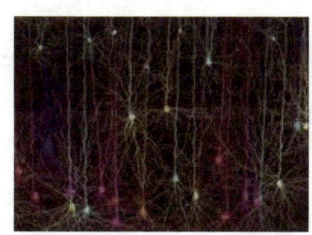

大脑皮层元神经

人类的智慧是有价值的。典型的例子就是牛顿与苹果的故事,牛顿看到苹果掉落在地上,而没有掉向天空,这促使他反复观察、思考和研究,从而发现了地心引力,进而推导出万有引力定律,并严格地论证了开普勒行星运行的三大定律,开启了现代科学革命。

2.尊重情感

情感是人对客观事物所持的态度体验,其本质是生活现象与人心的相互作用下,产生的爱恨情仇。喜怒哀乐,忧思恐惊,都是情感的表现,比如郁郁寡欢、脉脉含情、怒发冲冠、开怀大笑等,情感的世界丰富而奇妙,情感的生物学机制更是非常复杂。

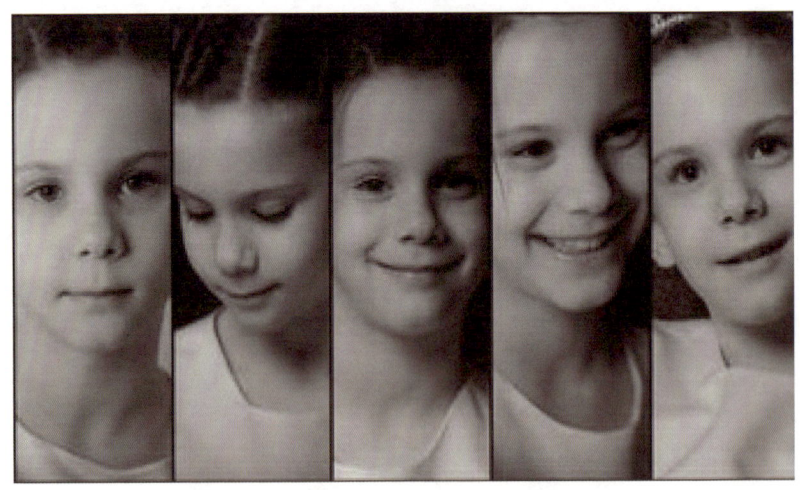

尽管神经科学取得了重大进展,对脑和神经元活动的机制有了许多新的认识,但我们还不能将情感活动简单地还原为激素和神经递质(如多巴胺、5-羟色胺等)与神经元相互作用的产物,我们只能说现阶段人的情感的神经机制还是一个"剪不断,理还乱"的科学谜团。

情感始终是横跨在人脑与电脑间一条无法逾越的鸿沟

现在机器人的研发越来越进步。工业机器人和智能机器人在许多行业已得到广泛的应用,甚至出现了家庭机器人、伴侣机器人。2016年3月,阿尔法狗(AlphaGo)以4∶1的总分战胜世界围棋冠军,更是将人工智能热潮推到了一个新的阶段。2021年4月,谷歌公司宣布阿尔法折叠(AlphaFold)在一次极其困难的任务中击败了所有对手,成功地根据基因的DNA序列预测生命的基本分子——蛋白质的三维结构。这标志着人工智能进入了人类科学研究领域的最棘手问题。最近美国open AI研发的聊天机器人模型ChatGPT更是将人工智能推上新高度。但是与人类相比,机器人的一大难题是,如何赋予其丰富而细腻的情感,这个问题是现在的,甚至可见的,将来的所有计算机算法都无法解决的难题。试问哪台计算机,哪个机器人可以做到含情脉脉?做到暗送秋波?做到皮笑肉不笑?所以情感是人类最宝贵的资源和财富,我们应加倍珍惜、维护、开发和运用好我们的情感资源。

3.精神需求更高级

当然,人有物质需要,有生理需要,更重要的是有精神需求,渴求知识、艺术和尊重,等等。这也是人区别于其他动物的根本所在。

知识创造、审美和艺术创造使人的精神需求得到满足，使人的天赋智力和情感能力得到拓展，这也是人文精神的重要方面。

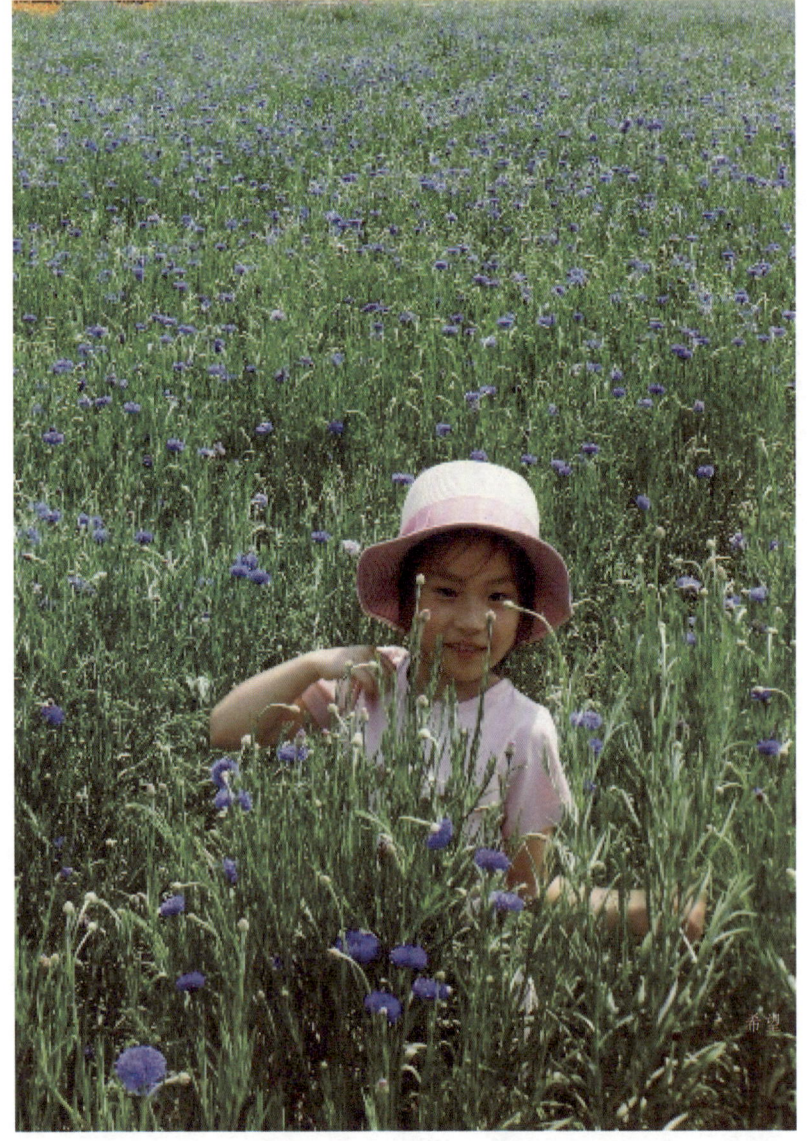

希望

四、尊重灵魂的价值

人的精神属性分为两个方面:
一是理性,即思考能力。
二是精神追求,即灵魂的需要,包括信仰和道德。
道德和信仰代表着人生的神圣意义。
通常人生的意义也有两个方面:世俗的和神圣的,即幸福和道德。
幸福代表人生的世俗意义,指生活质量,比如经济收入、家庭和睦、儿孙满堂,等等。道德代表人生的神圣意义。中国的儒家文化讲人生要"立功、立言、立德",所谓三不朽;佛教讲"功德圆满",都是指人生的神圣层面。
通俗地说,对我们每个人,特别是作为一个知识分子,立功是立足本职工作,在你所从事的工作领域,有娴熟的技能、丰富的经验和清明良好的社会评价。为官的能做到造福一方,为医的能做到技术精湛,为病人解除痛苦,为教的能做到以身作则,桃李满天下。立言是著书立说,在学术研究方面有所建树,形成自己的理论或观点,并被

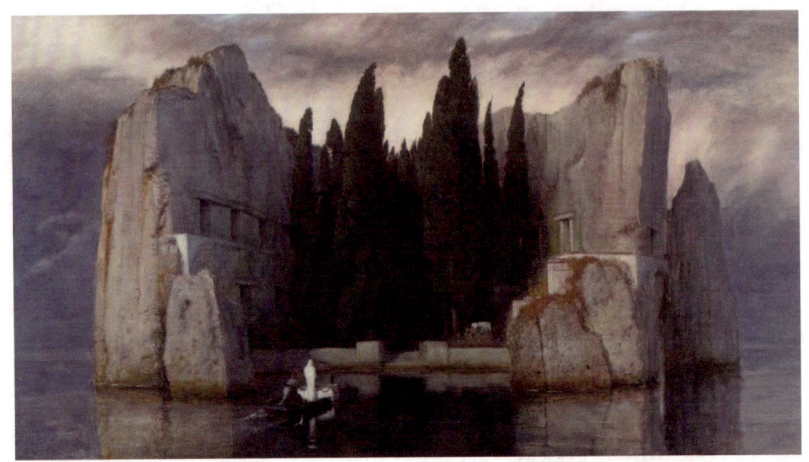

《死亡之岛》　阿诺德·勃克林　1880年　油画　111cm×155cm

这是象征主义画家勃克林最受争议也是他最精彩的作品。一座孤岛、一叶小舟，白色的送葬人，驶向最后的归宿。岛上明亮的石屋和参天黑暗的柏树形成强烈的阴暗对比，营造出神秘而奇特的氛围。

同行所认同和借鉴，对行业或学术进步有所推动。立德是有信仰，在做好本职工作的同时，建立自己的道德规范和形象追求，为同行或社会树立榜样。

总之，能做到第一点，即做好本职工作并为家庭和社会作出积极的贡献，则你的人生取得了初步的成功。如果你能在做好本职工作的同时，还能著书立说，在技术或学术上有所建树，你的人生是相当成功了。如果上述三点皆能做到，则你的人生已是功德圆满，这样便给你有限的个体生命赋予了永恒的意义。

总之，我们应该做一个灵魂高贵的人，有恻隐之心，有悲悯情怀。

五、为什么要尊重人和生命

尊重人和生命既是人性的需要,也是人和生命的价值意义所在。每个人都应该力求做到有社会责任感,有悲悯情怀,作为一个精神高贵的人来对待他人,对待自己,以真诚和慈爱的心对待生命,对待精神,对待灵魂。

1. 尊重人是人性的需要

尊重源于爱心,爱心源于人性。在自然界中,人是一种极其可怜的生物,强烈的自我意识使人有了恐惧、痛苦、焦虑、孤独、悔恨、烦躁、羞愧等情绪。这些情绪常常袭击着人的心灵,使人备受煎熬。所以在人类的进化过程中,人性的本能比较保守,但人道的本能,得到更大的发展。人与人之间是同胞关系,来自相同生命源泉。同样的容易感受苦痛,同样的有弱点,并走入同样的最后命运(死亡)。而对人类的共同敌人——如灾难、饥荒、战争、疾病、死亡等,人类应该互相信任、互相同情和帮助,互亲互爱,将爱心及人性发扬光大。

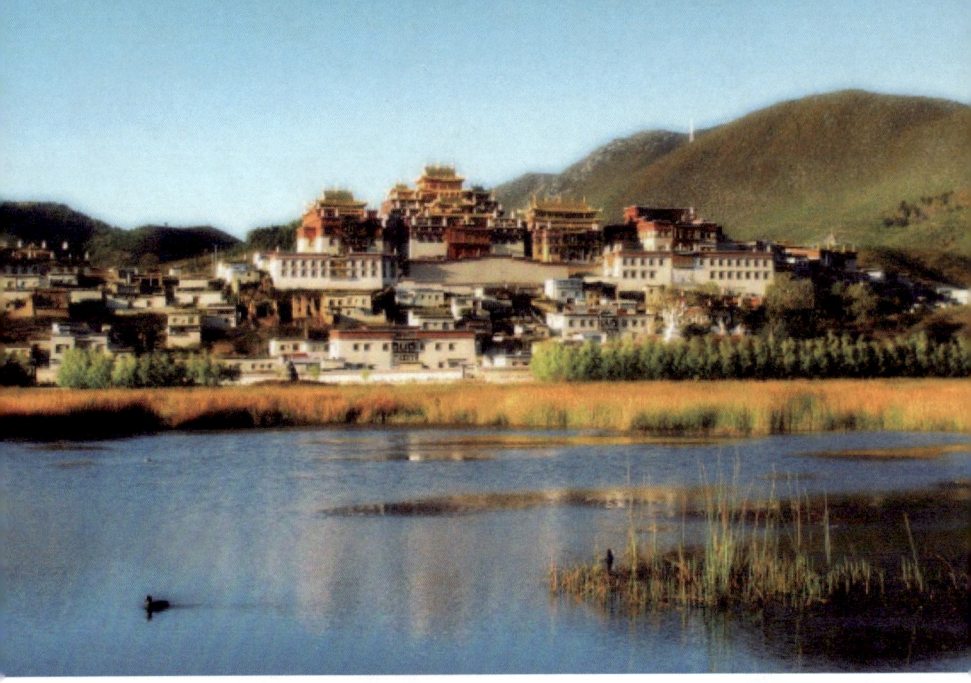

香格里拉松赞林寺

2.生命的神圣性和神秘性

生命的神圣性在于两个方面：

生命起源的未知性和生命的不可侵犯性。

生命的起源是当代科学三个重大难题之一，另外两个难题是宇宙的起源和意识的起源。

关于生命的起源有许多种解释和臆测，有哲学的、玄学的、科学的和宗教的等等。现在科学界比较流行的观点是，地球上的生命，经过几十亿年的漫长时间，由非生命的物质演变为有生命的物质，经历四个演化阶段，即从无机小分子到有机小分子，再到生物大分子，再到生物大分子体系，再到原始生命。原始生命产生以后，便沿着达尔文理论的路径，由低级生命到高级生命不断地进化和发展，最后产生了人类。原始生命诞生无疑是极其漫长而复杂的过程，其中充满了不确定性。

上述理论并没有被所有人接受。质疑者认为，形成一个大分子固然可以，但形成含有生命信息的DNA和蛋白质，需要这些小分子以非常特定的方式组合。这好比给猴子一台打字机，让它打出一本完全随机的"书"可以，但写出《红楼梦》就比登天揽月还难了。其实，科学界关于生命诞生的理论也非常多，充满着争议，也许正是这种多样化的理论和争议，更增添了生命的神秘性。

尽管我们每个人对生命的意义的理解有所不同，但都普遍认同生命的神圣不可侵犯性。因为生命是最宝贵的，也是最有价值的。

3.生命的遗传性和进化性

种瓜得瓜、种豆得豆，是遗传，有其父必有其子，也是遗传。人比猴子聪明是进化，今天的人比过去的人更聪明也是进化。

遗传和变异是生命的两个基本特征，遗传保持生命的连续性和相似性，它使生物保持相对稳定，使人类可以识别自己。遗传的物质基础是基因（DNA），基因有一定的保守性。但在世代延续的长期发展中，遗传物质（基因）经常会发生一些改变，称为变异，那些优良的改变经自然选择（形状和基因）被遗传和保留，并积累下来，从而形成生命的进化。

人类是进化的产物。根据达尔文进化论的观念，今天的人类是由猿进化而来，今天的人比过去的人更聪明，未来的人将比现在的人更聪明。可能有人会问为什么现在的猿不能进化为人呢？这个问题很有趣，也很复杂。简单地说，人类从猿进化而来，这里的"猿"是指

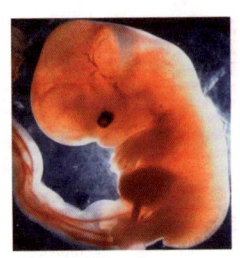
胚胎

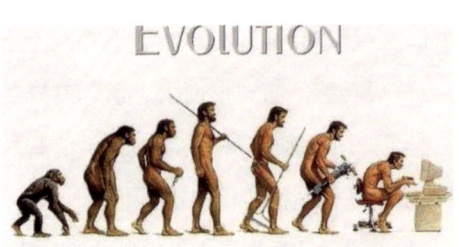
人类进化示例图

"古猿",它是千万年前的一个物种,长相与现在的猿类似,但并不完全一样。我们现在看到的猿是一个进化上跟人类分道扬镳的近亲,它与人类一直在并行进化着。现代猿与人早就分化了几百万年,彼此独立的走向,没有任何进化为人的可能性了,只会越走越远。

这说明在生命进化史上,人的诞生和进化是偶然的孤立事件,至少在地球上是这样。这正是人的生命和价值值得尊重的理由。

4.人类有智慧和理性

智慧是人类所具有的一种高级创造思维能力。人类通过感知与理解、分析与综合、比较与分类、抽象与概括去认识事物,揭示事物间的关系,形成系统化的知识。正是知识和创造推动了人类社会的巨大进步,创造了丰富的物质文明和灿烂的精神文化成果。

西方伦理学认为,宇宙的内在具有正义色彩,且其自身特性是理性的。人是一个完整的"小宇宙",其本质也是

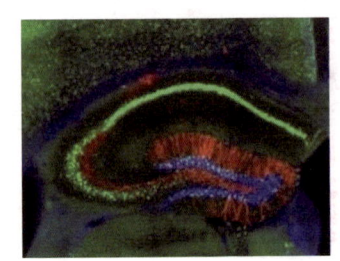
海马——负责短时记忆的存储和定向功能的脑区

有理性、有智慧与良知的。智慧不等同于智力,智慧是表达智力器官的综合终极功能,与"形而上之道"有异曲同工之处。智力则谓"行而下之器"是生命的一种技能。人类的智慧是一种强大的精神力量,尤其可贵的是科学精神和创新思维。

恩格斯说:"思维是人世间最美的花朵。"尽管神经科学和思维科学已取得了巨大进展,但是目前,思维的奥秘在科学上还是个黑匣子。

5.人类有语言和文字

人类在长期的进化中创造了语言,语言为知识和情感的交流提供了基础。人类在语言的基础上又创造了文字,而文字又使知识和情感的交流可以跨越时空。

> 子在川上曰:逝者如斯夫;不舍昼夜。
> ——孔子《论语·子罕》

刻在竹简上的这句话,让我们知道两千多年前有一位姓孔的老先生,站在河岸上感叹时间和往事像流水一样滔滔而去,去而不返,感慨人生和世事变化之快,并告诫人们应该倍加珍惜时间。

语言也是思维的工具,是思维的载体及其物质表现形式,是人类进行逻辑思维运用和信息传递的工具。人们借助语言和文字传递并保存人类文明的成果,这就是语言和文字的作用和魅力。

人类借助语言和文字,使其对情感的体验和表达登峰造极、气象万千。

表达丰富情感的诗词语句

吾不能变心以从俗兮,固将愁苦而终穷。
——屈原《九章·涉江》

山有木兮木有枝,心悦君兮君不知。
——佚名《越人歌》

君不见高堂明镜悲白发,朝如青丝暮成雪。
——李白《将进酒》

休对故人思故国,且将新火试新茶。诗酒趁年华。
——苏轼《望江南·超然台作》

此情无计可消除,才下眉头,却上心头。
——李清照《一剪梅·红藕香残玉簟秋》

今夜月明人尽望,不知秋思落谁家。
——王建《十五夜望月寄杜郎中》

风一更,雪一更,聒碎乡心梦不成。
——纳兰性德《长相思·山一程》

执手相看泪眼,竟无语凝噎。念去去,千里烟波,暮霭沉沉楚天阔。
——柳永《雨霖铃·寒蝉凄切》

莫愁前路无知己,天下谁人不识君?
——高适《别董大二首》

独自莫凭栏,无限江山,别时容易见时难。
——李煜《浪淘沙令·帘外雨潺潺》

怒发冲冠,凭栏处、潇潇雨歇。抬望眼,仰天长啸,壮怀激烈。
——岳飞《满江红·写怀》

则为你如花美眷,似水流年。是答儿闲寻遍,在幽闺自怜。
——汤显祖《牡丹亭》

上述这些诗词语句，有友情、爱情、亲情、乡情、惋惜之情和悲愤之情，等等，意深情切、缠绵悱恻、动魄惊心，将人类丰富的情感表达得淋漓尽致，直击心灵。这些表达情感体验的语言和文字已成了千古流传的佳句。

6.生命的不可逆性

自然现象可重复出现，花开花落，春去秋来。但对于生命，从新生到繁盛，到衰亡，是铁的规律。人的生命理论长度只有120~150年左右。其实，我们每个人一出生就站在通向死亡的传送带上，或者说是朝向火葬场的人生旅行。一个人从婴儿到少年、成年、老年，经历生老病死，是必须遵循的客观规律。所以，古往今来许多人发出了感叹："有花堪折直须折，莫待无花空折枝""人生易老天难老""花有重开日，人无再少时"，这些都是对生命不可逆性的感慨与劝慰。

生命的不可逆性，也是生命的意义所在。每个人的生命只有一次，美好的童年，焕发的青春，幸福的晚年，每个人都只能经历一次，过去了的就过去了，不能从头再来。由于不可逆性，我们过得谨慎而投入，我们小心翼翼地计算着每一天的付出与收获，认真地计划和思考着明天。唯有这样，才能感受到生命的分量，正所谓"越接近大地，越接近生命的本质"。

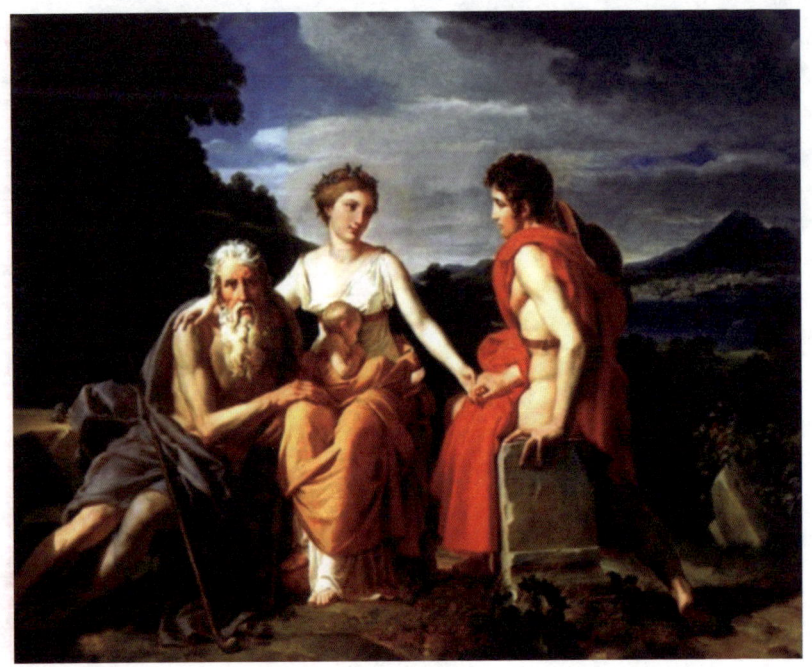

《人生三阶段》 西蒙 1870年 画布油画 110.5cm×114.8cm

  西蒙通过绘画艺术表现人生的三个阶段,此画营造了一种积极的人生启迪:在人的一生中,最美的、最阳光的是青中年时代。读者可以从中得到些思考和感悟:"命运有一种无所不能的神力,它是人类永远无法逃避从诞生到强大到衰亡这个规律。人应该珍惜一生中最美好的时光,千万不要虚度光阴"。

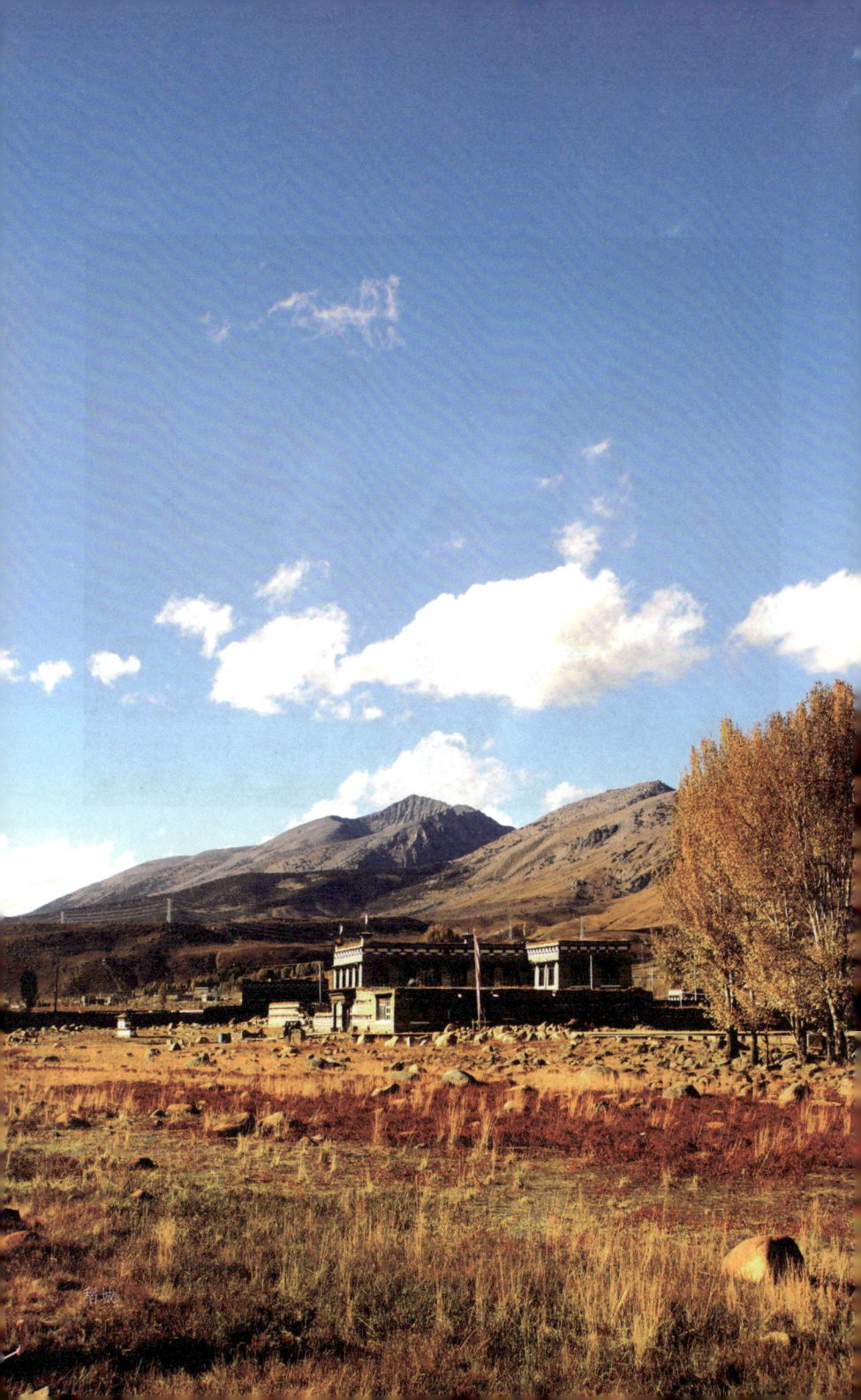

第二章 人生境界

人生境界是一个人的人生态度，包括情感、欲望、志趣、爱好、向往和追求等，是一个人精神世界的载体，它体现了人生的意义和价值。

一、人生境界

人生是指一个人一生所经历的过程,在这当中我们必须经历成长学习,安家立业,经历波折、坎坷,经历喜怒哀乐、悲欢离合。简单地说,人生即人的生存和生活,生存是基础,生活是动态和发展。其所拥有的哲理性、深邃性和戏剧性是哲学、文学和艺术作品的永恒主题。

人生境界就是一个人在上述这些经历过程中的人生态度,包括情感、欲望、志趣、爱好、向往和追求等,是一个人精神世界的载体,它体现了人生的意义和价值。

每个人都有自己的人生道路和轨迹。不管我们的人生状况如何,我们都应该确立一个目标,让自己的人生过得幸福,而人生是否幸福很大程度上是由人生境界决定的。

中国的传统文化和思想体系一直强调,一个人不仅要注重提升自己的知识、技能,增加自己的学问,更要注意提升自己的人生境界,追求一种更有意义、更有价值、更有情趣的人生。

人生境界是指人所做各种事的各种意义的综合,即人生的觉悟和修养是一个人对世界和自我的认知与理解,包括感情、志趣、欲望、爱好、向往和追求等。人生境界是浓缩了这个人的过去、现在和未来而形成的精神整体,也是一个人的生活世界的内在化。

人有雅俗之分。常有人说这个人很俗气,那个人很儒雅。为什么很俗气?为什么很儒雅?个人雅俗与否,并不是偶然的,而是跟他的生活境界、教养、人生经历等等都有着密切的关系。

人生境界对一个人的生活和社会实践有一种指引作用。一个人有什么境界,就意味着他会过什么样的生活,境界指引着一个人的各种社会行为的选择。每个人的境界不同,宇宙、人生对于每个人的意义和价值也不同。表面上看,我们大家共有一个世界,实际上每个人的人生是不同的,因为每个人的人生意义和价值是不同的。所以说,一个人的人生境界,就是一个人的人生意义和价值。

二、人生的三个层面

人生有三个层面：一是日常生活层面，也称世俗层面；二是工作和事业层面；三是审美层面。人生境界在人生的三个层面都有所体现并发挥着引导作用。

1. 世俗层面

世俗层面是我们日常生活的柴米油盐、衣食住行、迎来送往、婚丧嫁娶等。这些日常俗事常常显得有些乏味，但又是人生必不可少的层面，无论是官员、企业家、教师，还是平常百姓打工仔，甚至深山古庙的和尚，你都不可能不食人间烟火。

生活层面能体现人生的境界。日常生活、衣食住行甚至生活细节都能反映一个人的精神境界。比如有的人打扮得珠光宝气，尽管一身名牌却很俗；有些人开名车、饮名酒，一开口语言却很粗鄙，这些都是境界不高的表现。有两句谚语说得好："一个人的灵魂看他拿手杖

的姿势就可以知道。""看你讲话、走路、吃饭、穿衣然后就可以知道你是什么样的人。"

2.事业层面

每个人为了生存和维持家庭生活,必须有一份职业和工作。社会职业各种各样,三百六十行等。你作为某个行业的一员,立足本职,兢兢业业争取更大的成绩,这是你的职责和本分。消极的说法是你努力工作,挣得报酬养家糊口;积极的说法你是对国家、对社会有所贡献。工作事业层面是人生的核心层面,最能反映其人生境界。

3.审美层面

审美是欣赏、品味或领会事物及艺术品的美,它是人类理解世界的一种特殊形式。审美也是人与世界(自然和社会)形成的形象和感情的关系状态。人生的生活层面和工作层面是功利的、实用的,但人生的审美层面是超功利的。人生不仅是为了生活而工作,还要做一番事业,但是除了生活和事业之外,人生还应该有点诗意,即人生还应该有审美的层面。现代社会的特点是工作压力大,竞争十分激烈,往往把审美排挤掉了。比如说有人问:"最近公园的梅花开了,你去看了么?"回答:"太忙了,哪有时间看这啊!"人们往往把审美活动看成无用的,没有意义的。这是不对的,审美活动可能没有直接的功利性,但它是人生所必需的,没有审美的人生是不完整的人生,没有审美活动的人不是真正意义上的人。

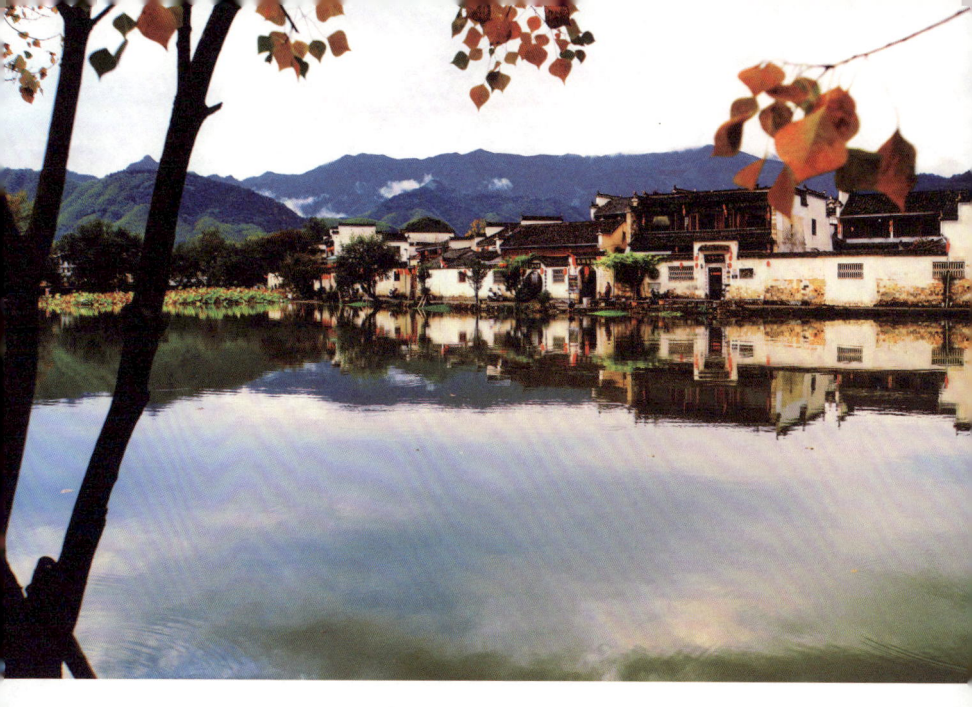

宏村

审美层面当然能反映人生的境界。比如中秋赏月,有的人聚在一起,摆放了很多花生和水果,大口饮酒、大声喧叫,并没有多少心思去欣赏月亮;有的人三五知己,坐在水边树下,轻声播放着古典音乐,静静地欣赏着月亮升起和彩云飞行。由此这两类人审美境界的高低立判了。

人生的三个层面可以相互渗透和转化。譬如日常生活的衣食住行,一定条件下可以具有审美的意义。同样,人生事业的层面在一定条件下可以升华成为审美的层面,很多大科学家比如爱因斯坦等,他们在科学研究中感受到宇宙的崇高,从而得到审美的愉悦。反过来审美活动可以扩宽一个人的眼界和胸襟,也可以有助于其事业的成功。

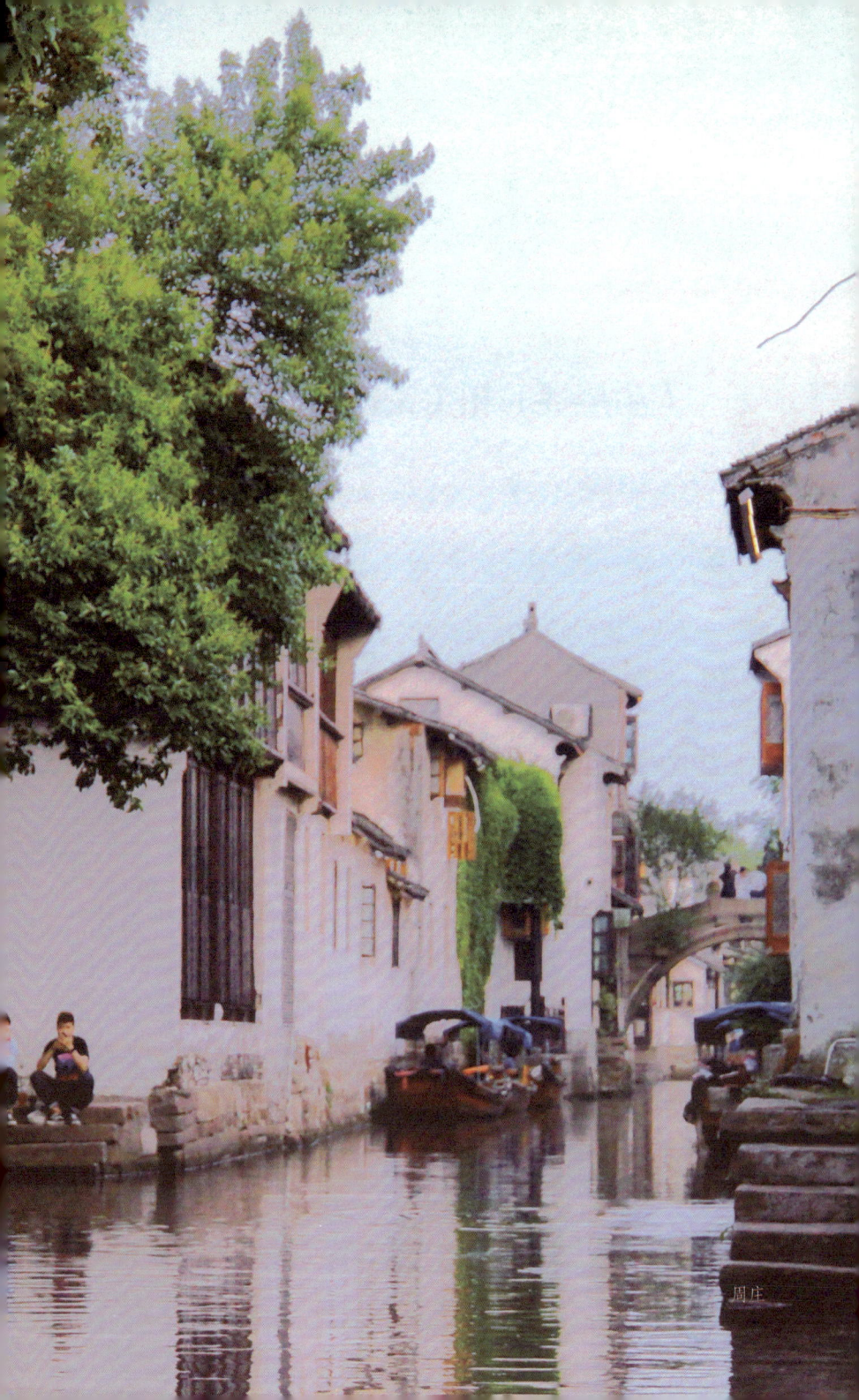

周庄

三、人生境界的相关论述

关于人生境界各家还有很多相关论述,如哲学家的人生四重境界、佛教禅宗的三重境界,以及美学家王国维的人生三重境界。

1. 哲学家的人生四重境界

哲学家冯友兰指出,若是不管个人间的差异,人生境界可以分为四重层次:

(1)自然境界:是人顺着本能或风俗习惯做事,自我没有或很少觉解其所做之事,对于他人没有什么意义。

(2)功利境界:人出于利己的动机所做的各种事,对自己有功利意义。处于这一境界中的人,他们很努力地做事,并能取得事业的成功。尽管他们的努力出于利己的目的,但客观上他们也为社会为他人作出了贡献。

(3)道德境界:人作为社会的一员,出于道德的目的和意义,为社会的利益做各种事。比如许多人去做义工,热心公益事业。

（4）天地境界（哲学境界）：人意识到自己不仅是社会的一员，也是宇宙的一员，他为宇宙的利益做事。天地境界有超道德的价值。

哲学家张世英也将人生概括为四重境界，分别是：欲求境界、求知境界、道德境界和审美境界。冯友兰和张世英两人所论述的人生境界的较大区别在第四点，前者强调的是宇宙意识和自然责任，后者强调的是审美需求。其实审美需求也应包括自然之美、宇宙之美。

上述这四重境界，在实际人生中，在一个人身上的存在是很复杂的，往往同时有几重境界的存在，例如同时有功利境界和道德境界存在，但占主导地位的境界有所不同。

2.佛教禅宗的三重境界

唐代禅宗大师青原惟信将参禅的过程总结为三个阶段，也常被视为禅宗参禅的三重境界。

> 第一境界（参禅前）：见山是山，见水是水。
> 第二境界（参禅中）：见山不是山，见水不是水。
> 第三境界（参禅后）：依然见山是山，见水是水。

禅宗参禅的三重境界常被引申用以形容人们看待事物的不同境界。参禅前，只看到事物的表象，此时见山是山，见水是水；参禅过程中由于认识到事物的复杂性、多面性，此时已见山不是山，见水不是水了；参禅之后，已经认识到事物的本质，此时依然见山是山，见水是水，但已不是参禅前见到的山和水的简单重复了。

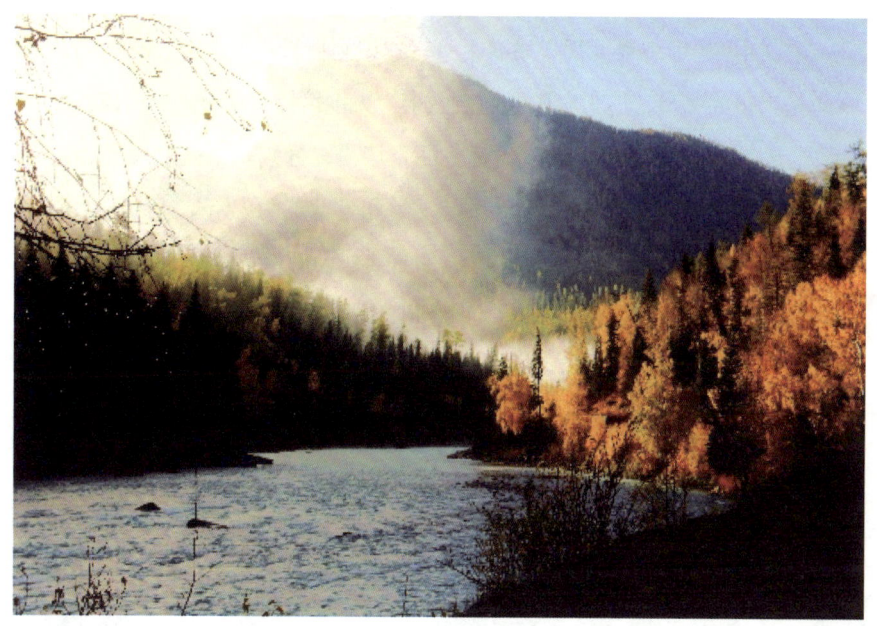

北疆山水

3.王国维的人生三种境界

大学者王国维在《人间词话》里将人生分为"立""守""得"三重境界。"立"是立志,制订计划;"守"是执行、坚持和百折不挠,无怨无悔的追求;"得"是努力之后的收获,磨炼之后的成熟,不经意间的豁然领悟,水到渠成。

王国维先生还引用了古诗词中的三段名句来说明古今成大事者,大学问者,必须经过这三重境界。他巧妙地借用古典诗词里对爱情的态度,来对标人生,可谓妙语天成,通彻透顶,广为流传。

第一境界：
昨夜西风凋碧树，独上高楼，望尽天涯路。

[宋]晏殊《蝶恋花·槛菊愁烟兰泣露》

释义：面对世事纷乱，人生迷茫仍能独辟蹊径登高望远，看清形势，把握方向。

第二境界：
衣带渐宽终不悔，为伊消得人憔悴。

[宋]柳永《蝶恋花·伫倚危楼风细细》

释义：在追逐目标的道路上，求之不得后形容消瘦，但却无怨无悔，继续前行。

第三境界：
众里寻他千百度，蓦然回首，那人却在，灯火阑珊处。

[宋]辛弃疾《青玉案·元夕》

释义：经历多次周折、磨炼之后，逐渐成熟，世事也豁然开朗，功到方成。

其实，王国维的三重境界主要是立足于事业层面，特别是对于知识分子干事业、做学问对其引用较多。

四、马斯洛理论与人生境界

美国心理学家从人本哲学和心理学角度将人的需求分为若干个层次,根据马斯洛理论,人的需求分为五个层次:第一层次是生理需求,包括空气、水、食物、性和睡眠等;第二层次是安全需求,包括人身安全、健康保障、财产所有、就业保障等;第三层次是情感需求,包括友情、爱情等;第四层次是尊重需求,包括信心、成就感、自我尊重和被尊重;第五层次是自我实现的需求,包括道德、创造力、自觉性、公正度和解决问题的能力等。

五种需求是阶梯式从低到高、逐级递升。通常某一层次需求相对满足了,就会向高一层次发展,追求更高的需求成为驱使行为的动力。

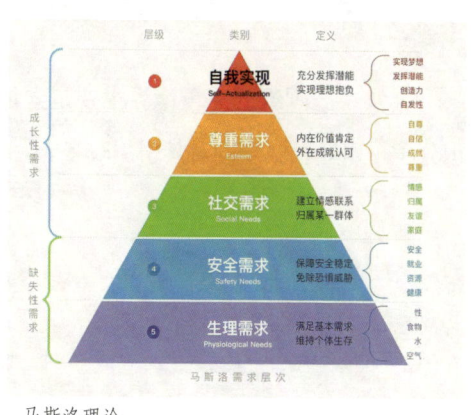

马斯洛理论

学习和理解马斯洛理论,有助于我们正确理解人生和人生境界,帮助我们学习健全自己的人格。如何才能达到力所能及的目标?怎样才能实现自我价值?怎样才能获得幸福和安宁?对实现完美的自我和美好的人生境界,具有重要的意义。

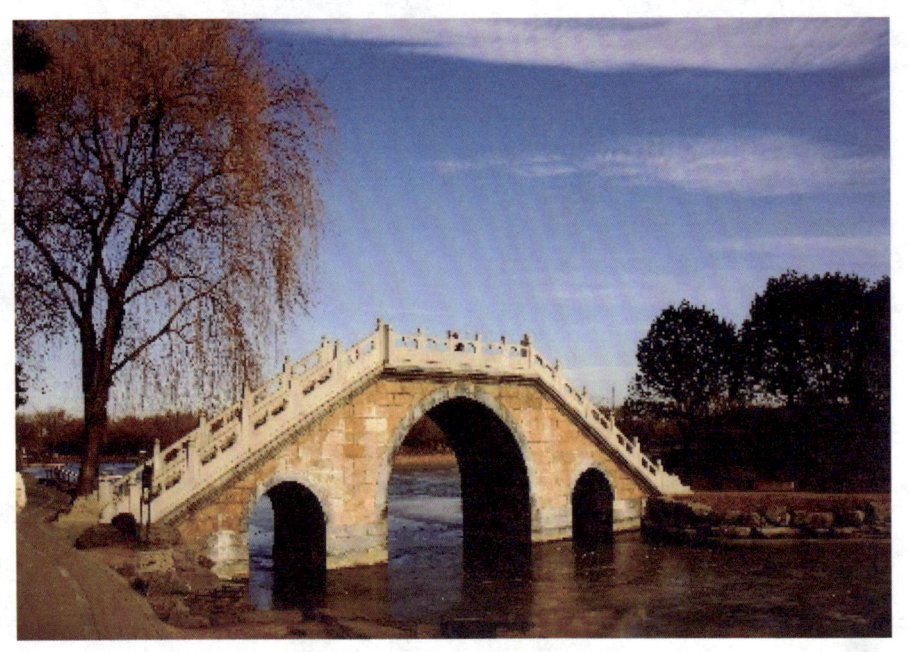

圆明园石桥

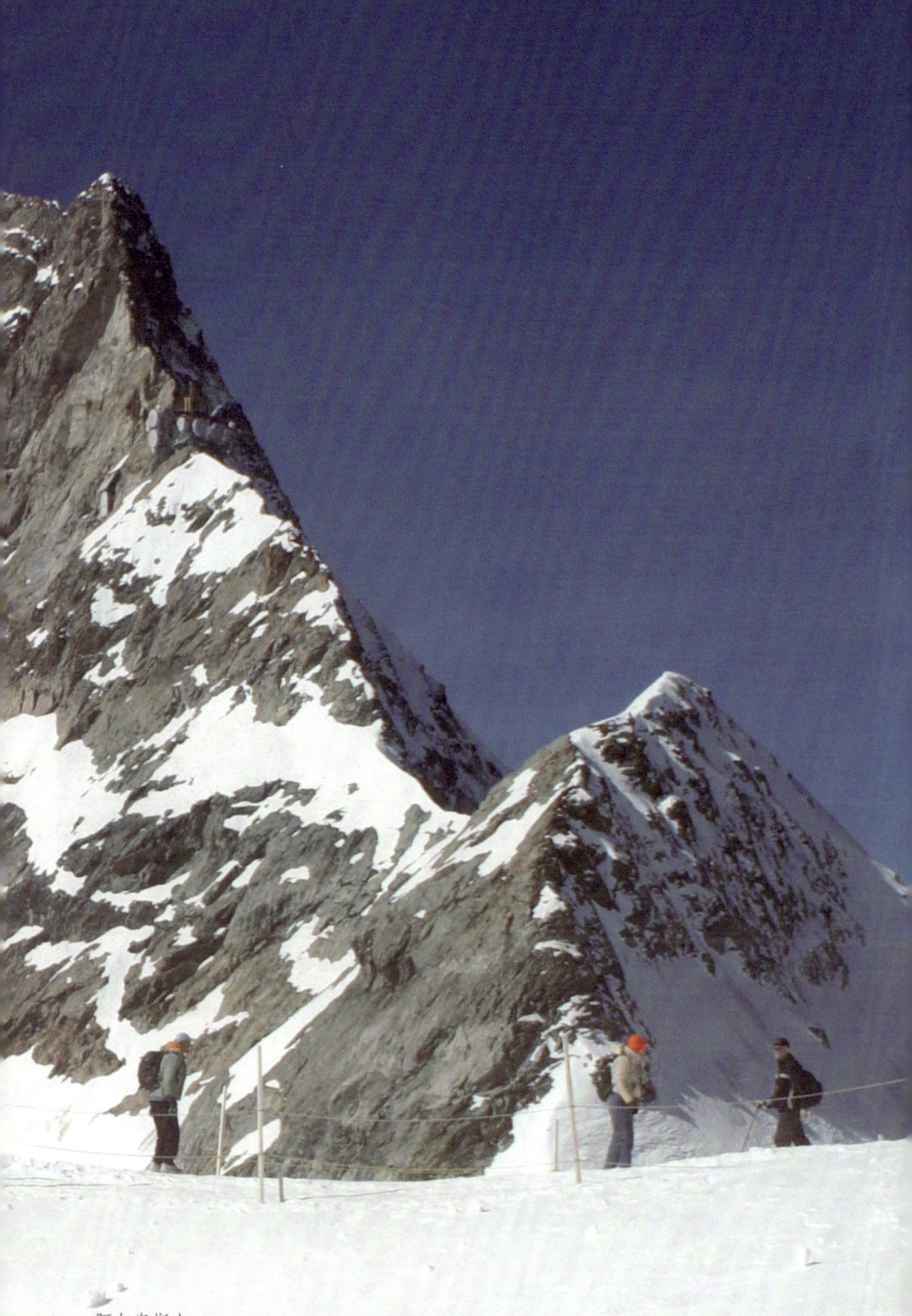

阿尔卑斯山

第三章 人生的困境

> 生命是一条奔流不息的河，它不仅缓慢流淌、一帆风顺，它还有激流险滩、汹涌波涛。我们每个人的人生中都会有曲折、艰难和困境。

一、人生的困境

"生命是一条奔流不息的河,我们都是过河的人。"

席慕蓉这句话告诉我们,面对人生这条奔流不息的长河,我们应该怎样渡过去,同时又怎样直面自己的人生,珍惜自己的人生。

问题是人生这条河流,它不仅是缓缓流淌、一帆风顺,它还有激流险滩、汹涌波涛。我们每个人的人生中都会有曲折、艰难和困境。

这些艰难和困境有些是个人因素造成的,有些是家庭和环境因素造成的,我们把这些称为人生的困境。还有些是社会和时代发展因素所造成的。人类历史发展到今天,已进入一个大的转折时期。许多挑战和危机,造成前所未有的困境。这些困境对我们每个人都产生影响,只是影响的程度不同,我们把它们称作现代人的困境。不管是面对传统的人生困境,还是所谓的现代人的困境,我们都不能被困境所厄,应正视和了解这些困境,并因势利导,面向光明,化解困境,使人生变得美好。

1.事业的困境

每个人都应该有一份自己热爱的事业,不管你是职场打工人,还是创业做生意,或者你是公务员、教师或研究人员……事业对每个人都是非常重要的,因为事业不仅可以寄托一个人的兴趣、爱好、人生价值,更是多数人安身立命,养家糊口的本分。

但是对许多人来说,个人的事业发展或者说职业生涯并非一帆风顺,许多人在自己的事业道路上会遇到各种困难和挫折,有的甚至陷入困境。由于每个人的出生不同,条件和境遇不同,所以遇到的事业困境也不尽相同。常见的事业困境,首先是职业困境,职场发展不顺或职务升迁受阻,工作场景中人际关系不好,不能得到领导的认可,甚至受到领导的打压,或者同事的排挤。造成这种情况有自身的因素,比如性格、能力等,也有外在因素,比如领导的心胸和格局不够大,等等。其次是不能找到一份自己满意的职业,长期对工作提不起兴趣,感觉自己的才能不能得到发挥,想更换职业但又换不了,或换了还不合适,这样导致你对工作缺乏热情,陷入消极应付的状态,甚至困惑抑郁。其三是创业失败,商场如战场,战场上风云变幻,胜败乃兵家常事,许多创业者都会有失败的经历。现在实行社会主义市场经济制度,鼓励创新创业,许多年轻人都想走自主创业的道路,但是创业之路并非坦途,挫折和失败在所难免。导致创业失败的原因很多,但主要原因有:一是创业者所提供的商品或服务与市场需求不匹配;二是创业资金投入后续缺乏;三是创业团队的不靠谱;四是创业者的个人管理能力或经验不够;等等。

克服人生的事业困境，我们应该分析造成自己陷入困境的原因是外部客观环境因素所致，还是自身的因素所致，然后采取不同的或综合的措施。首先是明确自己的人生目标和价值观，培养积极向上的心志，不断地学习和提升自己的能力，包括学习语言、技术、理解能力和管理能力，改善与人交流的方式；其二是扩大社交圈子，结交更多的朋友，建立良好的人际关系，寻找人生导师，改善工作环境以期获得更多的帮助和机会。

总之，保持乐观的心态，相信自己的能力和潜力，虚心学习，寻找合适的方法和途径定能实现职业生涯的成功和充实。

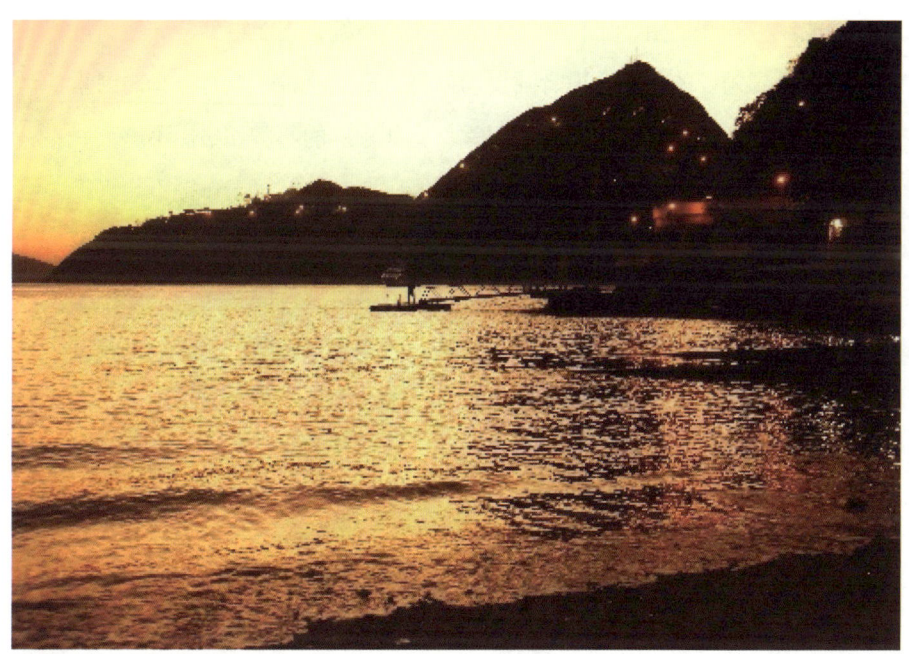

浅水湾的黄昏

2.情感的困境

指各种原因导致的情感困惑引起的内心矛盾和冲突,这种情感的困惑已经成为困束的绳索,令你痛苦不已,却又难以摆脱,使你陷入一种焦虑、郁恐、悲痛之中,对身心造成极大的伤害。

常见的情感困境,有婚姻的、家庭的、亲情的、恋情的或友情的原因。例如在婚姻关系中对方情感的背叛,你在权衡孩子的因素、双方父母的因素,与个人情感因素之间,对于是否维护婚姻关系产生纠葛和困惑。情感困境也可以是你的妻子或丈夫因为性格,处事方式或子女教育方式等长期与你父母产生冲突,长期争吵且互不相让,让你进入两难的境地,身心疲惫。情感困境还可以是由原生家庭因素导致的,比如你父母离异或情感不和,长期争吵,给你的成长、生活,甚至工作、婚姻投上阴影。

情感困境是由两个部分组成的,一个是情感的领域,一个是所在处境的领域。情感领域是指你个人的情感状态,后者是指你所处的环境,通常二者相互交织、混杂,相互作用。解决情感问题的关键是把自己情感状态和处境分开来考虑。首先是抛开你对处境的感受,分析你所面临的处境问题,分析所发生问题的细节及全貌,并在更大的框架之中去审视和重构它,然后问自己是否存在切实可行的方案可以实施,帮助解决这个处境问题,或者解决处境问题的一部分。同时试着观察自己的痛苦来自哪里?询问自己它们带来的感受是否准确,内疚、恐惧,还是其他?你是否全然接纳并解释它们?它们影响你的判断吗?比如它们是否让你做一些明知道让情况变得更糟的事,从而去

看见你的情感波动并与之共处，这样你可以从情感聚焦和问题聚焦的双重视角，去了解困境的所在，更能看清有哪些内在或外在的资源可供使用，从而帮助你走出困境。总之，克服情感困境是一个向内探索的过程，一个自我认知、自我帮助、回归自我的过程，需要克服恐惧、逃避纠缠、增强信心、摆脱愤怒，放弃过去的应对模式。当然克服情感困境你还可以寻求心理咨询，学习如何管理情绪。

在人生中，我们应不断地培育正念的力量，找回自己更好的状态，以更饱满的热情感受生命的每一个瞬间。

3.经济的困境

人生在世，成家育儿。成家首先需要有房，无论购房或租房都是一笔不少的开销，还有水费、电费、流量费。其次开门七事，柴米油盐酱醋茶，样样要钱。生儿育女是人生选择，孩子生养上学都需要钱，赡养老人也要钱，想要生活得体面些更是需要钱。现在许多家庭都很重视子女的培养，为了不让孩子输在起跑线上，各种课外班、补习班，其费用不低，给一般家庭造成不小的经济压力。大多数普通人如果没有家族遗产继承，经济来源主要靠自己朝九晚五打工挣钱。在目前，我们平均职工收入水平不高的情况下，如果遇到家庭变故、家庭成员大病或意外等，需要大的财务支出，就会造成经济的困境。

还有比如通货膨胀、物价上涨、收入的增长减缓都会给一般工薪族带来经济的压力，甚至造成经济的困境。当然由于失业或创业失败经营的公司企业破产，或投资失误等招致的债务问题等，更会使你陷

入严重的经济困境。当社会经济大环境处于不景气时,这种情况会显得更为普遍。经济困境会对你的个人身心健康、家庭日常生活和家庭关系造成严重的负面影响。

经济困境可分为短期经济困境和长期经济困境。应对人生经济困境的策略有很多种,概括地说主要是三种:开源、节流和求助。开源即增加收入,例如考虑找副业或者兼职工作,通过创业或者拓展业务增加收入来源。节流是削减开支,可以寻求专业的财务咨询,了解如何管理个人财务,控制开支,并制订一个合理的家庭预算计划,控制家庭开支,减少不必要的支出。求助是寻求社会救助,在经济困境下,可以向社会救助机构寻求帮助。此外,还可以向银行、信用社等寻求贷款和借款。

4.死亡的困境

生老病死是人生的必然,每个人都有对生的热爱和渴望,但是人都不可避免地必然在最后走向死亡。死亡让人心生恐惧,人会惧怕死亡可能主要的原因有:一是生者都不知道死亡的滋味,因为活着的人谁都没经历过死亡,而死者又都不能表达死亡的感受,这样死亡就成了一个可怕的未知。二是人的死亡大多发生在老年阶段,这正是人经历了成长、学习、奋斗,事业成功应该享受人生的时候,而一旦死亡,这一切都随之消失,财产、荣誉、地位等都不是你的了,那么我们努力学习、努力工作的人生还有什么意义呢?三是人活在世上每个人都有自己的亲人、朋友、同事,并与他们建立了深厚的情感和友谊,死

亡则意味着与他们的永远离别,再也见不到他们了,这对于我们人类这个注重情感的物种,是非常难以接受的。

由于惧怕死亡,中国人总是忌讳谈死亡。当圣人孔子的学生向他求教死亡问题时,孔子的回答是"未知生,焉知死",可见他对死亡是敬而远之,直接回避。甚至中国民间和官方对死亡都避免直接称呼,而是以"老去""仙逝""归去""驾崩"等代之。对死亡的恐惧还体现在对墓地的选择上,与外国人将墓地选择在城内或靠近居民区不同,我国的墓地一般都尽量远离生者,建在郊区或山间地头,以体现阴阳两隔。如果谁家的旁边挨着墓地,就会感到晦气。

生死相随,既然死亡是每个人无法逃避的事实,我们就应该看透生死,正确地理解死亡、面对死亡,在有生之年积极追求和实现人生的意义。

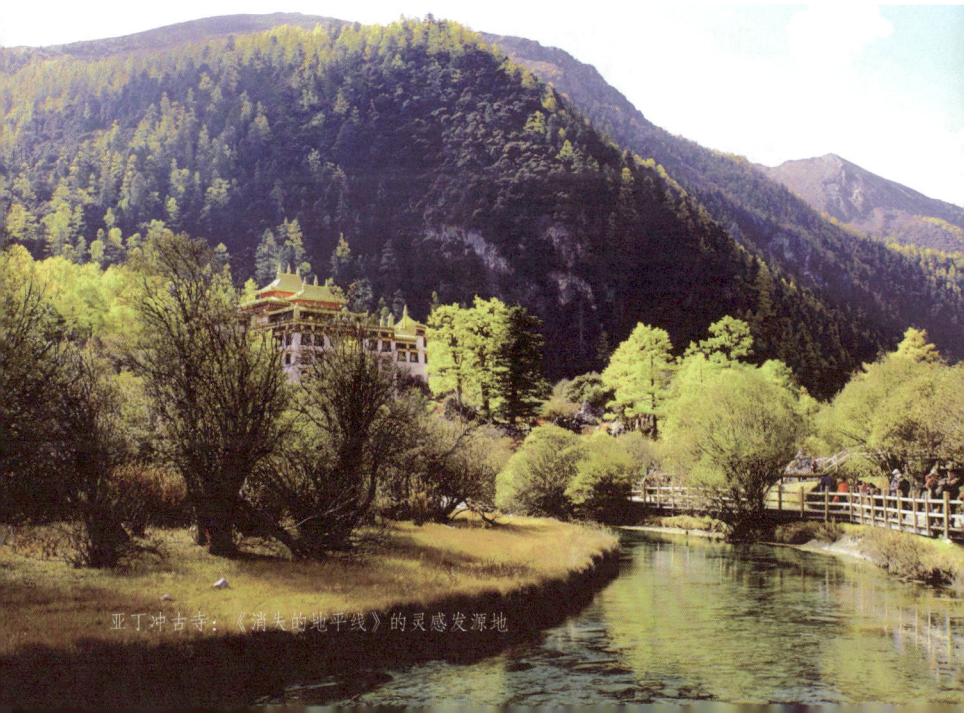

亚丁冲古寺:《消失的地平线》的灵感发源地

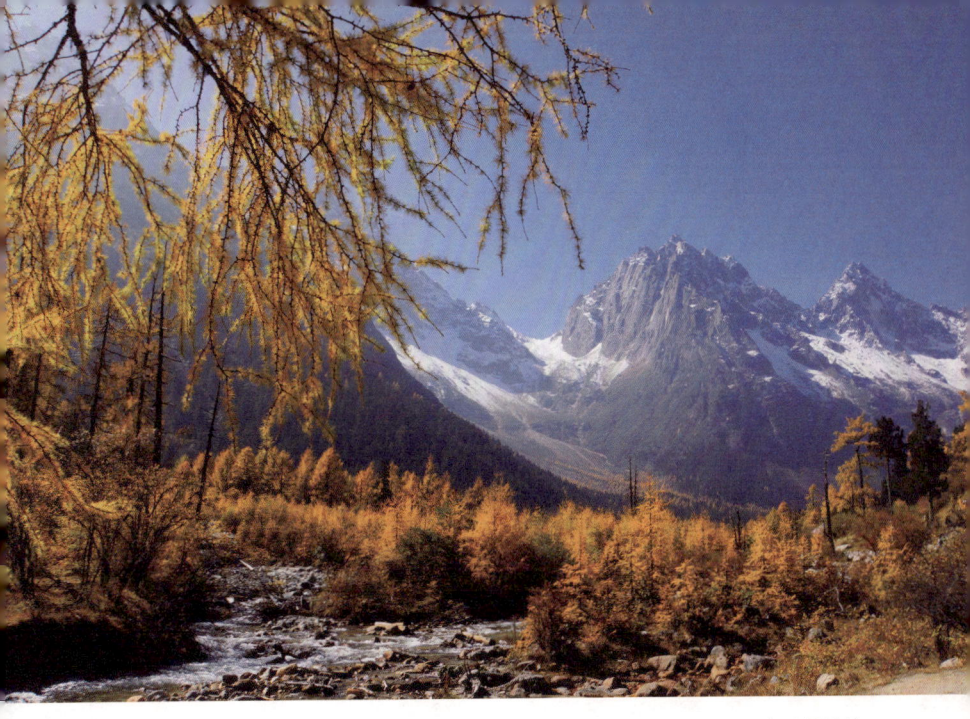

米亚罗风情

如何正确地理解死亡和面对死亡是每个人人生的必修课，东西方的宗教教义对死亡都有重要阐述。无论是基督教的复活还是佛教的轮回理论都是帮助人们解读生死的问题，所谓一切宗教的起源都是对死亡的想象。由于中国人真正信仰宗教的不多，那么我们就应该从哲学的角度，从世界观、人生观的层面来认识死亡问题。首先我们生活的地球是太阳系的一颗行星，几千亿个太阳系组成银河系，宇宙中有亿万个银河系，在浩瀚宇宙中，地球只是一颗尘埃，我们个人更是微不足道。从时间维度来看，宇宙的寿命已1.3万亿年，地球也已存在40亿年，生命诞生约4亿年，人类出现约20万年。人的寿命不过百年，从宇宙和自然的角度来看，我们个人的生死太微不足道了，又有什么恐惧和害怕的呢？那么，既然如此渺小、微不足道，是不是我们只能消极地对待死亡。相反，正因为人生短暂，我们更应该采取积极的态度，赋予人生以理想的积极意义。作家史铁生对生命哲学有很深的感

悟,他说:"死是一件不必急于求成的事,死是一个必然会降临的节日。"

既然死亡不可避免,我们应该坦然接受,并通过思考接受死亡是一件必然的事件,缓解害怕面对死亡的情绪,从容地面对,甚至安排好自己的死亡相关事宜,如遗体和遗产的处理,等等。并以与亲友商讨后事缓解悲痛的方式帮助我们更好地处理死亡的困境。同时,我们应该抓紧有限的人生,做出有利于社会和时代的贡献,活出生命的精彩。

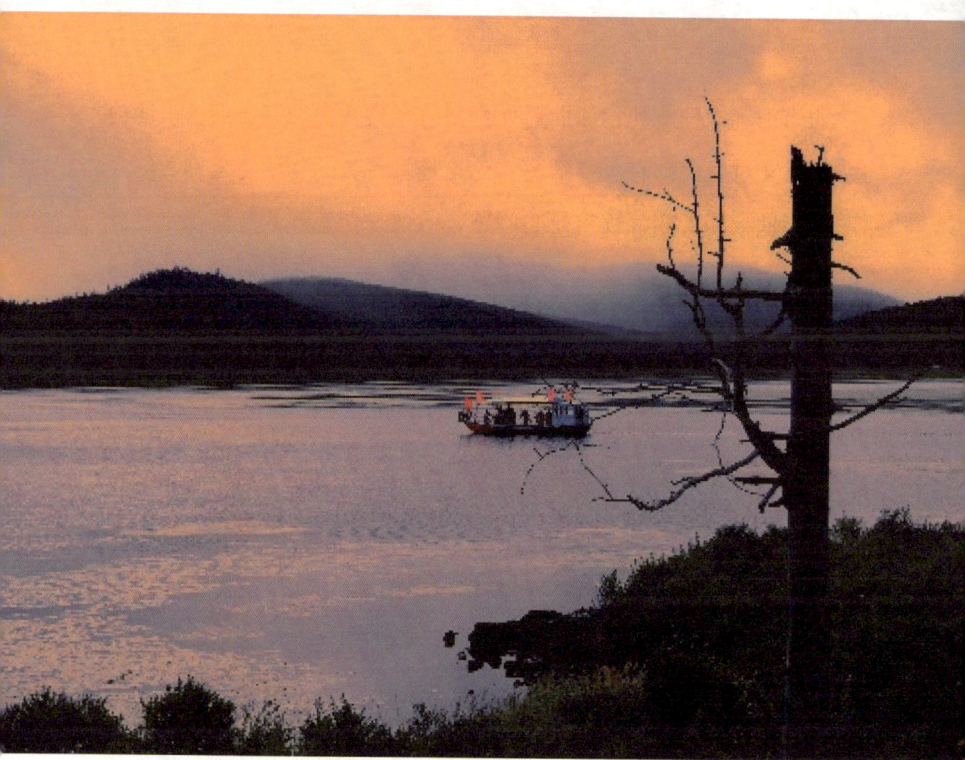

夕阳的余晖诉说着生命的沧桑与美丽

二、现代人的困境

1. 物质的困境

现代社会是一个物质丰富的世界,从衣食住行来说,生活产品琳琅满目,应有尽有。以前人们可能会为有一块手表、一辆自行车、几套体面的衣服而满足,现在有了汽车、楼房、手机、电视机,有了几十套甚至上百套衣服。但并不一定满足,还会不断地去网购衣服、鞋子、手包……以及更精细化的物质需求,等等。

物质的丰富带来的是物欲的膨胀,追求更多的物质享受。人们拥有的东西越来越多,想要的东西也越来越多,但却忘记自己真正需要的是什么。这样人们的幸福感并未随着拥有更多的物质增加而增加,反而被杂乱的东西所缠绕着,生活却越来越复杂,像是被什么摆弄着、羁绊着,人们的心也越来越累,其心情越来越烦躁,越来越焦虑。

2.技术的困境

科技进步是人类文化发展最重要的成果，不断地推动着生产力的提高，使生产的速度和效率成倍地提高。机械化生产和智能制造已轻易地解决了工业产品制造问题，转基因技术和智能灌溉设备使农业产量成倍提高，使70亿人不用担心吃饭问题，现今的交通运输和传播技术让我们的出行和交通更为便捷。人们在享受这些技术进步带来成果的同时，也面临技术造成的问题和困境。例如工业污染，全球气候变暖、淡水资源缺乏、各种动植物物种不断灭绝造成生物链破坏等。环境污染的危害大家都不言自明，深受其苦。特别是水污染、土壤污染和空气污染已经严重危害到我们的生活和健康。

随着人工智能技术的快速发展，智能机器人的智力在某些方面已经高于人类，我们如何将各种能力和智慧高于自己的东西永远掌握在我们的控制之下呢？这可能吗？万一某一天这个"不人不鬼"的东西，反过来玩弄甚至控制人类怎么办？

当前，现实的问题是最近诞生的生成式人工智能平台ChatGPT，它的强大功能给人类带来工作便利的同时，对人类在智能领域的统治地位造成威胁。最直接挑战是，许多人会因为人工智能而失业，白宫发布的人工智能报告预测，在未来10～20年人工智能有可能取代47%现有人类工作。面对这一局面，我们必须思考：未来我们拿什么与人工智能竞争？我们拿什么保卫我们的工作岗位？

还有细胞克隆和基因技术的进步为人类疾病治疗提供了新的手段的同时，也为克隆人和基因编辑婴儿的诞生打开了技术之门。一旦这

扇充满危险的大门打开,并付诸现实,将引发严重的伦理问题,对人类的尊严提出严峻的挑战。总之,如果这些问题不能得到合理的管控,那么科技的无序发展将给人类带来灭顶之灾。

3.信息的困境

人类进入了信息时代,随着信息技术和互联网技术的发展,信息传播技术的进步和传播环境的开放,大大提高了信息传播的速度和广度,信息量呈爆炸式增长。

海量信息的产生主要表现在四个方面:新闻信息飞速增加、娱乐信息急剧攀升、广告信息铺天盖地和科技信息飞速递增。以科技信息为例,有学者统计:人类知识倍增周期,19世纪是50年左右,20世纪前半页是10年左右,到80年代末已是2～3年翻一番。近30年人类生产的信息已经超过过去5000年信息产生的总和。

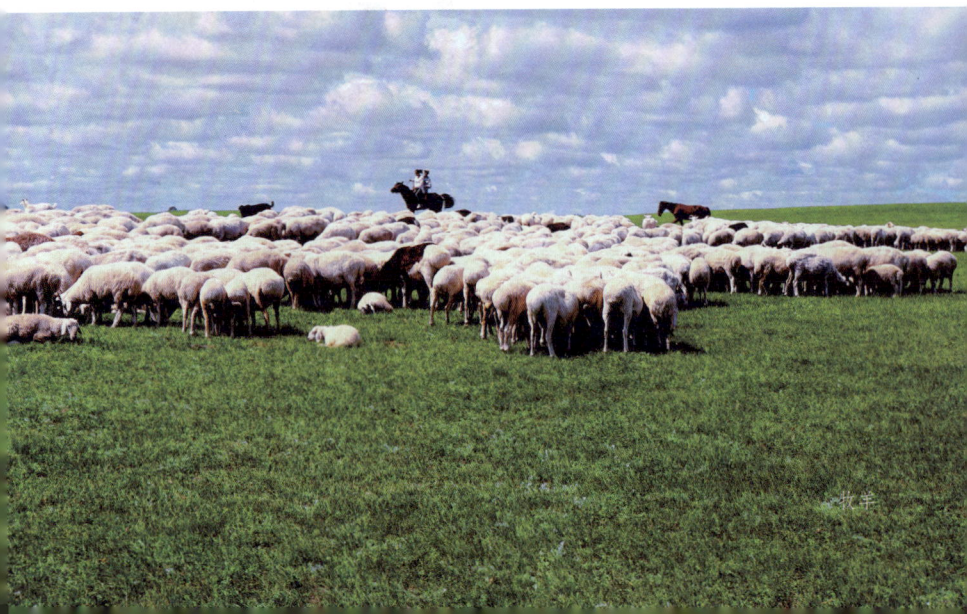

大量信息的产生和快速传递,给人们的工作、生活、娱乐、交往带来便捷的同时,也给人们带来困扰。

(1)信息超载或信息过剩,人们每天接收到的信息已大大超出人的阅读量,即使24小时不间断也无法阅读完。长期大量的信息过剩会使人产生信息恐惧,面对信息无所适从。

(2)信息选择的困境,面对海量的信息,人们必须进行筛选,鉴别和处理,但由于信息量太大,人们已经难以全部区分哪些是有用信息和哪些是无用信息,甚至不能区分真实信息和虚假信息,致使决策效率低下,甚至给决策带来错误。

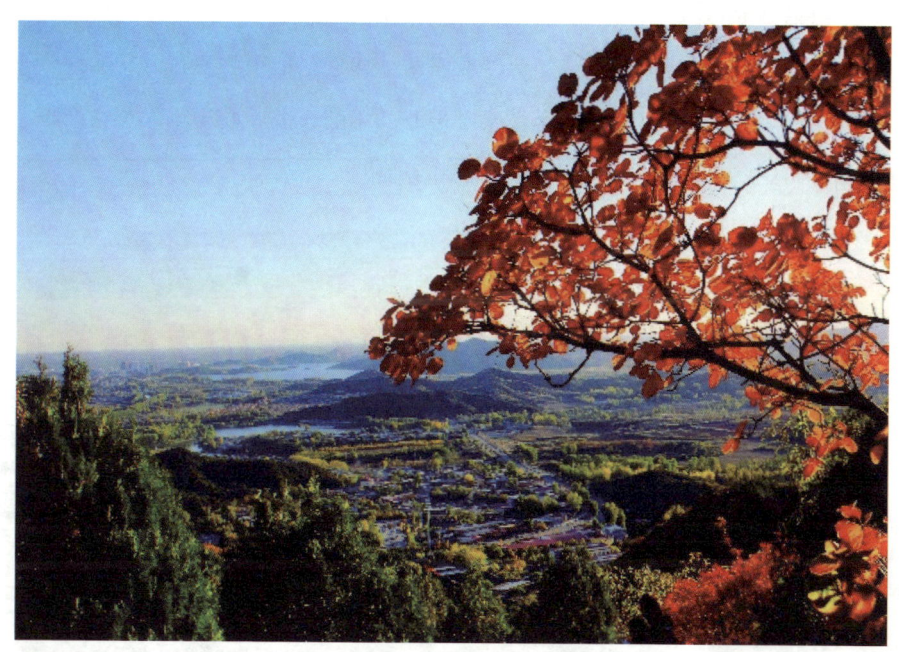

红螺山秋色

（3）信息陷阱。

信息陷阱也称信息"茧房"，是指人们关注的信息领域会习惯性被自己的兴趣或观念所引导，从而将自己的信息受域，甚至生活桎梏于像蚕茧一样的"茧房"中，进而使其思想和社交等受到禁锢。在网络世界中，人们总是喜欢与自己观点相同的人交流，不喜欢与自己观念相反的人交流。而新的信息技术（大数据、人工智能）又不断地把你喜欢的信息推送给你，久而久之，会使得网络下社会群体发生分化，并由分化而产生聚集，群体内成员与外部的交流就会大幅减少。落入信息陷阱的"茧房"之中，作茧自缚或坐井观天都是一种可怕的现象，容易使人产生盲目自信，心胸狭隘，其思维受到禁锢，甚至变得偏激，或者缺乏社会积极性，彼此漠不关心。

4.精神的困境

精神的困境是现代人最大的困境，主要表现为信仰的缺失、精神的迷茫与痛苦、情感的冷漠、物欲的膨胀等。造成这种现象的原因主要是：

（1）传统与现代的断裂

随着工业化和城市化、信息化进程的加快，人们已经远离了祖辈生活的土地和自然环境，这使人与自然的和谐关系被生生扯断，传统文化的生存土壤不复存在。同时，在信息化浪潮的冲击下，文化的载体和传播方式发生了变化，导致传统文化被抛离，造成文化的断裂和荒芜。

（2）资本和物质利益对人性的侵蚀和绑架

在市场经济快速发展的大环境下，资本和商品经济无孔不入，一切围绕着利益、金钱，人与人之间的关系几乎都通过利益和金钱的关系所表征。在金钱和利益面前，道德贬值，伦理下滑。人们陷入了挣钱——消费，再挣钱——再消费，一个异化的怪圈，而人的本真性格、浪漫情怀与和谐人生，在金钱和欲望面前，变得不堪一击。

（3）多元文化冲击和融合使人生变得虚幻

多元文化的交叉与融合使人们内心生出的东西发生着根本的变化，导致是非的混乱和价值的混乱。理想常常被现实击碎，心灵和现实的冲突，甚至对抗，随时存在。人性变得更加复杂和难以捉摸，人生的意义变得模糊和虚幻，显得空洞化。

人的生命过程是追求真善美的过程，但是真与假、善与恶、美与丑的边界变得模糊不清，这种困惑和扭曲，使人们的精神陷入前所未有的荒芜，精神无所依托，困惑和忧郁充斥心间。

三、走出人生的困境

　　一个人在人生的道路上会遇到各种困难、挫折和挑战。一方面，作为个体的生命，我们经历生长、成熟、成家立业，取得事业的成功，但在这些过程中我们会经历事业、情感等困难和挫折。随着年龄的增长，我们也必然会经历衰老、疾病和死亡。另一方面，面对技术的进步和物质的丰富，人的幸福感并没有提升，反而变得焦虑、颓废、困惑和无所适从，陷入了现代人的困境。

　　面对这些困难和挫折，人们不能沮丧消沉，无所作为，应该提升自信，不断学习、自省，或者寻求帮助，提升自己，并积极地战胜困难，走出困境。面对衰老、疾病和死亡，我们不能惊慌失措，痛苦万分，甚至消极沉沦，要有一颗积极进取的心，一颗自由洒脱的心，生病了，应该积极地寻求治疗，配合治疗。面对死亡，我们应从容淡定，看透生死，主动地与死亡和解。

　　如何走出人生的困境，如何走出现代人的困境，是每个人的人生必修课。许多哲人已开出了良方，首先，是确立进取豁达的人生态度，

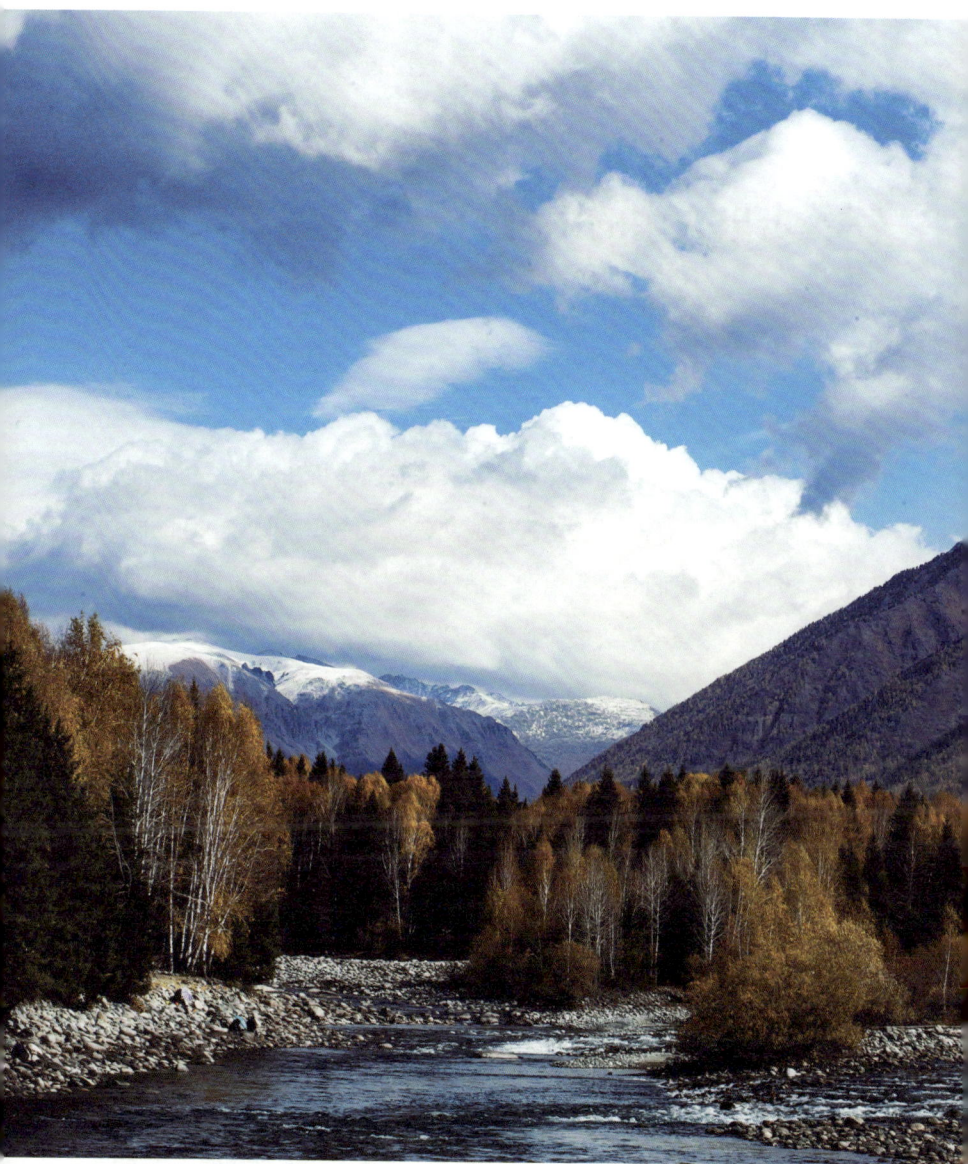

禾木河

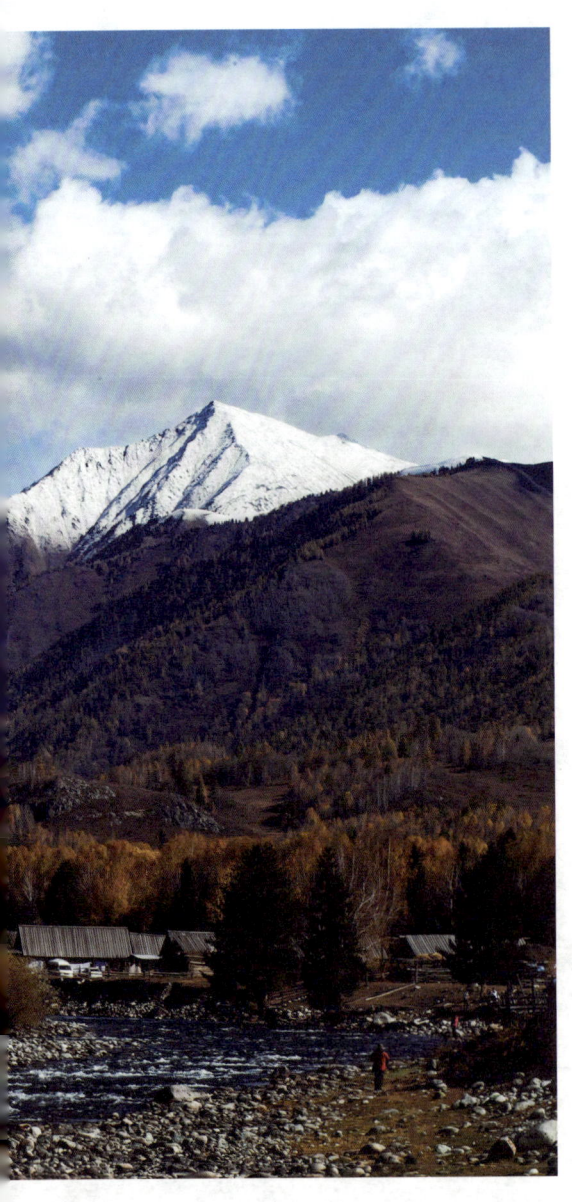

积极进取，因势利导，不断学习，迎难而上。其次是让人生艺术化。二者结合能让我们建立高尚的人格理想，并以美的艺术为武器，将人格、艺术、美和人生相统一，提升个体的人生境界和人格情感，从而超脱功利和工具的人生束缚，超越小我和现实的局限，追求恒明，追求人生的意义与韵味，构建诗意人格和诗化人生。

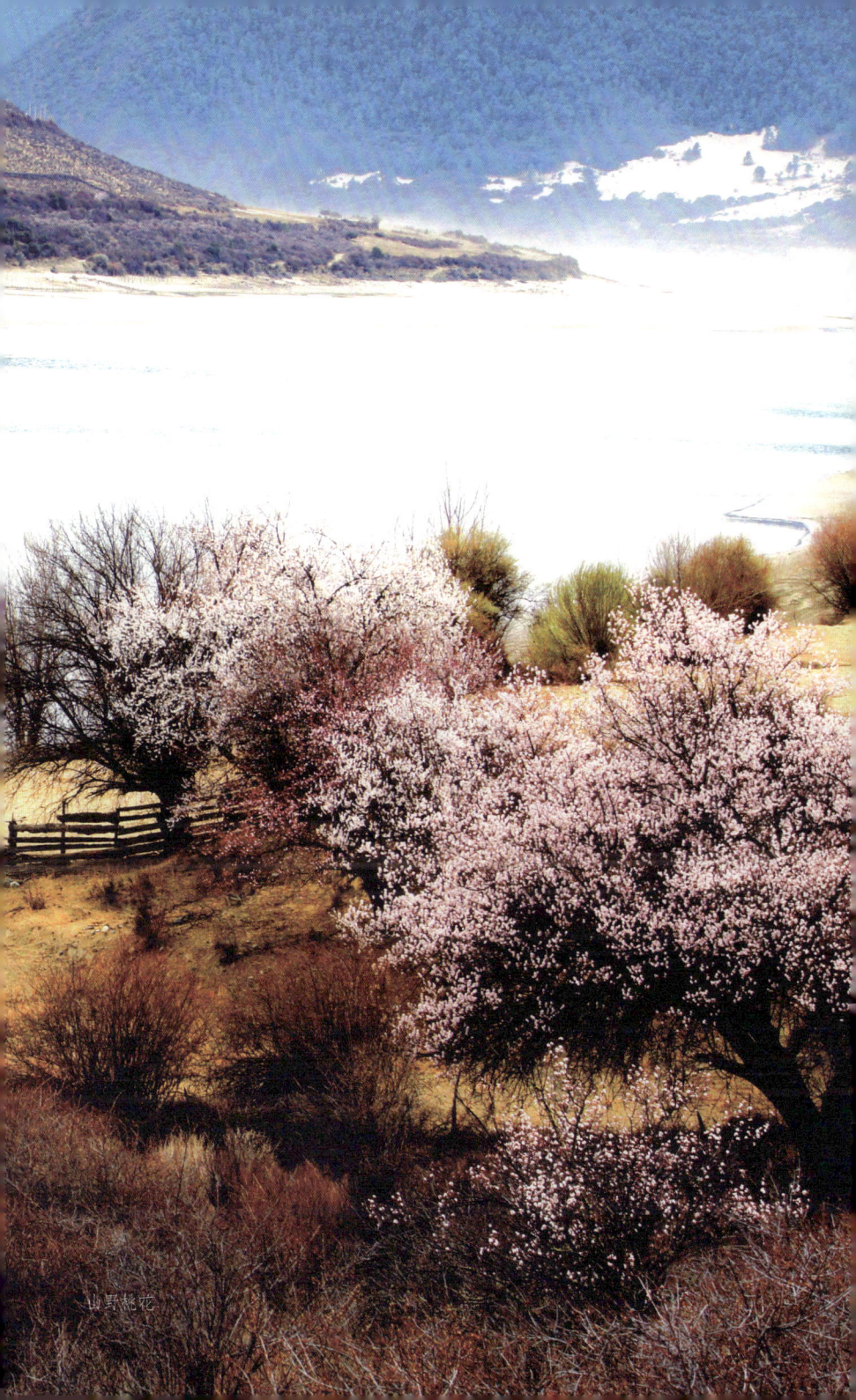
山野桃花

第四章 让人生艺术化

艺术是人类审美理想和对生活把握的一种方式,可以引发人们对生命、对人的本质的哲学思考,启发人类认识自我。

一、人生艺术化的两个方面

人生艺术化是一种意境，是一种生活方式。

艺术是生命总体升华中所达到的理性和感性的综合，是包括认知、情感、想象、直觉等意志向度的总体结构。艺术的价值在于以审美方式实现人类生命的精神超越，让人从现实时空条件，从庸常、物化、机械等限制中解放出来，奔向自由自在的理想人格和理想境界，其基本向度是力量、广大、永恒、生命和个性。

人生艺术化是对真善美的理解和追求，并将其融于生活和人生之中。

美的产生需要人的参与，没有人的参与，美就无从谈起。同样，人的生存离不开美，离不开艺术。艺术与美是在人生的土壤中滋生出来的，没有艺术和美，人生便了无生趣。

艺术和美最重要的功能就在于弥补人生的缺陷，使人超越自我的限制和人生的羁绊，从而获得心灵的自由和解放，实现人生的艺术化。

让人生艺术化并不是要求我们每个人都成为艺术家或诗人，但我

们应该做到有美的追求和情怀,或者说多少有点"意象"之美的诗意。或者再简单点,通俗点说,要做一个从高处,从整体上看待平常事物的人。

1.认真与豁达的人生态度

首先,要确立认真与豁达的人生态度,把生活的每一个细节看作人格化的表现,就像诗人不轻易放过一字一句那样,不让一尘一介妨碍生命的和谐。同时,不仅能认真,而且能摆脱,认真时显出他的严肃,摆脱时显出他的豁达。因为现实的人生充满了利害关系,充满了苦难,只有豁达才能超脱,才能找到安慰。这种人生的态度是道德的也是艺术的。也即是通常所说的"以出世的精神做入世的事业"。显然,我们这里强调的是一种人生的风采,一种人格理想,也是人生艺术化的第一要义和最终目标。

2.人生的情趣化

人生的情趣化是人生艺术化的主要方面。

艺术是一种情趣活动,艺术化的生活就是情趣丰富的生活。人可以分为两种类型:一种是情趣丰富的人,他们发觉许多事物很有情趣,并不断寻求和享受这种趣味;另一种是情趣枯竭的人,他们对许多事物都是麻木的,不觉得有趣味,也不去寻求趣味,只是机械式地工作和生活。无疑,前者有艺术气质,是能欣赏生活的人,而后者是了无情趣的俗人。

用欣赏的眼光看待生活，生活就充满情趣，即使是严肃的科学活动也是如此，哲学和科学本来就是为了满足求知的欲望，是实用的。但如果哲学家和科学家用一股热情去欣赏自己所见到的真理，并觉得很有兴趣时，真理就离开了实用而成了情趣的中心，也就是美感的对象了。由此角度出发，科学活动也是一种艺术的活动。所以，广义来说，善与美是一体的，真和美也是一体的。

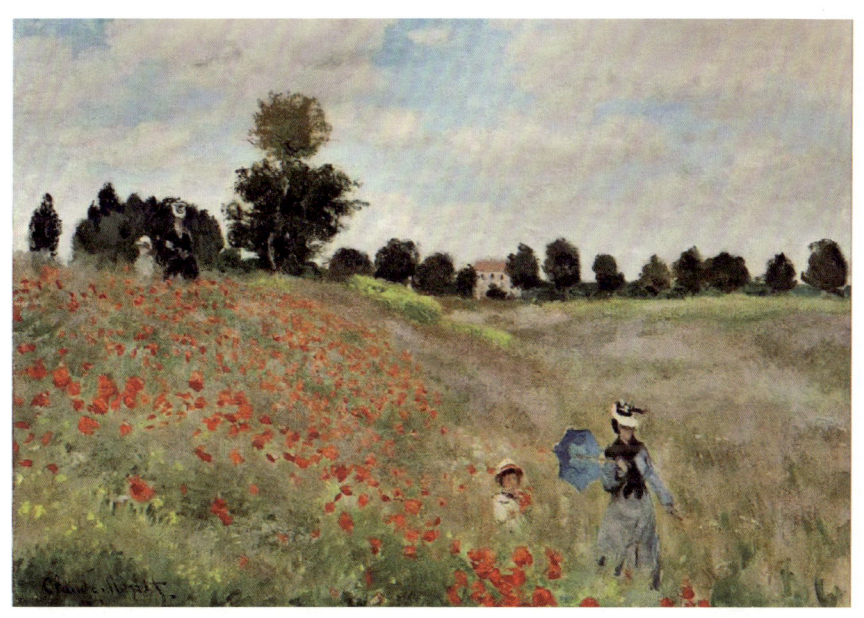

《罂粟花田》 莫奈 1873年 油画 50cm×65cm

画家淡化了画面的轮廓，以鲜艳的色彩描绘了到处飞扬的花瓣，画中的人物是自然景色的点缀，充足的阳光沐浴在山坡上，使得花朵更加光彩夺目。

二、用艺术思维看待生活和世界

美是人们在生活中追求精神享受的基本途径，是塑造有别于现实的诗意世界的一种思维方式，即艺术思维。

艺术思维是我们看待世界的另一重要方法，有别于其他的思维，其主要元素是形象、情感、联想、顿悟和直觉等。美学大师朱光潜先生曾以三个不同身份的人（木材商、植物学家和画家），面对一棵树的态度来说明艺术思维。木材商首先想到这树是用来建房子还是打家具，这是实用的态度；植物学家则先想到这树到底是什么种什么属，这是科学的态度；画家则欣赏它在不同季节、不同天气中苍劲挺拔、婀娜多姿的美妙画面，这是审美的态度。

现实生活中我们对待事物经常是实用的态度和科学的态度。但我们不能只是这样，还应该持有审美的思维方式。因为美将带来精神上的愉悦、心理上的松弛和心灵上的自由。比如：提到塞北，我们会想到骏马秋风的豪放与潇洒；提到江南，会联想到杏花春雨的绚丽与秀美，还有梅花的清高孤傲、明月的思念情怀；等等。

用艺术的思维方式去看待生活看待世界是一种美的精神，用艺术的思维方式看待人生，人生便格外有艺术的感觉。这有助于促进人和自然、社会进行情趣的往复交流，才会觉得这世界生动有趣。人只有感知世界的美才能摆脱物欲的羁绊、技术的羁绊，跨越精神的樊篱，达到心灵的自由和心性的和谐。

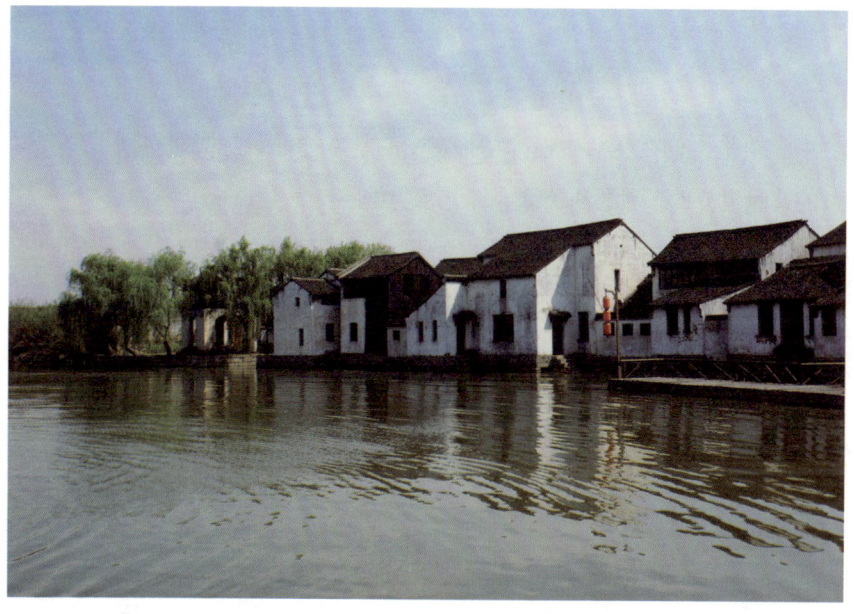

西溪人家

三、文学与人生

文学是人类精神世界的重要组成部分。文学的作用不仅是让人们更好地理解生命,从中得到娱乐和休闲,更是让人们感受到生命的多彩和美好,让我们更加热爱生活。

1.文学为人生开启心智的大门

文学,是开启心智的钥匙。你的专业可能不是文学,但你的精神领域,你的灵魂深处应该有文学,你也应该学会欣赏文学、喜爱文学。喜爱文学和欣赏文学是高雅的人生形态。

文学离我们每个人都很近,每个人都阅读过文学作品,都拥有文字创作的能力,只要你细心地去观察和挖掘,就会看到生活中存在精彩的世界。品读文学经典能够让人们从文学里认知世界,认知人生,吸取人类的智慧和人生的力量,获得情感的陶冶。

2.文学是通往心灵的时空隧道

文学对应着人的情感世界和心灵世界,比如,读李白的《静夜思》会引起我们对家乡的美好回想,唤起我们对心灵家园和精神家园的守望和忠诚。读杜甫的"会当凌绝顶,一览众山小"会激发你昂扬向上、豪放、豁达的乐观精神,心中会升腾起登顶观天下的壮志。

生命有限,生死无常。既然我们每个人都无法越过死亡、疾病、孤独和衰老,那么就让我们抛开这些,诗意地栖居在世界上,抛弃社会上的纠葛及世俗的算计,在生命的层面上完成对自由的超越。从这种角度来看,文学是我们心灵的栖居地。

3.文学教你做一个爱美的人

> "天地有大美而不言。"
> ——《庄子·知北游》

世界上所有的事物都包含了一个最本质的东西,那就是"美",美的力量是永恒的。通过文学熏陶可以培养我们有一双发现美的眼睛,一颗热爱美的心灵,并能够感受天地之大美,从而提升我们的精神境界。比如,读梭罗的《瓦尔登湖》,读陶渊明的《桃花源记》和王维的山水诗歌等,你会发现大自然的美,发现人与大自然和谐相处的美好;比如,读李白的"相看两不厌,只有敬亭山",读辛弃疾的"我见青山多妩媚,料青山见我应如是"等诗句,将唤起你对大自然的热

爱，对人与自然和谐相处的向往，唤起你保护自然的伦理心和责任感。读《悲惨世界》和《简·爱》你会发现人性的美好。真正的美是你的人格和思想，你的情怀和胸襟。

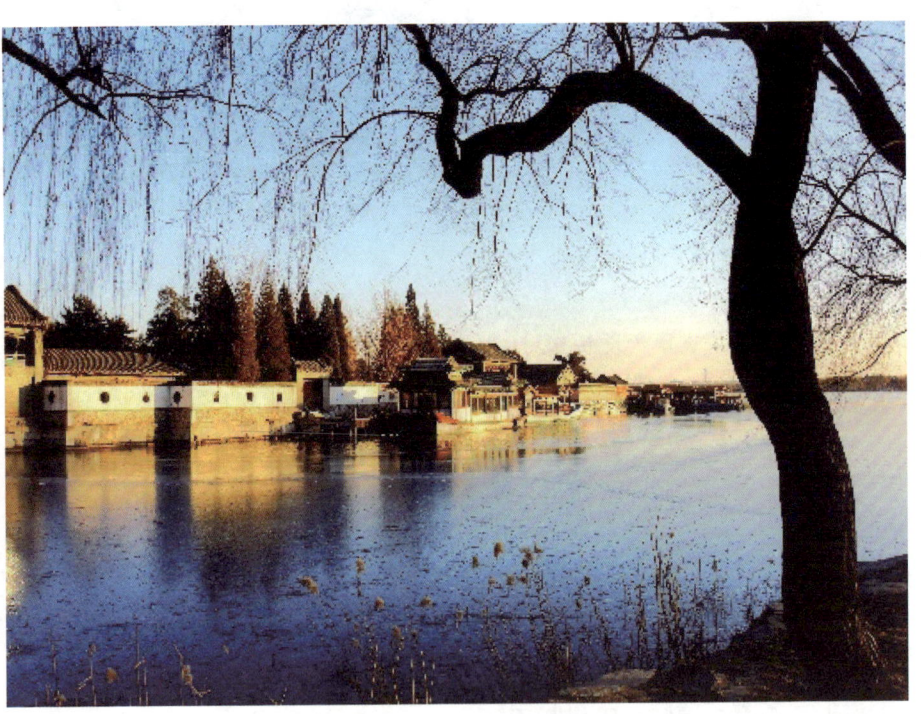

昆明湖的清晨

四、艺术与人生

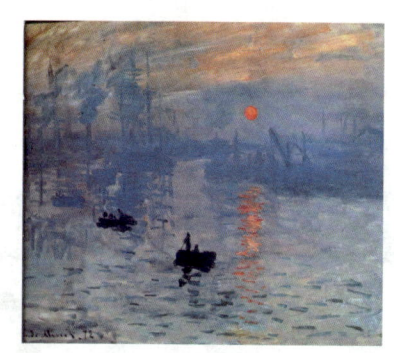

《日出·印象》[法]莫奈

艺术是人类审美理想和对生活把握的一种方式,可以引发人们对生命、对人的本质这种哲学问题的思考,启发人类认识自我。艺术还具有认知教育和娱乐等多种作用。

人与艺术的最高境界是"天人合一"。让我们走进艺术,欣赏那些繁华美丽、朴拙天成、璀璨夺目的艺术品,体察大师和先哲们心灵的多思多情,并以此来提升我们的艺术品位和修养。

1.艺术激发情感,丰富心灵

以情感人、以情动人,是艺术审美活动的最鲜明特点。艺术作品总是灌注着艺术家的思想情感,那些生动感人的艺术作品,作用于欣赏者的感情,使其受到强烈的感染和熏陶。在其获得精神享受和审美愉悦的同时,欣赏者自身的情感也变得积极向上,其心灵变得更加丰

富净洁。比如,当你朗诵诗经的名句"昔我往矣,杨柳依依。今我来思,雨雪霏霏"(《诗经·小雅·采薇》)时,眼前会飘过绿柳随风,雨雪迷蒙的旖旎画面,会唤醒你思念家乡亲友和风物的美好情愫。

或者,当你看到后印象派绘画大师凡·高的《星月夜》时,紫蓝色的天幕上橙色的月亮与天空交错,旋转而摇动的星星发出黄色的光芒,天空的云就要挤压下来,世界仿佛回到混沌与混乱中,画面给你一种震撼心灵的感受,不知不觉就被卷入一种情绪,或是消沉,或是郁闷,抑或是一种决然的激愤。画家火焰般的笔触、标新立异的技法将唤醒你对宇宙的庄严与神秘的敬畏之心。

2.艺术塑造正确的人生观和价值观

通过艺术鉴赏活动,接受真善美的熏陶和感染,人们可以更加深刻地认识自然,认识社会,认识人生。艺术品潜移默化地引起人们在思想、情感、理想、追求等方面发生变化,引导人们正确地理解生活和认识人生,树立正确的人生观和价值观。

比如欣赏绘画,列宾的《伏尔加河上的纤夫》,罗中立的《父亲》,朱尔·布雷东的《拾麦穗的女人》,杜普荷的《第二次收获》,米勒的《播种者》等,会唤起你对劳动人民的感情和对劳动人民的尊重。比如当你读古诗名句"海日生残夜,江春入旧年"(《次北固山下》),你会领悟到一种哲理:新生的美好事物,都是从陈旧衰败的事物中衍生而来,且必然以其蓬勃的朝气和强劲的生命力取代旧事物。当然,当你读到"二十四桥仍在,波心荡、冷月无声。念桥边红

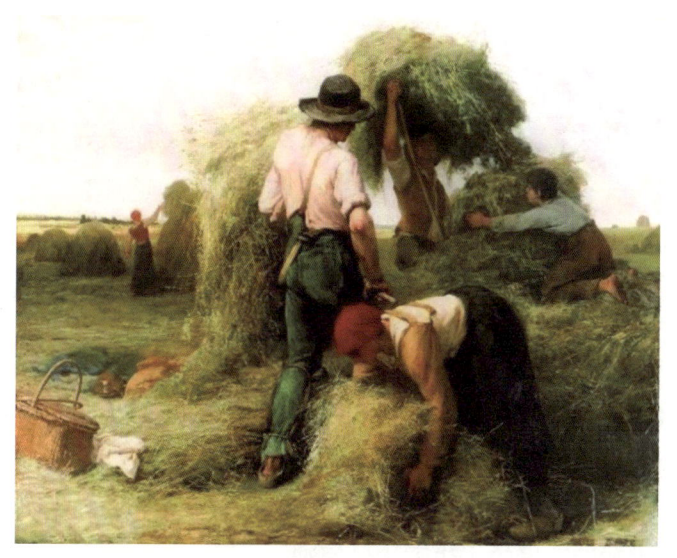

《第二次收获》　杜普荷　1879年　画布油画　100cm×127cm

> 画家以细致入微的笔触，丰富而明快的色彩和稳定的人物造型（三角形）描绘了农民在田间认真劳作的场景，表达了一种田园诗般的意境。

药，年年知为谁生"（《扬州慢·淮左名都》）时，你会联想到明月高照，故人吹箫的扬州不见了，心情压抑悲凉，对战后金国铁蹄践踏过的扬州城的萧条凄冷生出同情，并对侵略者产生仇恨。再比如，读爱国诗词，杜甫的"国破山河在，城春草木深"（《春望》），文天祥的"人生自古谁无死，留取丹心照汗青"（《过零丁洋》），林则徐的"苟利国家生死以，岂因祸福避趋之"（《赴戍登程口占示家人二首》），必然能够激起你的爱国情怀。

3.艺术激发创造力

艺术激发创造力已被公认。由于艺术具有审美认知、审美教育和审美娱乐等独特的功能和作用,并具有以情感人、潜移默化,具有反映与创造、再现与表现相统一,具有愉悦身心、表达心智等诸多特点。这使得艺术活动能够发展并丰富人的想象力、感知力和理解力,增强人的创造力,使人的内心情感和心智得到和谐发展和全面提升。

众所周知,许多取得举世成就的大科学家同时也是艺术爱好者,爱因斯坦一生之中酷爱小提琴,量子力学开创者普朗克,业余时间是一位半专业级的钢琴家,文艺复兴"三杰"之一的艺术大师达·芬奇,他在天文、物理和医学等近代科学领域也做出了出色的贡献。更神奇的是苹果创始人乔布斯与2016年诺贝尔文学奖获得者鲍勃·迪伦的故事。乔布斯热爱音乐,是流行歌手迪伦的忠实粉丝,迪伦的歌曲触动了乔布斯的创造性思维,发明了音乐播放器iPod,为配合iPod销售,乔布斯又发明了iTunes网上音乐播放器,打包销售迪伦的音乐,使一度陷入低迷的苹果公司又重新站了起来。同时,乔布斯的发明又促使迪伦的新音乐专辑再次跃居销售榜第一名,给他的音乐事业带来了第二个春天。

4.艺术提升生活品质

我们个人的生活质量主要取决于两个方面:物质水平和精神世界。物质是基础,很重要。但精神世界也很重要,特别是在物质条件达到温饱水平后,精神世界显得更为重要。

如果没有文化艺术体验追求和能力，还会滋生出一些其他的社会和家庭问题，家暴、酗酒、赌博、吸毒等。因为人的精神力是个常数，不花在这些地方，就会花在别的地方，所谓"不长庄稼就长草"。这可以解释为什么家庭装修、买家具时夫妻间常容易发生争吵，其深层次原因是双方情感素质的高低差别，审美追求的差别。

美无处不在，生活中充满美。简单的理解，艺术就是对美的追求，她既不虚无缥缈，也不高不可攀，她渗透在我们的生活中，衣食住行中美无处不在。有句话说过"生活中不缺乏美，只是缺乏发现美的眼睛"。比如，你们家用了一套简洁的明式家具，并在客厅和书房布置了中国山水画，整洁的环境中再添上几件植物盆景，这不仅能提高居室的艺术氛围和生活品位，更能促进家庭和睦和事业进步。当然，如果你也喜欢音乐，并不时地去听音乐会，看画展等，参加一些艺术活动，这本身就是一种风雅的事，代表着一种高层次生活追求。因为美感的提升，带动幸福感的提升，而生活品质是与幸福感成正比的。

"斯是陋室，惟吾德馨"。家中挂置的字画，和飘扬的音乐洋溢着浓厚的人文色彩和艺术气息，不仅体现主人美学品位的雅，对家庭成员、孩童心理成长也具有一定的安抚和助益作用。

说到雅的生活品质，使我想起台湾大学教授齐邦媛的《巨流河》，其中写到抗战时期，武汉大学流亡至川西小镇办学时的一个细节：有一次同学们去朱光潜老师的家里拜访，一个男生拿起扫把要帮朱老师打扫院子中积落的树叶时，朱先生赶紧制止说："别别，我等好久才存了这么多落叶，晚上在书房看书，可以听见雨落下来，风卷起落叶

的声音。"这个记忆中的情景,比许多描写秋天境界的诗更为生动、深刻。可见,即使在战火纷飞的年代,处于物资匮乏的川西小镇,朱先生仍保持一个中国传统文人的生活雅趣和诗心。

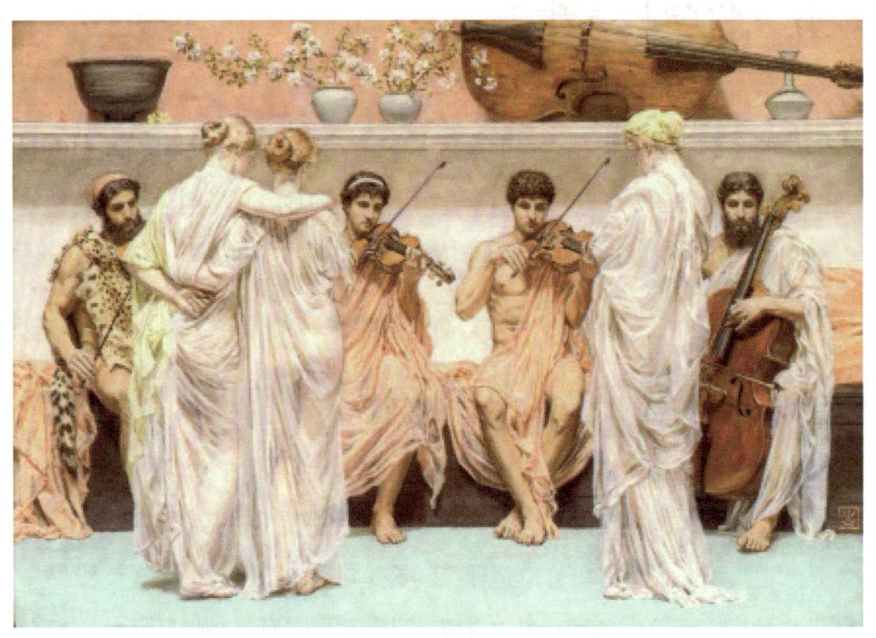

《四重奏:一个画家对音乐艺术的欣赏》　摩尔　1868年　布面油画　61cm×88.3cm

> 摩尔的画着色轻柔,线条细腻,人物形象受希腊风格的影响。这幅作品在寻求音乐与美术之间联想的同时把所谓"音乐特性"用绘画表现出来。

五、哲学与人生

哲学的研究对象，从某种意义上说就是人及其与周围时间的某种关系。人生问题是哲学关注的主要问题，正如马克思所说"哲学是时代精神的精华"，它能够客观而又准确地把握人文精神的时代走向。

1.哲学是开启人之心智和良知的钥匙

运用哲学的思辨思维，人们不断地探究宇宙万物的本源性问题，不断地追问终极存在是什么，包括什么是万物存在的根本原因，什么是永恒真理，人的终极价值是什么。这是对人自身存在的一种终极思考和关怀，唤起人自我意识的觉醒，进而观照各种超越性问题。而哲学形而上的特征，直探人的精神世界和心灵世界。

2.哲学的批判性和反思性塑造独立的人格和精神

哲学总是不满足于现实，这种不满激发了其对现实的批判与反思，也充满着对未来的美好希望和构想。

因为批判和反思，哲学从不盲从，不随大流，不满足于现实，总

是以一种发展的眼光审视世界中的一切,在"反思"中理解人和人的境遇,理解人与世界的关系及其终极本质,促使人们进行不断地思考,总是以批判的眼光看待事物,以发展的眼光审视世界。大思想家帕斯卡尔说:"思想造就伟大。"如果没有思想,人就会沦为野蛮动物。哲学的本质促使人们进行思考,这种思考是以不断的反思、追问、怀疑和批判为特征,形成一种独立的思维方式,一种审视世界的独立精神。

3.哲学的超越性能使人们趋向审美

真善美是哲学的一大主题,哲学把"真善美"的统一作为人生之最终目的。人文素质中美育是不可缺少的一环。审美是非功利性的,但人们往往在对物质和名利的追求中被世俗和功利所蒙蔽,忽视了美的存在。哲学的超越性却能引导人们摆脱世俗和功利的蒙蔽,去发现周围的美,促使人们进行审美追求,进而培养人们的审美判断力。正是人们对于美的自觉而不懈的追求,人的学识涵养、经验阅历的不断提升,从而形成人的自身修养和高尚的精神境界。

由此,面对一个科技快速发展、物质丰盈、物欲膨胀、环境污染、生态失衡、灾害和战争频发的现实世界。面对日常的世俗与功利,我们需要从哲学的角度反思自己的行为和欲望,认识自己的有限和无奈,在哲学的沉思和追问中寻找自己的精神家园。

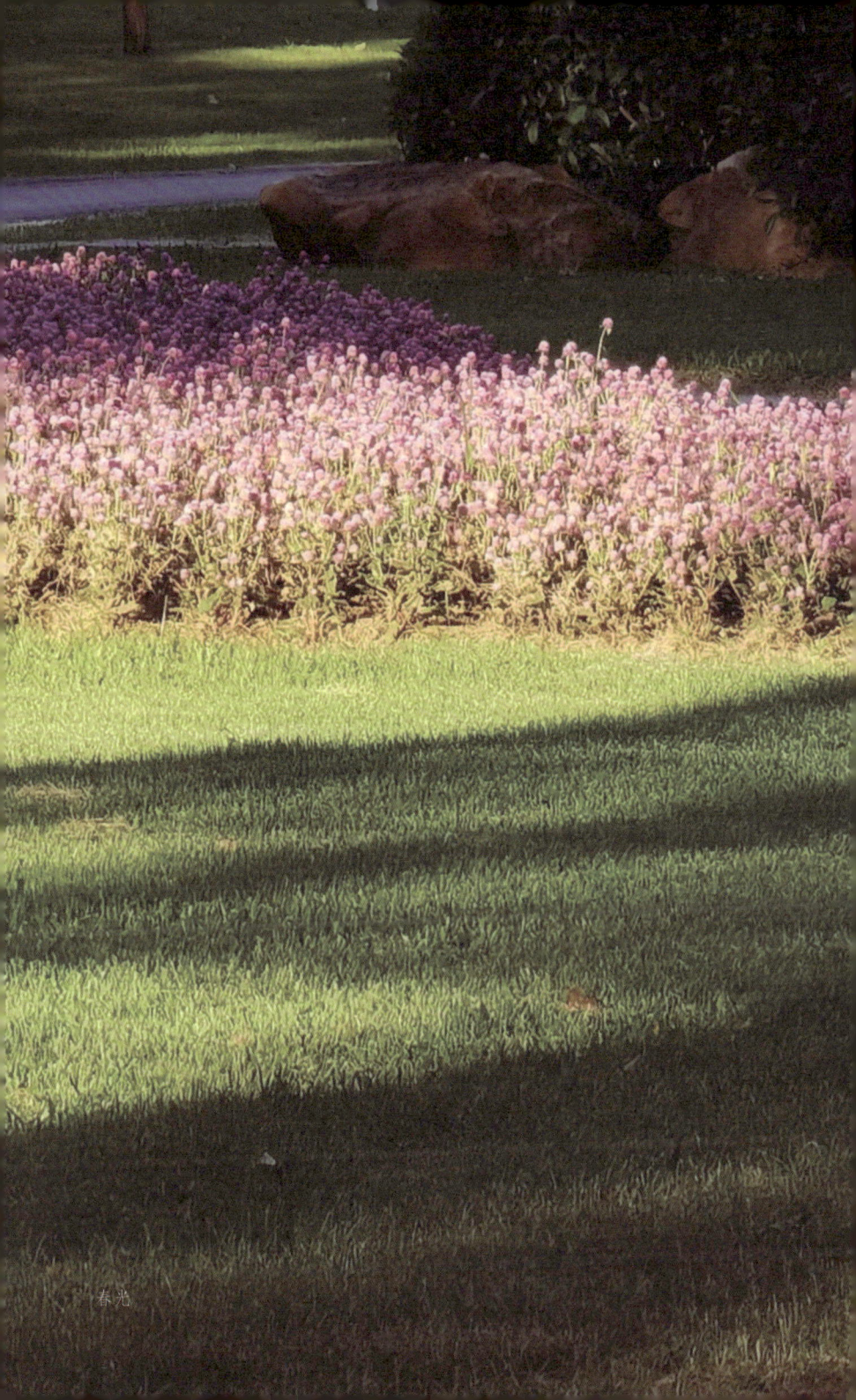

第五章 提高文化素养

阅读是提高人的精神生活品质的最重要途径。读书可以使我们获得人生最美好的价值。获得优秀、幸福和宁静。阅读改变人生的格调、气象和境界。

一、养成读书的爱好

人生的意义和人生的价值在很大程度上取决于一个人的精神生活的品质，那么阅读就是提高人的精神生活品质的最重要的途径。读书可以使我们获得人生最美好的价值，就是优秀、幸福和宁静。有一句话说得非常好，这句话就是"阅读改变人生"，那么阅读改变了人生的什么呢？我想主要改变的是人生的格调、气象和境界。它带给我们的不是一些表面的外在的成功，而是内在的优秀，在优秀基础上所取得的成功。

所以我们每一个人都应该是一个读书人。

读书是在别人的思想帮助下，建立自己的思想。

之于一个民族，阅读之功用在于阅古察今、博引万流之长，任何伟大的民族都拥有灿烂的文化，任何灿烂的文化最终都会聚集在书籍之上，继而愈积累，愈强大，愈自信。

之于个人，开卷有益的滋养可以涤荡灵魂，启迪智慧，构建强大的精神后花园，宠辱不惊地安居现世，同万类友好，与恼愠和解，留

余爱与温润在心中。

为了提高精神生活的品质，我们每个人都应该养成读书的爱好，多读书。作为获取知识的人，兴趣面、阅读面要宽广些。在自己的专业书籍以外，应该涉猎更多文史哲、诗书画等方面的经典作品。尤其是那些经典文学作品，它们让我们接触不同时代和文化的思想，拓宽看待世界的维度，培养独立思考的能力。并感受人性的复杂与美好，获得情感共鸣，缓解现实的压力，丰富精神世界，滋养心灵。

1.读经典文学名著

文学素养体现人的文化层次和精神境界，也体现了人的审美情趣和品位。一个人文学素养的高低对他的思想观念、人格发展、情感健康都能起到无可替代的作用。文学素养通常是指对文学作品（包括小说、诗歌、评论）的学习、理解、感悟和创作能力。

特别是那些经典文学作品，它们让我们看到更多外面世界的同时，感受书中人物的精神世界，使我们修身养性，培养良好的品德，摆脱平庸，学会做人的道理和处事的态度；使我们的心境平缓下来，忘却现实生活带给我们的烦恼，升华自己。通过阅读不断地提升自我，比如中国四大名著及《牡丹亭》《战争与和平》《基督山伯爵》《哈姆雷特》《国富论》等。年轻时我们可能读过，但进入职业生涯后有否读过？再读一遍，随着你人生阅历的增长和职业经历的丰富，其阅读感受和收获是完全不一样的。在这里奉劝大家特别是年轻人一定要广泛阅读，尤其是重读经典。

当然,一个时代有一个时代的流行作品,不能简单地说只能读经典,只有经典才是好的。流行文学也有好作品,关键要看它传播什么样的思想理念,立意站得高不高,是否引导人向善、向真、向美,是否促进社会进步与和谐。

比如,读到一本历史见证者的回忆录《巨流河》:

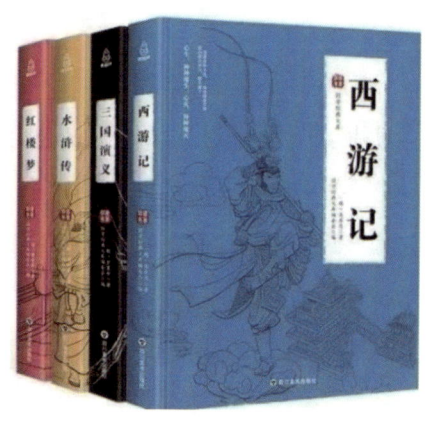

四大名著

> 随着往事的追忆,我们仿佛听到那战火纷飞、死亡的阴影时刻笼罩的年代,一群流离失所的师生在流亡的路上,在月光下,在炮火中,依旧希望不灭地唱着《松花江上》。其中,著名美学家朱光潜先生讲授其诗词课,在讲到长诗《玛格丽特的悲苦》"若有人为我叹息,他们怜悯的是我,不是我的悲苦"时,取下眼镜,眼泪流下双颊,突然把书合上,快步走出教室,流下满堂愕然,却无人开口说话。此时,作者竟发现自己也泪水浸湿眼眶。这何尝不是朱先生忧患家国,无处呐喊,不经意的决堤?让人动情,深思。

正是那些大师级知识分子的坚守,以传统的知识和健全的人格培养了中国一批批人格健全、情操高尚的青年才俊。

2.读古典诗词

中国的古典诗词,有很多优美的佳作,熟读后会让你受益无穷。

> "蒹葭苍苍,白露为霜。所谓伊人,在水一方。"
> 　　　　　　　　　　　　(《诗经·秦风·蒹葭》)

诗歌描写的是:逆流而上去追寻她/他的坎坷与艰难;顺流而下寻觅她/他的惆怅与渺茫;最令人共鸣的不是追求与失落,是它所创造的"在水一方"这一可望难即,具有普遍意义的艺术意境。还有"花自飘零水自流。一种相思,两处闲愁"(《一剪梅·红藕香残玉簟秋》),当你读到这些缠绵如水蕴藉隽永的诗句,你在为爱而愁、为

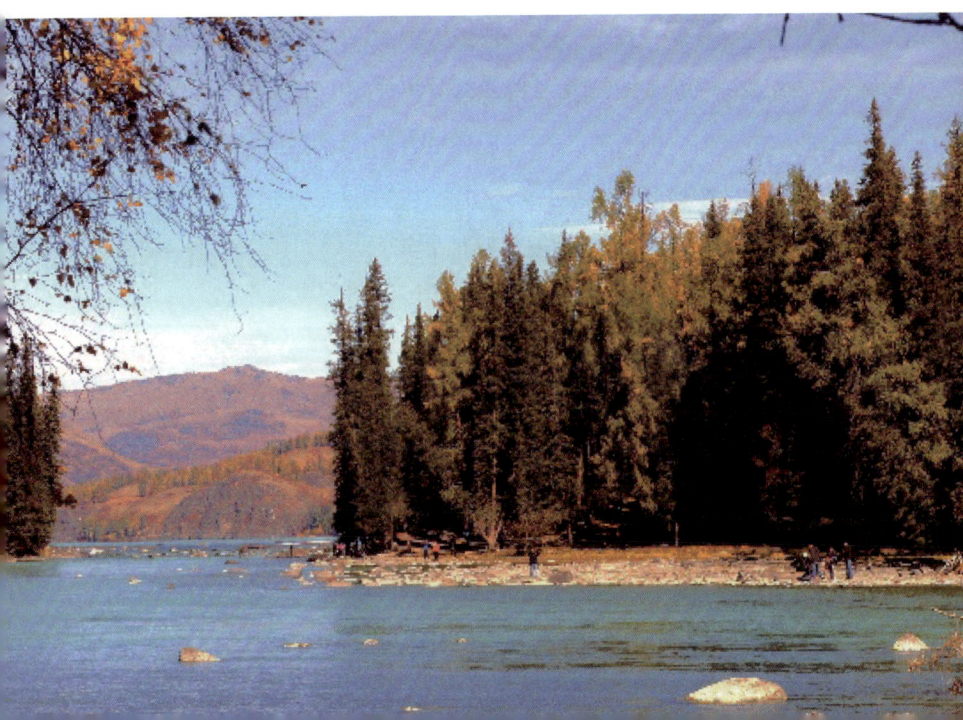

湖光暮色

爱而苦的同时，会倍加珍惜生命中的相遇、相知和相爱。还有张若虚的《春江花月夜》：

> 春江潮水连海平，海上明月共潮生。
> 滟滟随波千万里，何处春江无月明。
> ……

作者一开始就将自然与宇宙的美好展现在我们面前，但他并未停留在这里，而是马上进入哲理式的思考和追问，"江畔何人初见月，江月何时初照人？"这么美好的月光当初是谁第一个发现了它？而美好月光照到的第一个人又是谁呢？接着写到人间、生活、相思、爱情，"谁家今夜扁舟子，何处相思明月楼……"诗人以月为主体，以江为场景，描绘了一幅幽美、邈远、恍惚迷离的春江月夜图景，抒写了游子思妇真挚动人的离情别绪，以及富有哲理的人生感慨，表现了一种迥绝的宇宙意识，创造了一个浮沉、寥廓、宁静的境界。

再比如苏东坡的《江城子·乙卯正月二十日夜记梦》，这是作者妻子去世十周年，晚上他做了个梦，梦见了妻子，第二天写下了这首词：

> 十年生死两茫茫。
> 不思量，自难忘。
> 千里孤坟，无处话凄凉。
> 纵使相逢应不识，尘满面，鬓如霜。

> 夜来幽梦忽还乡。
>
> 小轩窗，正梳妆。
>
> 相顾无言，惟有泪千行。
>
> 料得年年肠断处，明月夜，短松冈。

这里解读一下，第一段作者描述他思念妻子的心理活动：十年了，我们阴阳两隔，想忘记却总也忘记不了，可你在千里之外，我有话也无处说。不过，即使我们见面了，可能相互都不认识了，因为面容都改了，头发也白了。

第二段描写梦见妻子的情景：昨天晚上，我回去了，看到你坐在我们家小窗户的边上，你正在梳头（这是他们当年的生活情景）。我们俩你看着我，我看着你，谁都没有说话，但是，泪水流遍了我们的面颊（这是梦中的情景）。

"料得年年肠断处，明月夜，短松冈"。

哦，我们约好啊，每年这个日子都要见一面，我去看你，时间在明月升起的时候，地点在这长满松树的山冈上。

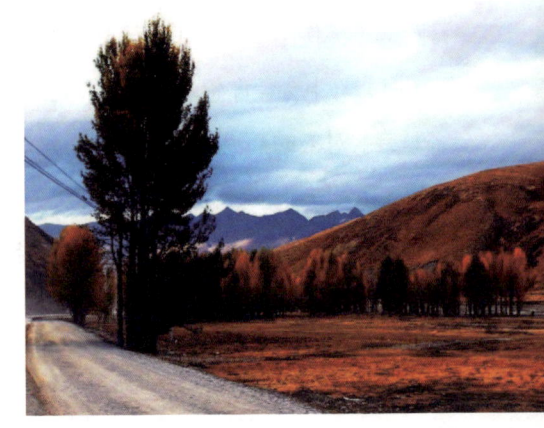

稻城之秋

试想，夜深人静的时候，读这欲言又止的文字，虚无缥缈的意象，朦胧忧伤的情感，仿佛静坐在黑暗中，让孤独笼罩，与自己素面相对自说自话。这首词很多人都很喜欢，特别是知识分子。为什么？喜欢就是有了同感，引起了共鸣。你可能要问，他死了妻子，我妻子又没有死，为什么会有同感？其实我们的人生到了一定的阶段，我们不仅有对故人、故土和往事的怀念，我们还有许多人生的感悟、无奈与释然。作者这首词正是借对亡妻的悼念，抒发了自己的人生感悟、无奈与释然，正是这种感悟引起了我们的同感与共鸣。

> 星垂平野阔，月涌大江流。
> ——杜甫《旅夜书怀》

读这样的诗句，眼前将呈现出一幅明星低垂、平野广阔、月随波涌、大江东流的辽阔静美的景象。还有王维的"大漠孤烟直，长河落日圆"（《使至塞上》）。当你有机会来到这样苍凉、雄浑的场景和环境时，马上会让你想起王维的诗句。

诗歌对人的心灵起到净化作用，对人的精神起感发、激励、升华作用。近年央视的《中国诗词大会》《经典咏流传》等节目广受大众喜爱，说明中国古典诗词在当下仍有鲜活的生命力。当然，我们对古典诗词不仅仅是会背会写，更重要的是需要体会那一颗颗诗心，与古圣先贤的生命情感发生交流与碰撞，进而提升自己的修养。

3. 读点历史和哲学

> 历史不会重演，但总会惊人的相似。
> ——马克·吐温

以史为鉴，可以知兴替。

我们了解历史，就是了解前人如何开创历史，了解后人如何承接历史，于是我们应该记住许多美好的和悲惨的事情。同时我们认清历史发展的脉络和规律，这样，当我们遇到了一个事件，一个现象，我们能尽量从更大的历史坐标里，从横向与纵向去评估它在哪一个位置上，以及它可能的发展轨迹。

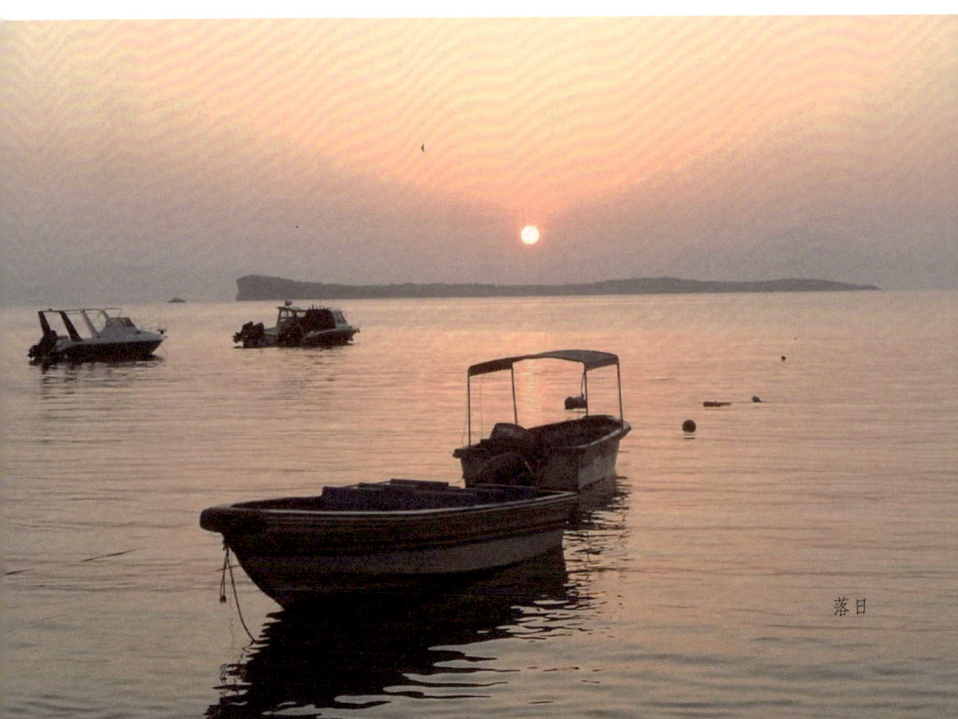

落日

读历史培养大局观，使我们变得豁达和超脱，一个宏观的世界是我们所需要的。年少时，你可能时常为了爱情叫苦不迭、生不如死，当你读了《史记》《资治通鉴》后你会发现那些王侯将相只是在历史的角落留下个姓名而已。雄才大略如汉武大帝，威风八面的霍去病大将军也不过区区几十页或几页纸而已。千万劳苦大众就如同那四十万被坑杀的赵卒，历史不会留下姓名，你会不由得感慨，对于历史更迭，自己的这点挫折又算得了什么。

学历史还可以学习如何做人、识人、用人。历史上一个个鲜活的人物，他们的样貌、才情、谈吐、知识、品德，以及他们在历史事件中的表现，及其对事件发展和结局的影响，都被一览无余地展现出来，由此我们可以从中学习为人处世的原则和方法。

此外，我们还应读点哲学。如果说读文学能使我们体验情感，感悟生命，使心灵变得丰富，那么读哲学可以使我们激活灵性，头脑变得聪明。每个人的人生处境就是一个迷宫，充满了迷惘和彷徨，哲学就好比是灿烂星空，帮我们指明方向，走出人生的迷宫。比如尼采的哲学，他面对的是时代的最根本的问题，就是探索虚无主义的根源，在信仰失落的年代，怎样才能过一种有意义的生活。

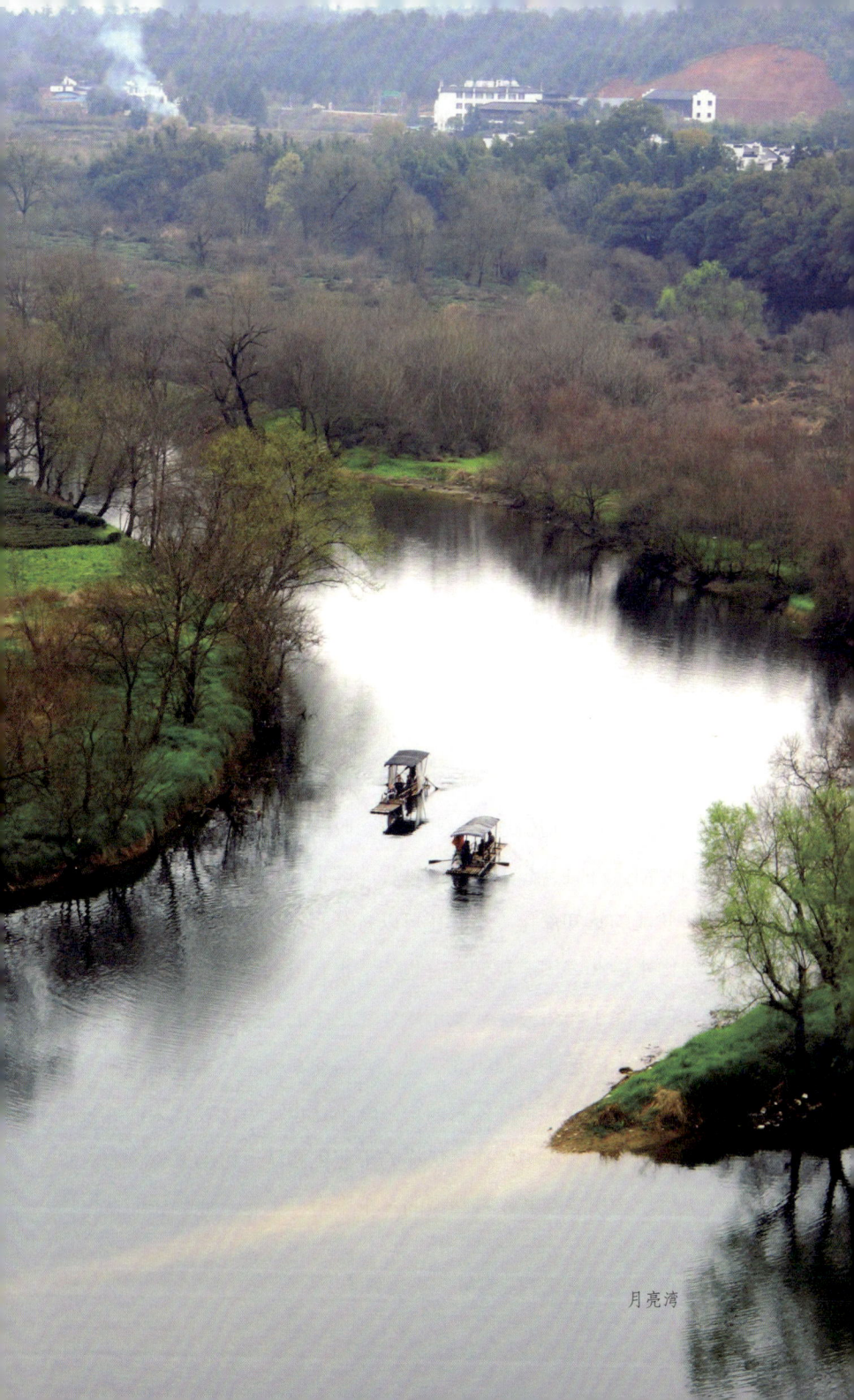

月亮湾

二、培养写作的习惯

1.写作可以滋养精神家园

建议大家可以经常写一点东西，养成写作习惯、勤动笔。常写日记、笔记、微博，甚至微信等（文体不限），以提高观察和思考的能力。写作是训练自己深入思考解决问题的能力，我们可以经常把思考的内容写下来，认真地梳理出一些思路，收集更多的资料和依据，而不是信口开河。并且，思考落笔的过程能够把混杂的内容分清楚，从而把很多肤浅的认知深化。写作还可以打开心灵的窗户，让阳光照射进来，让雨水滋润心田。我们有时也能从报刊或网络上看到一些业余的写作，他们除了写生命、写城市以外，更多的是写故乡、童年，写乡村风物、乡人的逸事，写阳光、星空，写花草树木……他们重新激活了童年的、乡土的和自然的家园。当然，这也许与这几代人的成长经历相关，他们经历了中国社会快速的工业化和城市化的进程，面对着传统失落、物质丰盈和精神断裂的多重压力，于是，他们转而在写作中呼唤精神家园的回归。

最近，我看到一本散文集《守护精神家园》，作者蔡建华从中大法律系毕业，在国企从事法律事务工作，利用业余时间写作。他在《草木本有心》一文中写道："院子里，春兰可佩、秋菊堪餐，草木各自婉转，如果我们也能成为他们中的一分子，能聆听与感应它们的心灵……"这段话让人感到作者是在用生命的视角写作，以此观物，万物皆有灵性，它们在自己的生命舞台上翩翩起舞。生命的视角也应是我们每个人看待世界、自然和人生的视角，这可以拓展我们人生经验的边界，并可最大限度地打开自身，更深切地体会生命的独特性与丰富性。

2.写作与人生

写作是一种自我成长的方式，也是一种内心生活的方式。

这里说的写作是业余的，尽管你不是作家，但喜欢在文字里奔波穿行。写作的本质，是打开自己情感的方式，我们应该探索用写作充分地表达自我，释放自己的情绪和情感。坚持写作，笔耕不辍，让自己更加贴近生活，走进世界，在这个纷繁复杂的世界里找回自己。

写作和读书一样，读书时我们代入自己的角色，明白我们为什么要以消耗生命的方式去换取认知模式的升华。写作也是代入自己，在升华认知模式的过程中，进行生命与情感的交换和耗散。当然，通过写作你可以把自己的人生财富（经验、记忆和情感）拿出来分享，这会让自我愉悦的同时，也带动情感的交流、思维的碰撞与增值；通过写作可以梳理你的情感，人的一生总会经历一些不愉快的事情，如果

把这些埋在心里，郁闷的心情就会像堵塞的洪水损害健康。写作可以把情绪释放出来，调节情绪，促进健康。

在现实生活中，当我们与一双心有灵犀的眼睛默默相对时，那微微一颤的心泛起了涟漪；当我们散步在田间小路，远处传来一阵歌声，偏偏那歌声又是最撩拨你心弦的旋律，这时，我们的思绪在翱翔；当我们无意中看到一张往日的照片，于是往昔的生活在我们的面前像打开了的箱子……这转瞬即逝的现象在我们的生活中经常会遇到，如果能够把那种特定环境下，在怦然心动中所迸发的心灵火花记录下来，就会像用相机为人们留下五光十色、瞬间绽放的烟花一样美丽。

其实无论你的文化程度高低，每个人的内心都有一棵文学的幼苗，遇到合适的阳光和雨水，它便会生长；每个人都多多少少是个诗人或作家，只不过有的写成了文字，有的仅仅写在自己的心里而已。

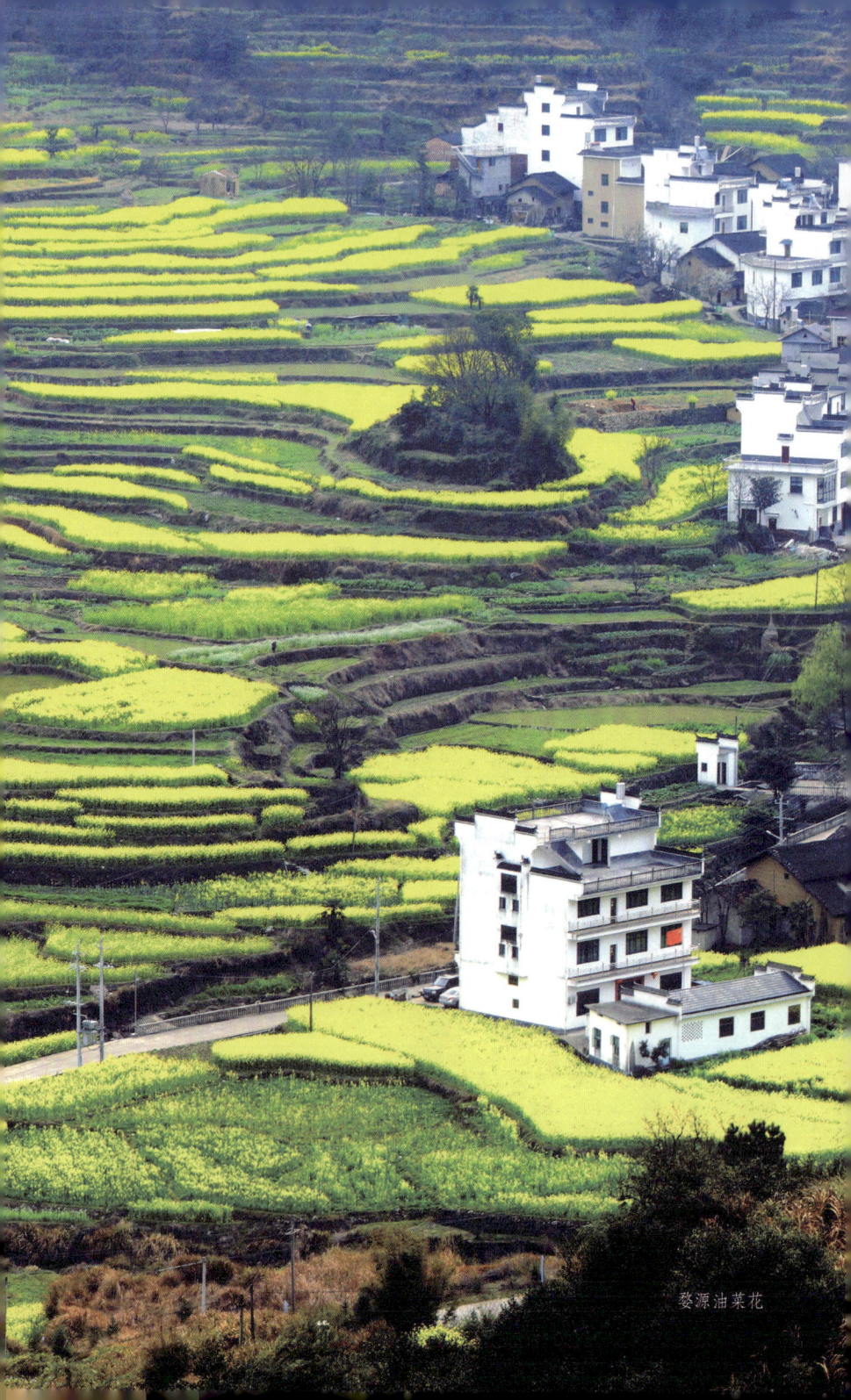
婺源油菜花

三、推荐阅读书目

现在是一个文化出版业繁荣、网络发达的时代,阅读的方式和书籍的选择多种多样,但如何在茫茫的书籍海洋中选择适合自己的书目,是每一个读书人都会遇到的问题。其实每个人除与自己专业相关的书籍外,都有自己的兴趣爱好、知识水平和阅读习惯。我个人认为总有一些经典和一些通识的书籍应该读一读,这里综合有关方面的推荐和个人的阅读经验列出如下书目供读者参阅。

1	《周易》	姬昌
2	《诗经》	
3	《论语》	孔子及弟子
4	《道德经》	老子
5	《庄子》	庄子
6	《唐诗三百首》	
7	《宋词三百首》	
8	《红楼梦》	曹雪芹
9	《儒林外史》	吴敬梓
10	《三国演义》	罗贯中

11	《鲁迅选集》	鲁迅
12	《中国哲学史》	冯友兰
13	《思想录》	帕斯米尔
14	《文化苦旅》	余秋雨
15	《共产党宣言》	马克思　恩格斯
16	《约翰·克利斯朵夫》	罗曼·罗兰
17	《美的历程》	李泽厚
18	《中国新诗精选》	
19	《第二性》	西蒙娜·德·波伏娃
20	《时间简史》	霍金
21	《人类简史》	尤瓦尔·赫拉利
22	《红高粱家族》	莫言
23	《白鹿原》	陈忠实
24	《雷雨》	曹禺
25	《乡土中国》	费孝通
26	《雍正皇帝》	二月河
27	《巨流河》	齐邦媛
28	《存在与时间》	海德格尔
29	《情书》	岩井俊二
30	《牡丹亭》	汤显祖
31	《曾国藩》	唐浩明
32	《梦的解析》	弗洛伊德
33	《三体》	刘慈欣
34	《社会契约论》	卢梭
35	《瓦尔登湖》	亨利·戴维·梭罗
36	《1984》	乔治·奥威尔
37	《老人与海》	海明威
38	《国富论》	亚当·斯密

39	《红与黑》	司汤达
40	《人性的弱点》	戴尔·卡耐基
41	《悲惨世界》	雨果
42	《孙子兵法》	孙子
43	《活着》	余华
44	《万历十五年》	黄仁宇
45	《史记》	司马迁
46	《明朝那些事儿》	当年明月
47	《守望的距离》	周国平
48	《西方美学史》	朱光潜
49	《中国哲学简史》	冯友兰
50	《雪国》	川端康成
51	《边城》	沈从文
52	《平凡的世界》	路遥
53	《忏悔录》	卢梭
54	《史蒂夫·乔布斯传》	沃尔特·埃隆克森
55	《追忆似水年华》	马塞尔·普鲁斯特
56	《安娜·卡列尼娜》	托尔斯泰
57	《不能承受的生命之轻》	米兰·昆德拉
58	《宇宙波澜——科技与人类前途的自省》	弗里曼·戴森

第五章 提高文化素养 101

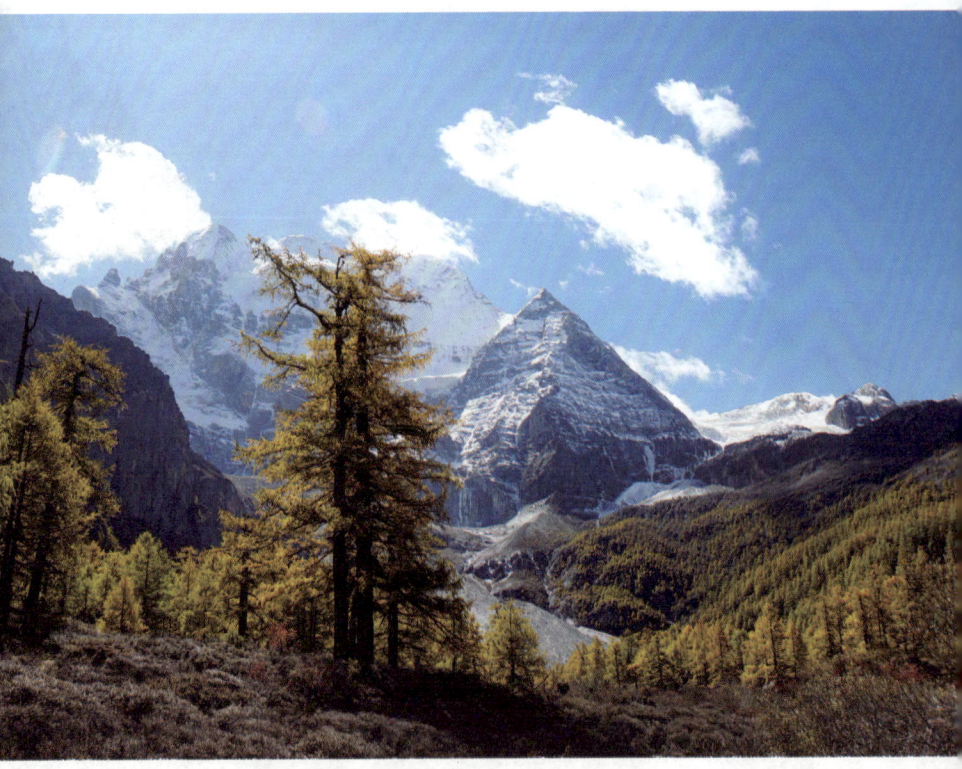

亚丁三神山

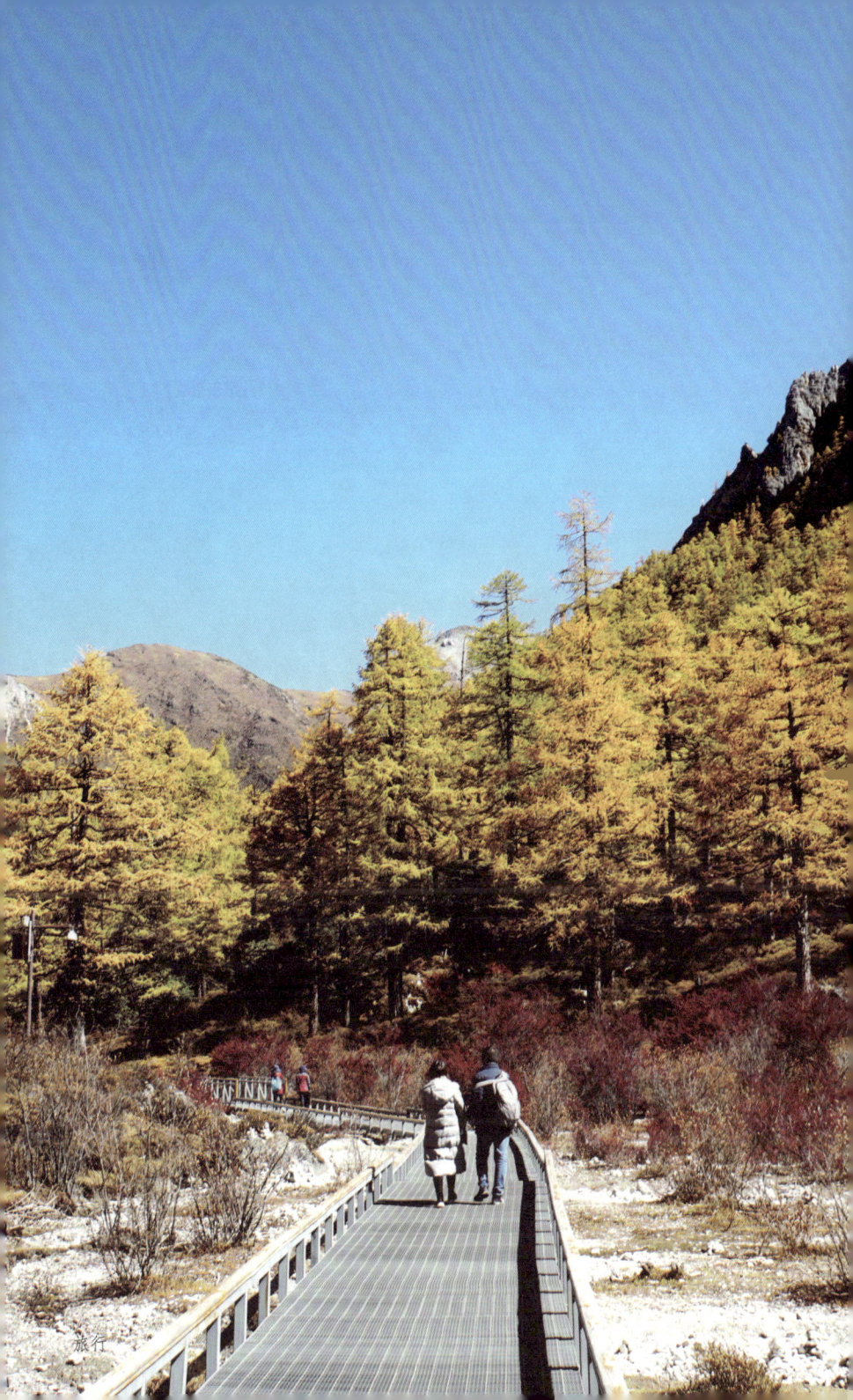

第六章 培养博物情怀

博物是一门学问,也是一种情怀。博物从观察身边的自然开始,山川、河流、草木、虫鱼、风花、雪月……这些都是博物情感的寄托对象。

一、博物与收藏

博物是一门学问,也是一种情怀。

博物从观察身边的自然开始,山川、河流、草木、虫鱼、风花、雪月……这些都是博物情感的寄托对象。

博物学和数理科学曾经是近代科学的两大支柱,为科学的发展做出了重要贡献,但20世纪后,曾经创造了进化论的博物学,则风华不再。而数理科学却随着相对论、量子力学、分子生物学、大爆炸理论和信息技术的诞生,一路高歌猛进。博物学看来似乎没什么用了,其实,博物学是很有用的。对于个人来说,它有趣、好玩、休闲,门槛很低,它有助于我们身心健康的发展,让我们重拾对自然的热爱、谦卑和敬畏。

博物学强调知识、情感和价值的三合一,强调鉴赏性、体验性;强调见识、见闻与见地,这些都是成就人生梦想的要素。它将会导致我们生活方式的改变,它也是焦虑的现代人休闲放松的一种生活方式,是人与自然和谐共处的帮手。

"一花一世界,一木一浮生"。

这句话是佛教的真言,是佛语的心境。意思是指每个事物都是一个独立个体,都蕴含着丰富的生命信息和宇宙信息,都值得爱和尊重。如果用其指博物学,展现现代人对于自然界、对于万物所应具有的内在情怀则非常恰当。

博学广纳,探索求知。

对自然只有了解,才能热爱,越了解,越热爱。由热爱博物学到热爱大自然,再到敬畏生命是人生境界的升华,是心灵的一次朝圣之旅。

博物情怀有助于提升教养,把迷途的人们带回自然母亲的怀抱。

收藏的本义是收集、保藏和保存的意思。收藏是博物学研究的重要路径。收藏有国家收藏和民间(私人)收藏两种。前者的藏品保存在博物馆中,后者由私人持有。

私人收藏是一种爱好,是一种对物品的收集、储存、分类与维护的癖好,是在私生活领域对自己的一种肯定,证实自己对于世界理解的相对存在。或者说收藏是一种成长的方式,是个人心路历程的整理,是自我价值上、眼界上和人性上的挑战与肯定。

这里介绍两个博物收藏的故事:

1.大英博物馆起源（故事一）

大英博物馆起源于一个医生汉斯·斯隆（1660—1753）的捐赠。汉斯·斯隆出生于爱尔兰，是一名内科医生，更是一名大收藏家，其收藏品来自世界各地。1753年他去世后遗留下7万多件个人藏品（包括古玩、字画、珍宝）、大批植物标本以及书籍、手稿。根据他的遗嘱，这些收藏全部捐给英皇乔治二世。后来英国议会设立基金会，办展览向大众开放，于是，世界上有了第一座博物馆。斯隆也是一位具有创新力的医生，他研制出天花疫苗，在推广抗疟药奎宁方面颇有建树。1719年他成为英国皇家医学院院长，1727年担任皇家学会会长。斯隆的故事告诉我们，个人的职业生涯中还有一个巨大的精神天空，只要伸手打开天窗，就可以看到灿烂的星空，可以诗意地生活。

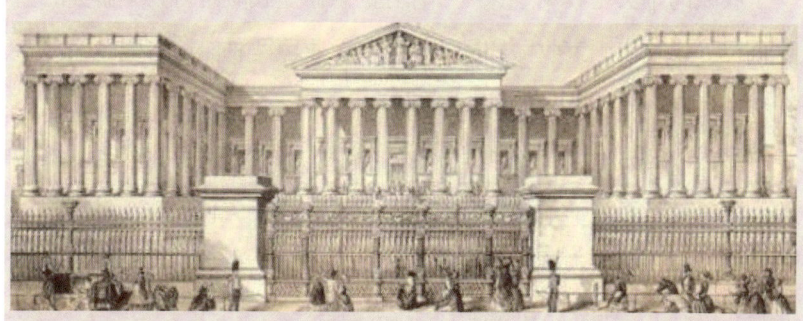

大英博物馆

2.藏书楼天一阁（故事二）

我国民间有藏书的传统，其代表之一是位于浙江宁波的天一阁，由明朝右侍郎范钦退隐返乡后建造，用于收藏历年收集到的数万册书

籍。其藏书楼和周围建筑具江南园林特色,现有各类古籍30万册。为保护藏书,楼主人采用独特的防火、防风和防潮设计,并制定了极其严苛的家族传承制度,世代分家不分书,也不对外姓人开放。直到1673年,大学者黄宗羲登上天一阁,天一阁开始逐渐结束对外封闭的状态。康熙年间因编修《四库全书》,天一阁献出珍本638部,此举使其成为藏书楼的典范,此后皇家藏书楼(四库七阁)均仿其建造。1982年天一阁被确立为全国重点文物保护单位,其所在的月湖里景区为5A级景区。

博物往往与收藏联系在一起,建议大家不妨培养点收藏的小爱好,培养自己的博物情趣。

收藏的好处很多,除了把玩欣赏、交流会友,可以求知问学、增长知识,还可以陶冶情操、修身养性,在收藏

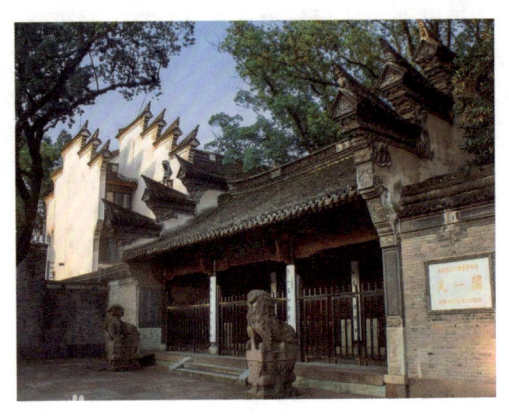

天一阁

的过程中,把自己培养成感性和理性相结合的"文明"人。收藏作为一种爱好,可以是有价值的古董,也可以是小物件,如字画、书籍、瓷器、玉器、紫砂壶、钱币、石头、邮票、明信片或火柴盒贴画等。我们倡导的从事收藏活动是业余的爱好,是一种乐趣、一种文化,不必在乎收藏品的经济价值和升值空间,但收藏是要有一定的经济消费的,应视个人的趣味和经济承受能力而定。

二、集邮

集邮是一项集收藏欣赏、交流与研究邮票的文化活动。邮票本身是作为交纳邮资的凭证,当它走完通信过程,完成其邮资使命后,人们发现它还有欣赏、收藏的价值。集邮是一项参与度较高的社会文化活动,通过收集研究各种邮品,集邮者可以学习世界的历史、地理、动植物和人物的相关知识,还可以培养出一种禅定的情趣、耐性和修养。

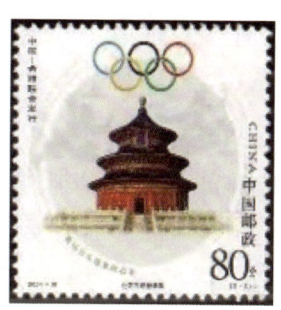

天坛邮票

1.邮票知识

邮票图案:指邮票票面,一般图案的内容包罗万象,由与发行目的相关的图案、国名、面值、说明文字及边饰等组成,有政治、经济、科技、文化艺术、历史地理、自然风光和人物等。图案可以使集邮者获得丰富的百科知识。

邮票版铭：在整张邮票纸边上印有邮票编号、版号、张号、色标、设计者和印刷厂名等，统称版铭。

邮票水印：邮票是预付邮资的凭证。为了防止伪造，在造纸过程中，用特殊方法加压在纸里的一种标记，称水印。水印是一种无色标志，图案都很简单。

邮票齿孔：指邮票边沿上的孔洞。单枚邮票边沿突出部分为齿，凹进部分为孔，全称齿孔。

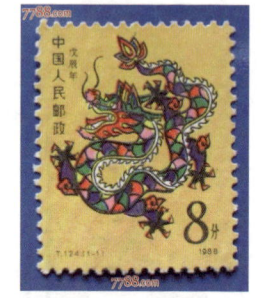

戊辰年龙票

邮票面值：指在邮票票面上的邮资金额及货币单位。

小型张邮票：是面积较小的全张邮票，往往全张上只有一枚或几枚印制精美的邮票，既可撕下作为邮资凭证贴用，又特别适宜收藏和欣赏。

首日封：新邮票发行首日，贴用该种邮票并盖首日普通邮戳的信封。信封可贴上一枚或多枚邮票，经邮政部门实际寄递的称为首日实寄封。

变体票：由于印刷过程中的失误造成的图案、花纹、颜色或齿孔等异状，而且检查中被疏漏，使这种不合格的邮票流入市场称为变体票。物以稀为贵，变体票通常很少，加之求异心理的作用，使得变体票

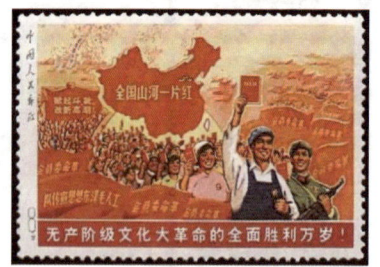

全国山河一片红邮票

成为广大集邮者追寻的对象。

2.邮票选赏

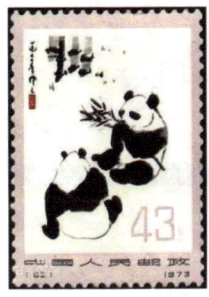
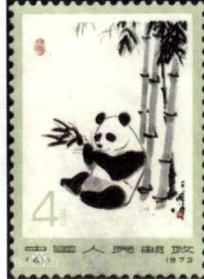
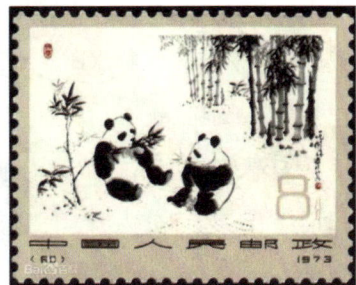

1973年发行的熊猫邮票

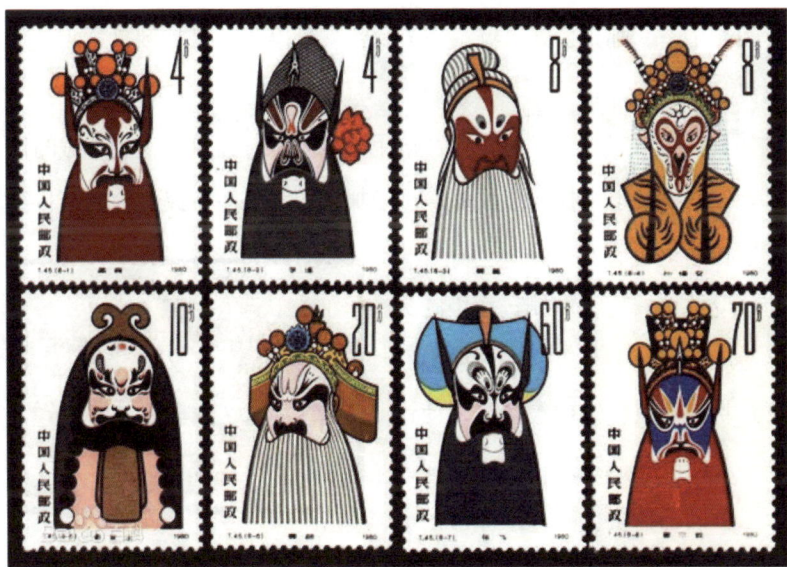

京剧脸谱邮票

第六章 培养博物情怀 111

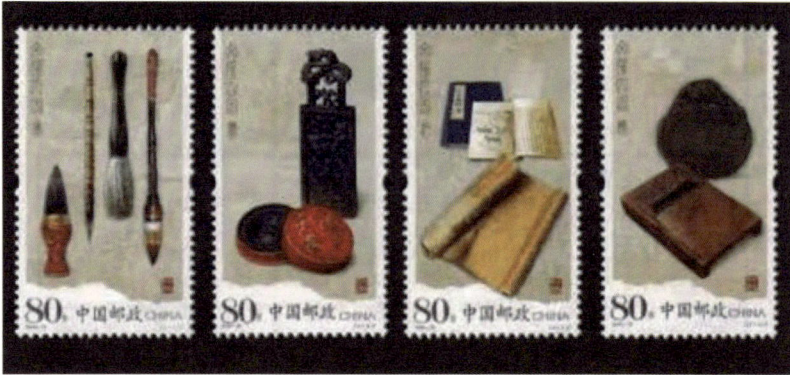

文房四宝邮票

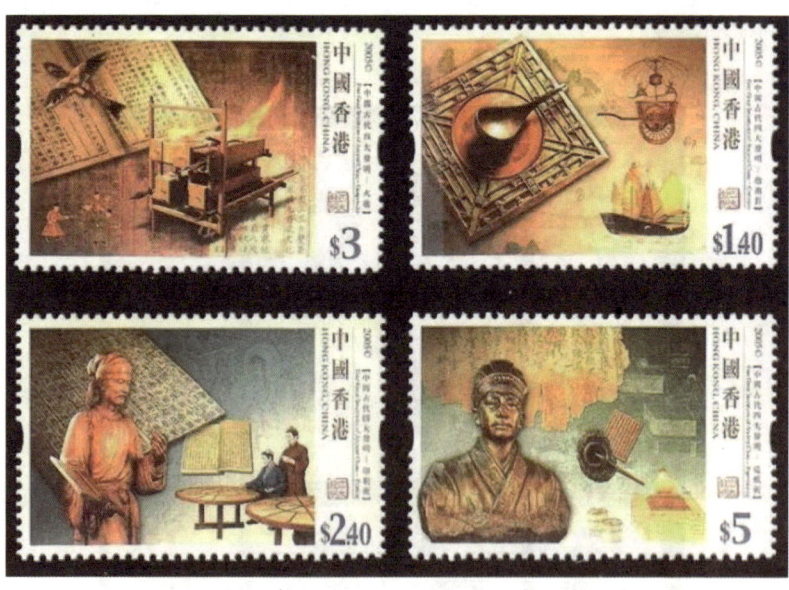

中国香港发行的四大发明邮票

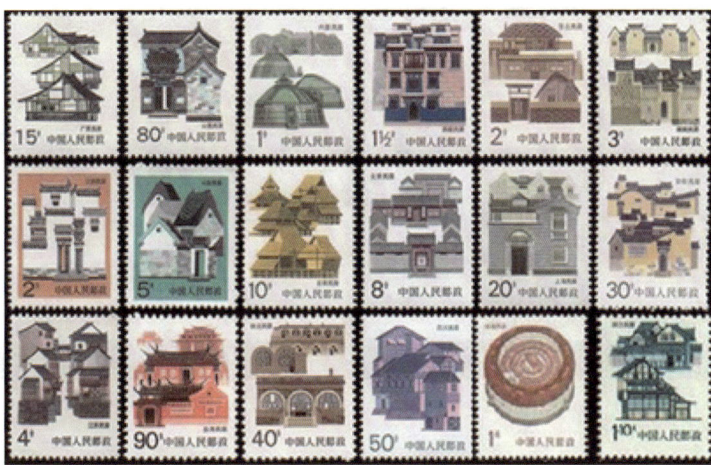

中国民居邮票

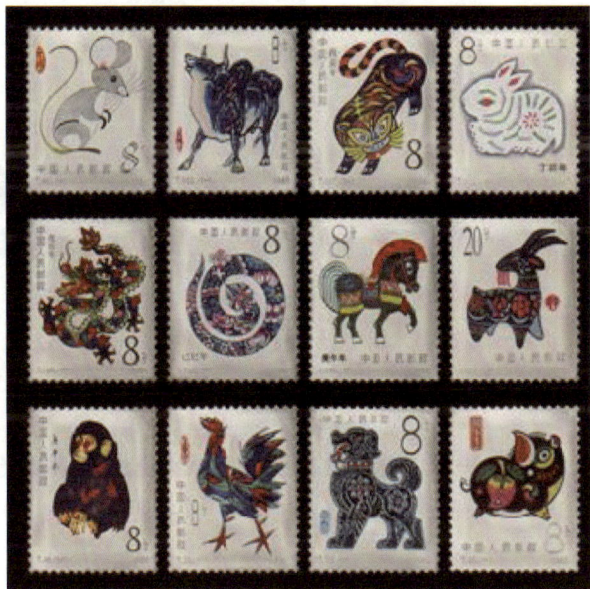

十二生肖邮票

三、瓷器收藏与欣赏

瓷器形状精美、瓷质细腻,深受人们的喜爱,它不仅可做日用品,也可作为艺术品存在,因此深受藏家青睐。收藏瓷器是一件很有文化品位的事情。中国是瓷器大国,瓷器生产历史悠久、品种繁多,工艺水平高超。瓷器收藏要掌握一定的知识,了解瓷器发展的历史。

1.瓷器的制作

瓷器是由瓷土烧制而成,外施玻璃质釉的物器。其制作过程包括:先将瓷土(高岭土、化妆土,并含石英石、长石等成分)制作为一定器型的胎坯后,经高温(约1200~1300℃)烧制而成,胎白色,具有透明或半透明性,吸水率不足1%,或完全不吸水。然后在胎的表面施釉或彩绘,并再次在高温下烧制,使釉形成玻璃质。

2.瓷器的发展

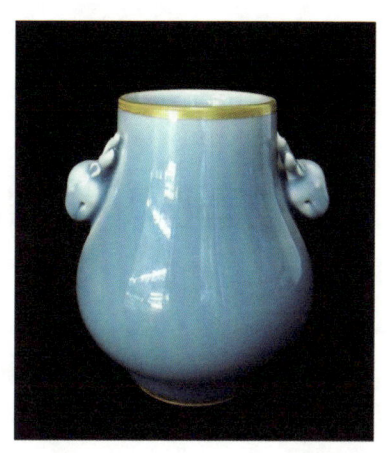

清乾隆青瓷鹿耳尊

瓷器从陶器发展而来,隋唐时代发展了青瓷、白瓷两大单色釉瓷系,并产生了刻花、画花和印花等花纹装饰。宋代的瓷器以各单色釉为特长,釉面烧作冰裂纹(俗称开片),并能烧制密变色及两重彩,釉里红、釉里青等。密变色也从一种而发展为密变红、绿、紫三种。清代生产"彩瓷",图样新颖、瓷色华贵,以"珐琅瓷""粉彩"最为杰出。

宋代是我国瓷器发展的一个重要阶段,在胎质、釉料和制作技术等方面,有较大发展,烧瓷技术趋于成熟。宋代有许多名窑:耀州窑、磁州窑、景德镇窑、龙泉窑,以及被称为五大名窑的汝、官、哥、钧、定等窑,每个窑的产品都具有各自的特色和风格。

明代瓷器丰富多彩,加釉方法的多样化,标志着此时期制瓷技术的进一步发展。成化年间开始烧制出可在釉下青花轮廓上添加釉上彩的"斗彩";嘉靖、万历年间精制的瓷器直接用多种色的三彩五彩,都是著名的珍品。

清代瓷器进一步发展,达到新的高度。康熙时的素三彩、五彩,雍正、乾隆时的粉彩、珐琅彩都是闻名中外的精品。

当代我国著名的瓷器产地有:江西景德镇,以青花瓷、青花玲珑

瓷、颜色釉瓷和粉彩瓷闻名。河北的唐山、山西的长治、广东的石湾都能运用传统工艺及现代设备烧制各色瓷器。此外，还有河南禹县的钧瓷、临汝的汝瓷、浙江龙泉的青瓷等。

我国瓷器釉彩发展是从无釉到有釉，又从单色釉到多色釉，然后再由釉下彩到釉上彩，并逐步发展为釉下与釉上合彩、五彩、斗彩。釉下彩是先在瓷器胎坯上画好图案上釉后入窑烧炼；釉上彩是先在胎坯上釉后入窑烧炼成瓷器，再在瓷器上彩绘，又入炉经炉火烘烧而成彩瓷；釉上釉下混合彩是先烧成釉下彩（即在瓷胎上直接绘画图案，罩透明釉高温一次烧成，主要是青花），然后再在适当部位涂绘釉上彩，入炉低温二次烧成。青花、矾红彩、斗彩、青花五彩都属于釉上釉下混合彩。

3.瓷器知识

青瓷

青瓷是瓷中珍品，其青色釉的色调主要是胎釉中含一定量的氧化铁，在还原火焰中焙烧而成。有些青瓷因含铁不纯，还原气氛不足，色调便呈现黄或黄褐色。青瓷以瓷质细腻、线条明快流畅、造型端庄浑朴、色泽纯洁而斑斓著称。有诗人以"九秋风露越窑

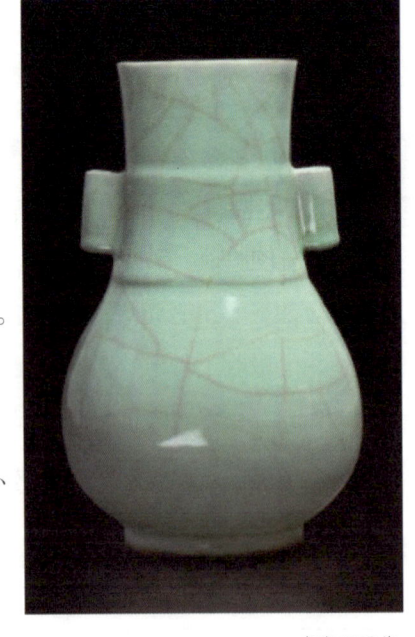

青瓷双耳尊

开,夺得千峰翠色来""雨过天晴云破处,梅子流酸泛青时"的名句来赞赏青瓷,说它如"蔚蓝落日之天,远山晚翠;湛碧平湖之水,浅草初春"。青瓷有粉青、豆青、梅子青、艾色和翠青等,唐代的越窑,宋代的官窑、汝窑、龙泉窑、耀州窑都属青瓷窑系。

青花瓷

青花瓷又称白地青花,属釉下彩瓷。青花瓷是用含氧化钴的钴矿为原料,在瓷坯坯体上描绘纹饰,再涂上一层透明釉,经高温还原火焰一次烧成,钴料烧成后呈蓝色,着色力强,色彩鲜艳。青花瓷发端于唐宋,成熟于元代,明清发展到顶峰。

粉彩瓷

粉彩瓷是清宫廷创烧的彩瓷。在烧好的胎釉上施含砷物的底

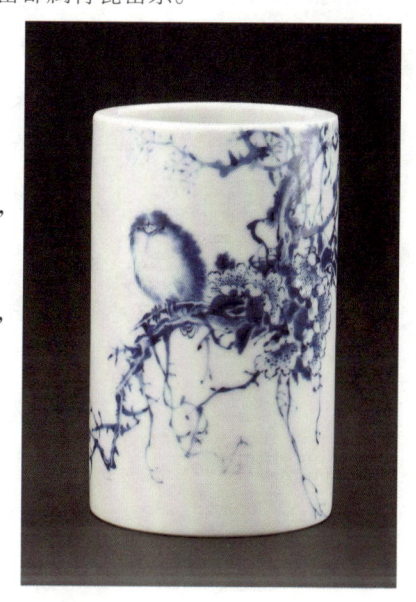

青花笔筒

粉,涂上颜料后用笔洗开,由于砷的乳蚀作用,瓷器颜色产生了粉化效果。由于吸收了各姐妹艺术的优点,采用了点染和套色手法,使所描绘的对象,山水、人物、花鸟都显得质感强,色泽鲜艳逼真,明暗清晰、层次分明,以达到秀丽雅致、粉润柔和的艺术效果。粉彩的描绘、着色技法比较复杂细致,工序也较繁多。

第六章 培养博物情怀 117

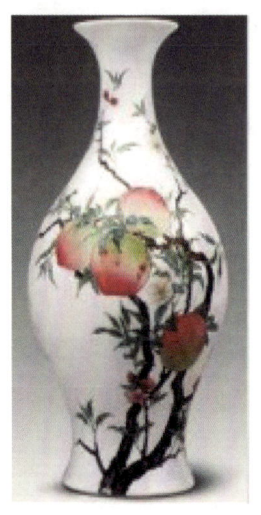

雍正粉彩花鸟橄榄瓶

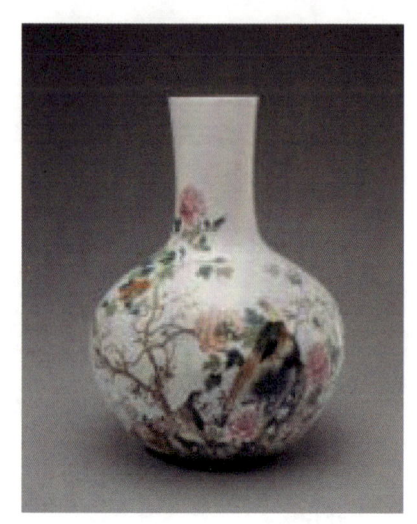

粉彩牡丹天球瓶

釉里红

釉里红是将含金属元素铜的料涂绘在瓷胎上,再施透明釉后在高温中(约1300 ℃)一次烧成。因铜红在釉下,故称釉里红,属于釉下彩,创制于元代景德镇,明代趋于成熟,清代雍正时期达到鼎盛。釉里红因温度要求严格,烧制难度大,成品率不高。郎窑红是铜红釉中色彩最鲜艳的一种,其特点是,色彩绚丽、红艳鲜明,且具有较强烈的玻璃光泽,由于釉汁厚,

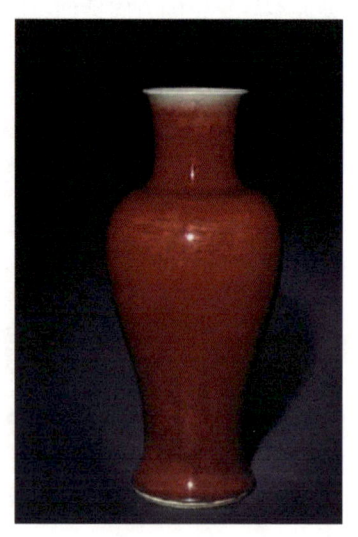

郎红葱口白瓶

在高温下产生流淌，所以成品的郎红瓷口沿部往往会露出白胎，呈旋状白线，俗称灯草边，其底部因釉汁流垂凝聚，近于黑红色，其他的红釉瓷还有豇豆红、胭脂红和霁红。

珐琅瓷

珐琅瓷是由景泰蓝演变而来的。景泰蓝是铜胎上珐琅釉而成，若改为瓷胎上珐琅釉则叫珐琅彩。珐琅瓷源起于康熙后期，鼎盛时期为雍正至乾隆期间。珐琅的主要原料是铅丹、硼酸盐、玻璃彩，经过熔烧而成的透明或半透明的独特光泽的物质。然后加入不同的氧化物，燃烧时还原为不同颜色的珐琅彩。

开片

为瓷器釉面的一种自然开裂现象。开裂的原因有两种：一是成型坯泥沿一定的方向延伸，影响分子的排列；二是坯、釉膨胀系数不同，焙烧后冷却时釉层收缩率大于胎的收缩率导致的。因此，开裂原本是瓷器烧制中的一个缺点，但人们掌握了开裂的规律而制出的开片釉（即裂纹釉），便将开片变成为瓷器的一种有特殊艺术风格的装饰。比如，当瓷器烧成熄火后，有意地放些冷风，或洒些冷水到窑里，以掌握裂纹的形成和形态。根据裂纹的大小形态，有鱼子纹、柳叶纹和蟹爪纹等，其纹的颜色有黄色的称金丝线，黑色称铁丝线，或两者都具有的称金丝铁线。宋代的汝窑、官窑、哥窑都有这种产品，其中以哥窑的最为著名。

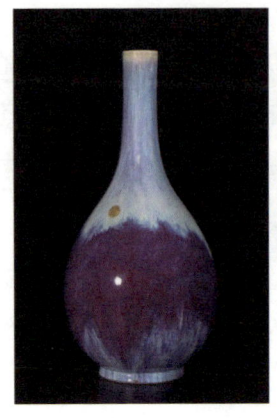 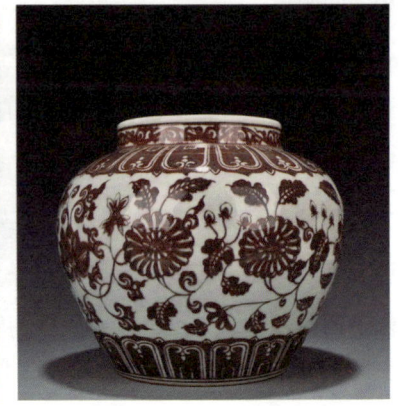

钧釉小胆瓶　　　　　　　明矾红花赤缠枝纹罐

窑变釉

　　窑变釉是器物在烧制过程中呈现出的不预期或不确定的釉色效果。由于窑中含有多种呈色元素，经氧化还原作用，瓷器在出窑后会呈现出意外的釉色，其色彩形态变幻莫测，或如春花秋云，或如大海波涛，绚丽多姿、斑驳陆离、独树一帜，达到鬼斧神工、独一无二的神秘艺术效果，深受人们的喜爱。早期的窑变瓷器多被视为不祥的"怪胎"，往往被捣毁，但随着对其认识的深入，窑变的缺陷逐渐得到人们的接受和喜爱，久看后给人以回味无穷的感觉。窑变釉在许多瓷器品种中均可出现，如郎窑红、苹果绿等，但以钧窑的最为典型。钧瓷以"入窑一色，出窑万彩"而著名，到宋代因其烟云变化、莹润典雅之美受到文人雅士、王公贵胄的喜爱。朝廷下旨在河南禹州设官窑，烧制贡瓷，为其全面发展创造了机会。

瓷器的颜色

瓷器表面的色彩五颜六色,光彩照人,极大地增加了瓷器的观赏效果和艺术价值。瓷器的颜色是表面的釉质,釉浆里内含不同金属元素作用的结果。青瓷是以铁作为着色元素,含铁量越高呈色越深。当釉中含铁量低于1%时,出现白瓷,含铁量大于5%,即是黑瓷。青花(蓝釉)是以天然钴作为着色剂。红瓷分为三种:铜红釉(如钧瓷)以氧化铜为着色剂;铁红釉以氧化铁为着色剂;如矾红、珊瑚红;金红釉以黄金为着色剂,如胭脂红。

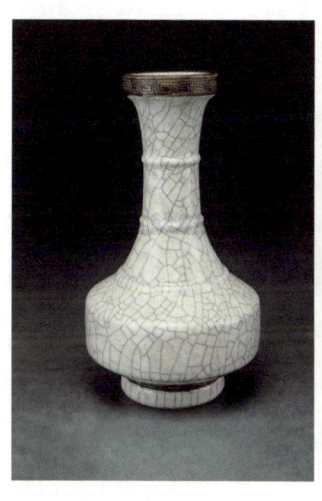

清仿哥釉铜口瓶

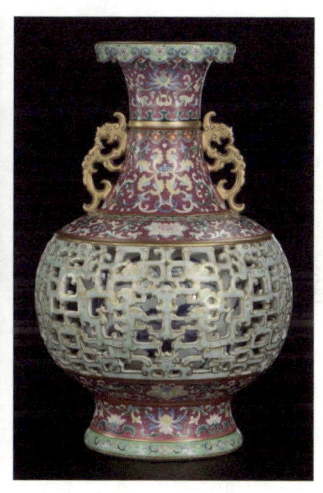

清珐琅彩缕空瓶

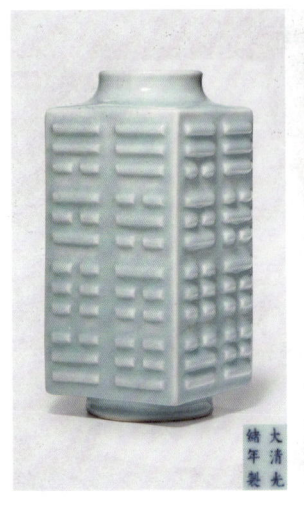

清仿哥釉八卦纹琮

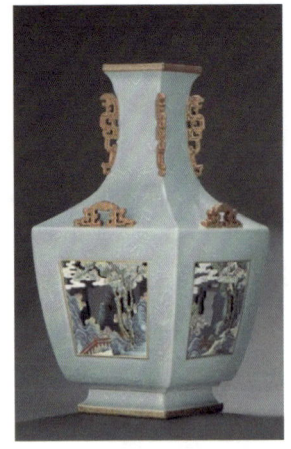

醴陵釉下五彩帽筒

粉彩绿地镂空四方香薰

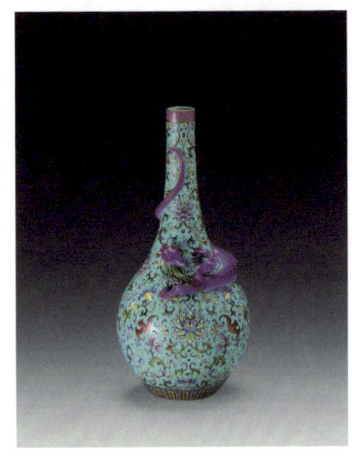

嘉庆粉彩福禄万代盘龙瓶

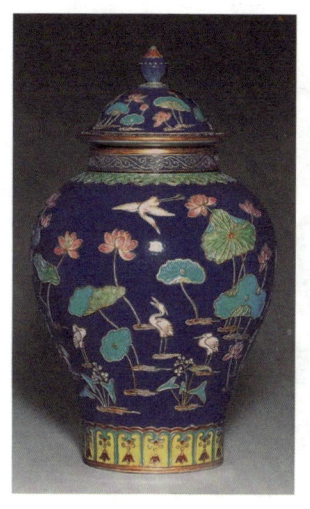
粉彩仿珐华连池水禽罐

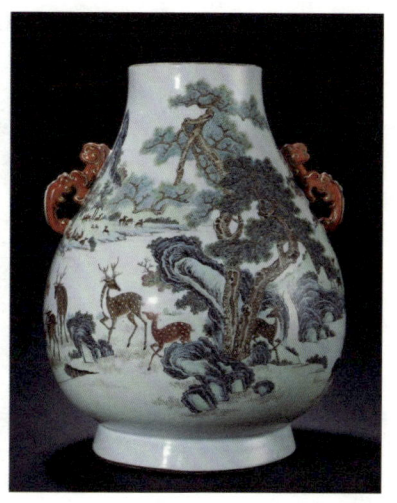
康熙百鹿螭耳尊

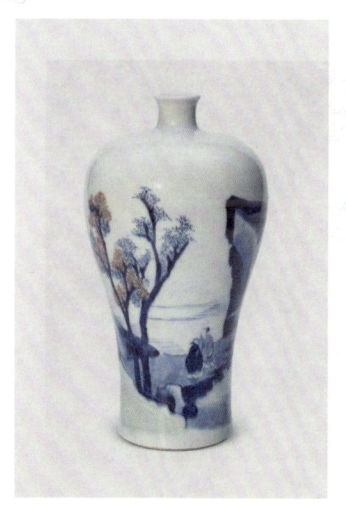
乾隆釉下三彩人物梅瓶

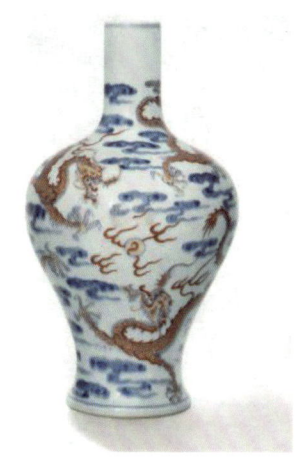
清青花矾红游龙直颈瓶

四、参观博物馆

> 参观博物馆可以增长历史、艺术知识,了解当地风土人情。

博物馆是集收藏、研究和教育为一体的多功能机构,通过收藏和陈列历史实物资料,成为历史的见证。特别是有很多遗址型博物馆作为现代城市中的一组古建筑,已成为城市中的别样风景。博物馆的陈列和宣教极其重视运用现代声光电等技术将展品蕴含的信息传达给观众,已成为进行知识传授、修身教育的理想场所,以及辅助学校教育不可缺少的生动课堂。比如,去英国的大英博物馆,去法国的卢浮宫,还有美国的赛尚博物馆、俄罗斯的冬宫、北京故宫博物院等。

博物馆,一般划分为艺术博物馆、历史博物馆、科学博物馆和特殊博物馆四类。

1.艺术博物馆

包括绘画、雕刻、装饰艺术、实用艺术和工业艺术博物馆。也有

把古物、民俗和原始艺术的博物馆包括进去的。世界著名的艺术博物馆有大英博物馆、卢浮宫博物馆、艾尔米塔什博物馆、大都会艺术博物馆等。

大英博物馆是世界上历史最悠久、规模最宏伟的综合性博物馆,拥有藏品600多万件。它位于英国伦敦,收藏了世界各地的许多文物和图书珍品,藏品之丰富、种类之繁多在全世界博物馆中极为罕见,其中不少是仅存的珍本。18世纪至19世纪中叶,英帝国向世界扩张,对各国进行文化掠夺,大量珍贵文物运抵伦敦,数量之多,英国国家博物馆装不下,只得分藏于各个博物馆。埃及文物馆是其中最大的陈列馆,有7万多件古埃及文物,代表着古埃及的高度文明。希腊和罗马文物馆、东方文物馆的大量文物反映了古希腊罗马、古代中国的灿烂文化。

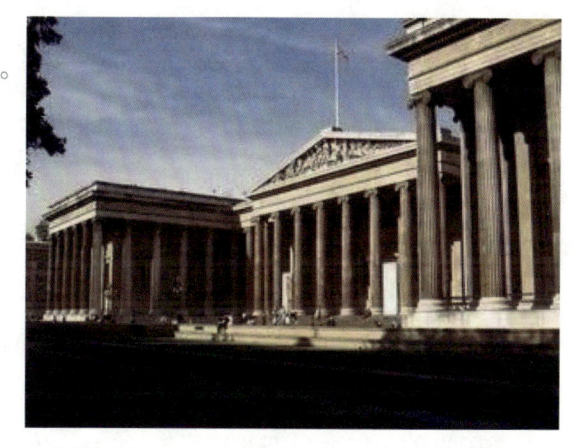

大英博物馆

卢浮宫位于法国巴黎市中心的塞纳河北岸,位居世界四大博物馆之首。卢浮宫始建于1204年,原是法国的王宫,曾居住过50位法国国王和王后,是法国文艺复兴时期最珍贵的建筑物之一,以收藏丰富的

古典绘画和雕塑而闻名于世。历经800多年扩建重修达到今天的规模，占地约198公顷，分新老两部分，宫前的金字塔形玻璃入口，占地24公顷，是华人建筑大师贝聿铭的杰作。1793

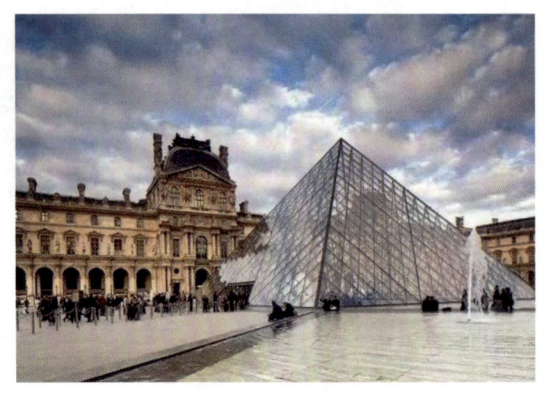

卢浮宫

年8月10日，卢浮宫艺术馆正式对外开放，成为一个博物馆。卢浮宫藏有被誉为世界三宝的断臂维纳斯雕像、《蒙娜丽莎》油画和胜利女神石雕，拥有的艺术收藏达40万件以上，包括雕塑、绘画、美术工艺等艺术品，分为古代东方、古埃及、古希腊和古罗马等6个门类。卢浮宫已成为世界著名的艺术殿堂，最大的艺术宝库之一，是举世瞩目的万宝之宫。

艾尔米塔什博物馆又名冬宫博物馆，位于俄罗斯圣彼得堡涅瓦河畔，是大型的艺术与文化宫殿。18世纪下半叶，喜爱收藏的俄国女皇叶卡捷琳娜二世把冬宫中的一部分房子拨出，专门用来存放自己从柏林购入的伦勃朗、鲁本斯等人的250幅绘画，并把珍藏这些东西的地方称为"艾尔米塔什"（法语意为幽静之地）。藏品共有270余万件，以名家绘画闻名，从拜占庭最古老的宗教画，到现代的马蒂斯、毕加索的绘画作品，及其他印象派、后期印象派画作应有尽有，多达15.8万幅。

其中达·芬奇的两幅《圣母像》、拉斐尔的《圣母圣子图》和《圣家族》、伦勃朗的《浪子回头》，以及提香、鲁本斯、委拉士贵支、雷诺阿等人的名画均极珍贵。

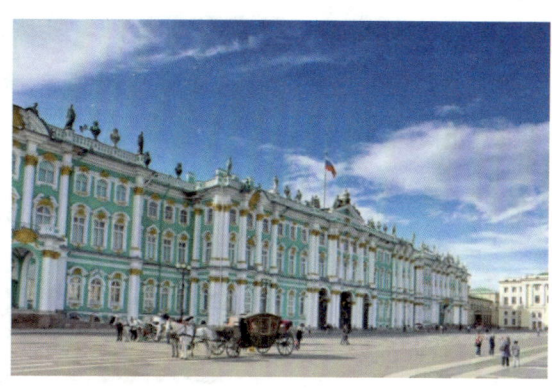
艾尔米塔什博物馆

大都会艺术博物馆是美国最大的艺术博物馆，位于纽约第五大道的82号大街，与著名的美国自然历史博物馆和纽约海登天文馆遥遥相对，占地面积为13万平方米。其四大"镇馆之宝"有印象派画家埃德加的《舞蹈教室》、杜西欧的版画《圣母与圣婴》，洛伊茨的《华盛顿横渡特拉华河》和中国画家董源的唯一传世之作《溪岸图》。它与同在纽约的联合国总部一起，构成了人类（世界）过去跟未来的两大交汇点。该馆共收藏有300万件展品，其中亚洲馆中有许多中国文物，不少是稀世珍品。20世纪80年代，馆内还仿造了一座小型苏

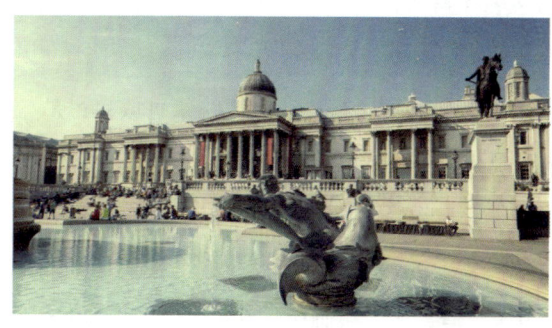
大都会艺术博物馆

州园林。庭院里的"明轩"陈列着许多中国明代家具。

英国国家美术博物馆成立于1824年，是拥有西欧名家绘画最多、最全面、最具代表性的画廊之一。因此，它在欧洲公共美术馆中有着独特的历史地位。当年开馆之时仅有38幅画作，其后，收藏家乔治·布蒙特等人不断收到民间收藏家的寄赠，藏品数量日渐增多。1855年，首任馆长查理·伊斯特列克爵士买入大量初期意大利绘画。1856年又有英国浪漫主义画家威廉·特纳收藏的寄赠，藏品开始丰富起来。美术馆创设三十年后已然成为代表欧洲名品的宝库，并陆续拓展为现在以绘画收藏为主。馆藏珍品有凡·高的《向日葵》、达·芬奇的《岩间圣母》、波提切利的《维纳斯与战神》和委拉斯凯兹的《镜前的维纳斯》等。

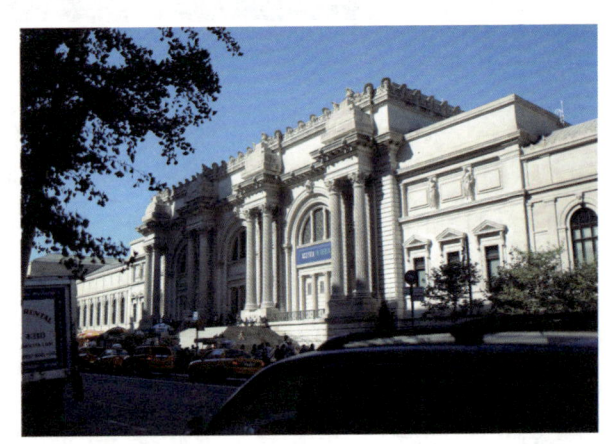

英国国家美术博物馆

北京故宫博物院位于北京故宫紫禁城内，是在明、清两朝皇宫及其收藏的基础上建立起来的综合性博物馆。院中设立了历史艺术馆、绘画馆、分类的陶瓷馆、青铜器馆、明清工艺美术馆、铭刻馆、玩具馆、文房四宝馆、玩物馆、珍宝馆、钟表馆和清代宫廷典章文物展览

等,收藏古代艺术珍品105万余件,占中国文物总数的六分之一,是中国收藏文物最丰富的博物馆,也是世界著名的古代文化艺术博物馆,其中很

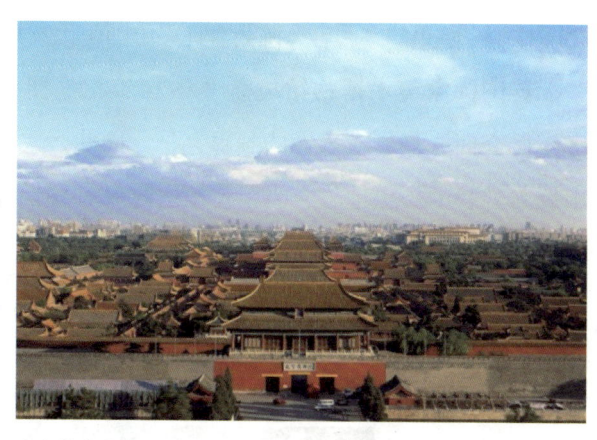

北京故宫博物院

多文物是绝无仅有的无价国宝。例如:绘画有东晋顾恺之的《洛神赋图》、唐代韩滉的《五牛图》、五代顾闳中的《韩熙载夜宴图》、北宋张择端的《清明上河图》;书法有陆机的《平复帖》、神龙本《兰亭序》、王献之《中秋帖》、王珣《伯远帖》、苏轼《新岁展庆帖》、米芾《向太后挽词帖》等;瓷器有唐代花瓷腰鼓、宋代孩儿枕、明代斗彩鸡缸杯、五彩镂空云凤纹瓶;青铜器有三羊尊和莲鹤方壶等。

台北故宫博物院是中国三大博物馆之一,院内收藏有1949年从大陆运抵台湾的来自北京故宫、沈阳故宫、颐和园和国子监等处的皇家旧藏。所藏的商周青铜器,历代的玉器、陶瓷、古籍文献、名画碑帖等皆为稀世之珍。在台北故宫博物院收藏的珍品中,有甲骨档案2万多片;陶瓷器2万多件,包括从原始陶器到明清瓷器;铜器1万多件,包括历代钱币,其中有商周到春秋战国时期的青铜器4300多件;有著名的新石器时代的玉璧、玉圭、玉璜以及闻名海内外的《翠玉白菜》

《避邪雕刻》《三镶玉如意》等；古代书画近万件，其中有唐代至清代历代名家的代表作，如王羲之的《快雪时晴帖》，还有黄公望的《富春山居图》后部长卷、怀素的《自叙帖》、颜真卿的《刘中使帖》、苏东坡的《寒食帖》、张宏的《华子冈图》等；善本古籍有近20万册。

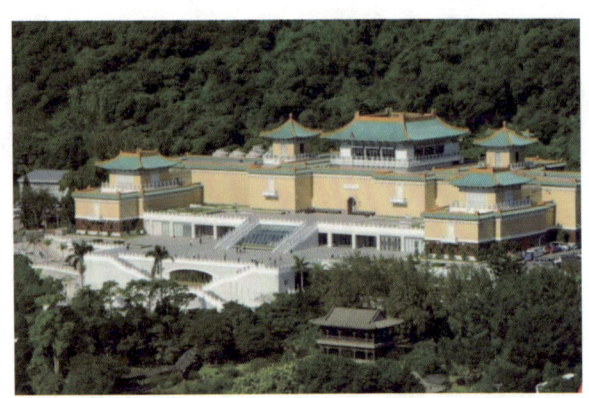

台北故宫博物院

南京博物院 位于南京市玄武区中山东路321号，前身是建于1933年的国立中央博物院，占地13万平方米，设有历史、特展、数字、艺术、非遗、民国六个展馆。博物院大殿以辽宁封国寺为蓝本的辽代风格设计，古朴雄厚，气势雄伟。馆藏文物43万余件（套），有青铜、玉石、陶瓷、银器、刺绣、印

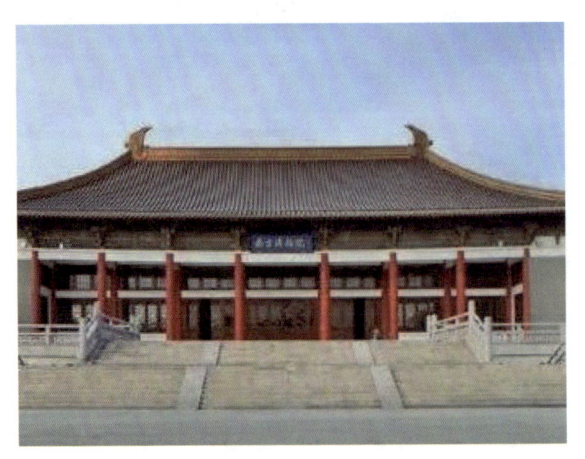

南京博物院

玺、碑刻、造像等一应俱全。其中珍贵文物37万余件（套），数量居全国第二。珍品有西汉金兽、广陵王玺、错银铜牛灯、西晋"青瓷神兽尊"、明代"釉里红岁寒三友纹梅瓶"、南唐"陶舞俑"、明张宏的《西山秋霁图》以及"扬州八怪""吴门画派"和"金陵画派"大家的书画。

2.历史博物馆

包括国家历史、文化历史博物馆，在考古遗址、历史名胜或古战场上修建起来的博物馆也属于这一类。

陕西历史博物馆位于陕西省西安市，馆区占地 6.5万平方米，展厅面积1.1万平方米。珍藏陕西地区出土的珍贵文物37万余件，上自远古人类初始阶段使用的简单石器，下至公元1840年前社会生活中的各类器物。有国家一级文物762件（组），其中国宝级18件，国宝文物涵盖古代壁画、金银器、青铜器、陶瓷器、玉器等各大类别，并以其珍贵而独有的历史、科学、艺术价值而蜚声海内外。

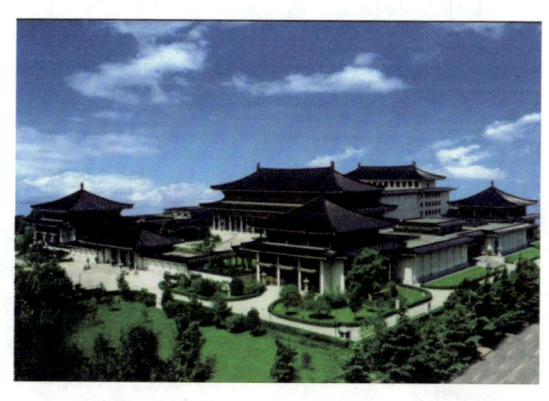

陕西历史博物馆

秦始皇兵马俑博物馆位于陕西省西安市临潼区骊山北麓秦始皇帝陵兵马俑坑遗迹址上，占地46.1公顷，为国家一级博物馆，包括秦俑一号坑、二号坑、三号坑和陈列厅。一号坑有陶俑、陶马6000件及大量青铜兵器；二号坑有陶俑、陶马1300件，尽管二号坑规模较一号坑小，但内容更丰富，兵种更齐全，是坑中的精华；三号坑有陶俑、陶马72件；陈列厅有一、二号铜车马，两乘车均为单辕、双轮、四马系架。秦皇兵马俑为世界第八大奇迹，为国家一级博物馆，有中国古代军事博物馆之称，已接待海内外游客逾亿人次，和数百位外国首脑政要。

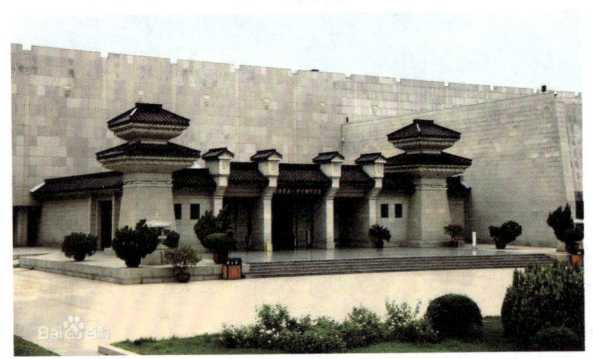

秦皇兵马俑博物馆

3.专题博物馆

北京戏曲博物馆位于北京市虎坊路3-1号的湖广会馆内，包括大戏楼、乡贤阁、文昌阁、宝善堂、楚畹堂、风雨怀人馆等一组建筑。这里曾是当年湖南、湖北两省赴京学子们和同乡商贾聚居之地，有着悠久的历史和深厚的文化内涵。1966年辟为戏曲博物馆，大戏台每晚有名家演出对外开放。博物馆的基本陈列为"北京戏曲史略"，以文献、

文物、图片、影音资料,展示以京昆艺术为主的戏曲发展史。展品有京剧名家王瑶卿、梅兰芳的拜师图,武生泰斗杨小楼演出用的戏装等。

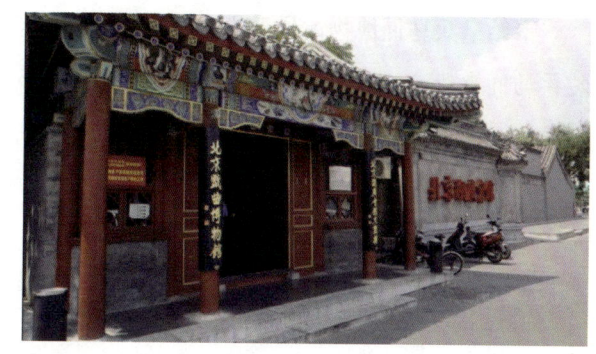
北京戏曲博物馆

戏楼为梁式木结构,面阔五间,进深七间,二层东、西、北三面为楼座,南面为舞台,双卷重檐悬山顶,合瓦屋面。戏楼前抱柱悬一联"魏阙共朝宗气象万千宛在洞庭云梦;康衢偕舞蹈宫商一片依然白雪阳春",上方为"霓裳同咏"匾额,黑底金字满堂生辉。看池及包厢中均设置仿古硬木家具,品茗赏戏平添无限情趣。

西安碑林博物馆以收藏、陈列和研究历代碑刻、墓志及石刻为主,成为在中国独树一帜的艺术博物馆。馆藏文物1.1万余件,其中国宝级文物134件,一级文物535件。著名的"昭陵六骏"就有四骏藏于该馆,还有东汉双兽、汉画像石砖、唐李寿石椁及墓志等,雕刻手法多样,风格各异,皆为各个时期的精品。陈列由碑林、石刻艺术和其他文物展览三部分组成,共12个展室。其中碑林是在保存唐代石经的基础上发展起来的。创建于公元1087年,陈列有从汉到清的各代碑石、墓志共一千多块。它既是我国古代书法艺术的宝库,又汇集了古代的

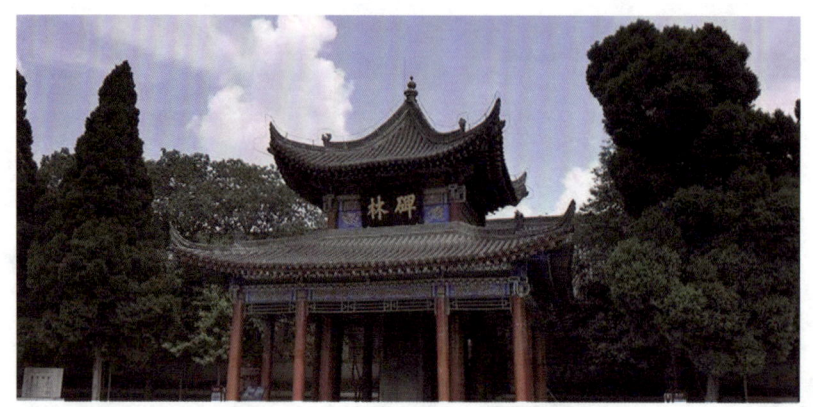

西安碑林博物馆

文献典籍和石刻图案，记述了我国文化发展的部分成就。

另外，我国还有许多值得参观的博物馆，有上海博物馆、辽宁博物馆（沈阳）、湖北博物馆（武汉）、河南博物馆（郑州）、三星堆博物馆（四川广汉）、马王堆博物馆（长沙）等。值得一看的特色博物馆有北京艺术博物馆（万寿寺）、吴文化博物馆（苏州）、青州博物馆、中国江南水乡博物馆（杭州临平）、中国徽州文化博物馆（黄山）、洛阳古墓博物馆、定州博物馆、南涅水石刻馆（山西沁县）、中国文字博物馆（安阳）等。

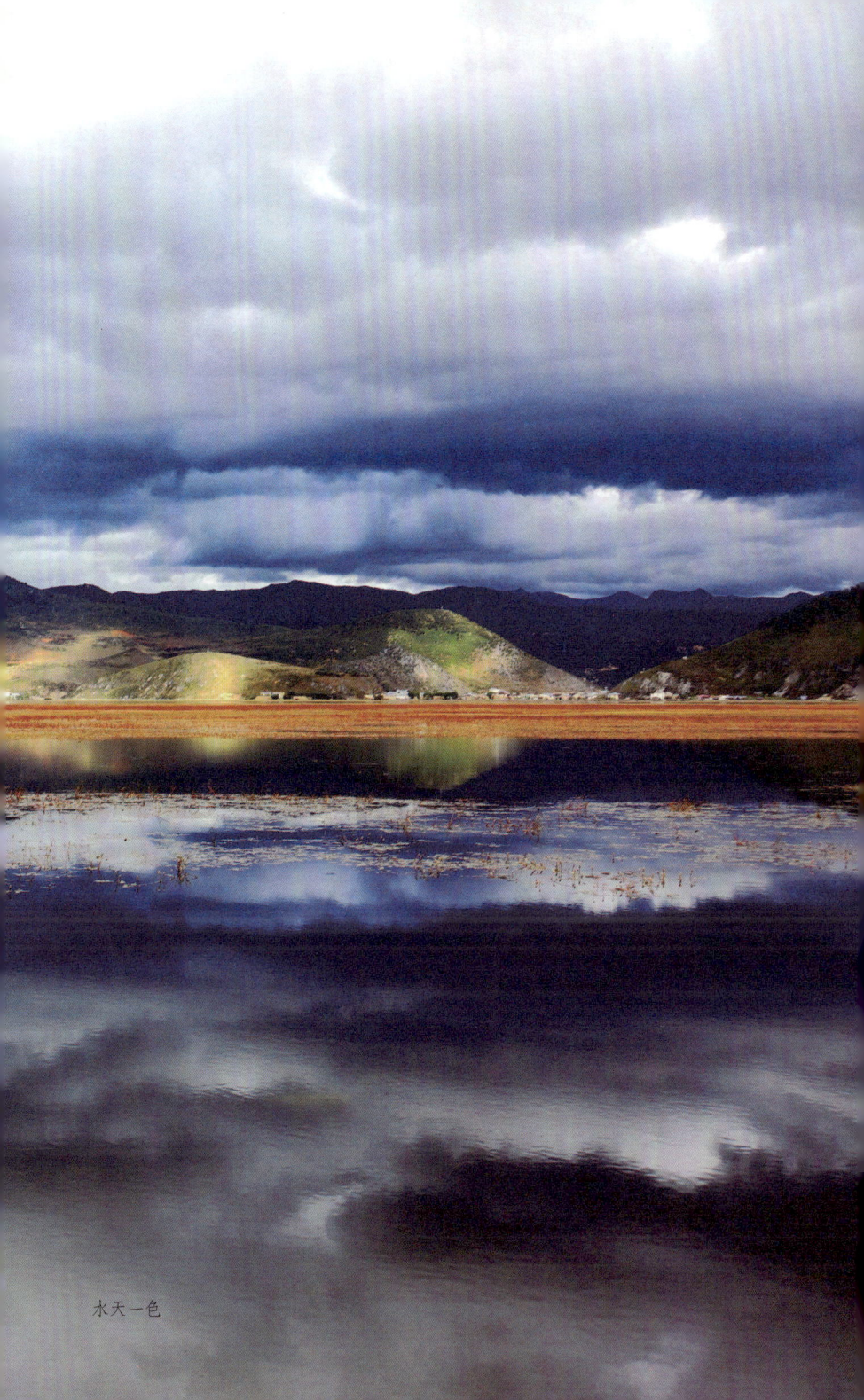
水天一色

第七章　培养对大自然的情感

人是大自然的产物，对自然有着天生的情感。

自然是人类赖以生存的栖息地，是人类永远离不开的母体。

人类自诞生起就生活在大自然的怀抱里，享受大自然赐予的恩惠。无论人类文明多么发达，人总是怀着对大自然的向往，总有难以割舍的情结。

美是人类对自然的最高发现，也是对生命的最终肯定。

一、人对大自然的心灵依归

人是大自然的产物,对自然有着天生的情感。

自然是人类赖以生存的栖息地,是人类永远离不开的母体。人类自诞生起就生活在大自然的怀抱里,享受大自然赐予的恩惠。人类的生产、生活、进化和发展都离不开大自然,大自然不仅提供了食物、水、空气等物质必需品,也为人的精神生活提供了环境资源、情感寄托和前进的动力。

人的本性是喜欢大自然,自然的本性是喜乐平静,但随着人类社会的发展,人类在创造经济奇迹的同时,也对大自然造成了严重的破坏。环境污染,生态恶化,地球发出了痛苦的呻吟,好在人类已渐渐觉醒,认识到人与自然和谐相处、相互依存才是正确的道路。

人类对大自然的情感,还表现在热爱大自然和赞美大自然。热爱和赞美自然是热爱生命、同情生命、敬畏生命的延伸,是对自身生命的扩大和提升,扩大到人类之外,却又是人类生存的环境。山川河流、花草树木、风雨晨昏、飞霞流云,既是我们生命的依托,又是生命的

象征,也是人类美感和灵感产生的源泉。因此,我们能从大自然中发现无限之美,且同时发现我们自己内心的审美天性。

1. 自然之美

天地有大美而不言。

我们世代栖居的大自然处处充满美,当我们走进大自然时会发现美就在我们的身边。春花秋月、草长莺飞、海滩落日、流云晚霞,大自然中万千气象、鬼斧神工、美不胜收。巍巍高山任风吹雨打,深扎大地,高耸云天;滔滔江河凭时光飞逝,一往无前,不倦东流;风中的雪莲在悬崖峭壁上摇曳,柔弱的幼虫破茧而出化蝶飞去。这些都是大自然的壮丽之美、生机之美和时序之美。比如世外桃源般的香格里拉,人间的梦幻天堂;古朴沧桑的科罗拉多大峡谷,造化之笔造就粗犷与壮美;大兴安岭的皑皑白雪、驯鹿雪橇,带你进入童话世界;辽阔无际的大草原,风吹草低,百花盛开,让你心旷神怡,流连忘返;远方的尼亚加拉大瀑布,九天之水倾泻而下,荡涤心胸,让你无比震撼,又享受无限美感。

人类在时间的长河中是何等渺小,历史在自然面前变得寂静无声。真正的美在大自然中,让我们走进自然,让这颗遭受世事纷扰坠入凡尘的心,受到洗礼变得纯洁而美丽。

2.人对大自然的心灵依归

无论人类文明多么发达,人总是怀着对大自然的向往,总有难以割舍的自然情结。

处于天地之间的人,禀赋了一种亲近大自然,以大自然为依归的林泉之心。我们的生命情调和宇宙意识是从大自然中领悟到的。因此,在自然山水之中,不仅有大自然之美,而且有山水和人性之间的"比德"之美,以及山水与现代人生存之间的"雅俗"之美。

无论是风雨雪雾,天光云阴,这些自然界气候变化表现出来的动态美,还是花草树木,山川河流,这些宁静的美,它们相互映照和丰富着这充满生命力与灵性的大自然。山光水色令我们的心境祥和愉悦,舒爽快乐。自古以来,人们从大自然中受到美感浸染,人类许多艺术杰作都从大自然中汲取营养,艺术之美和自然之美共同浸润和培养着人们的美感素质和心灵。

美是人类对自然的最高发现,也是对生命的最终肯定。正是美,也只有美,让自然和生命以相互灿烂、两相和谐的方式彼此产生惊喜和依归。

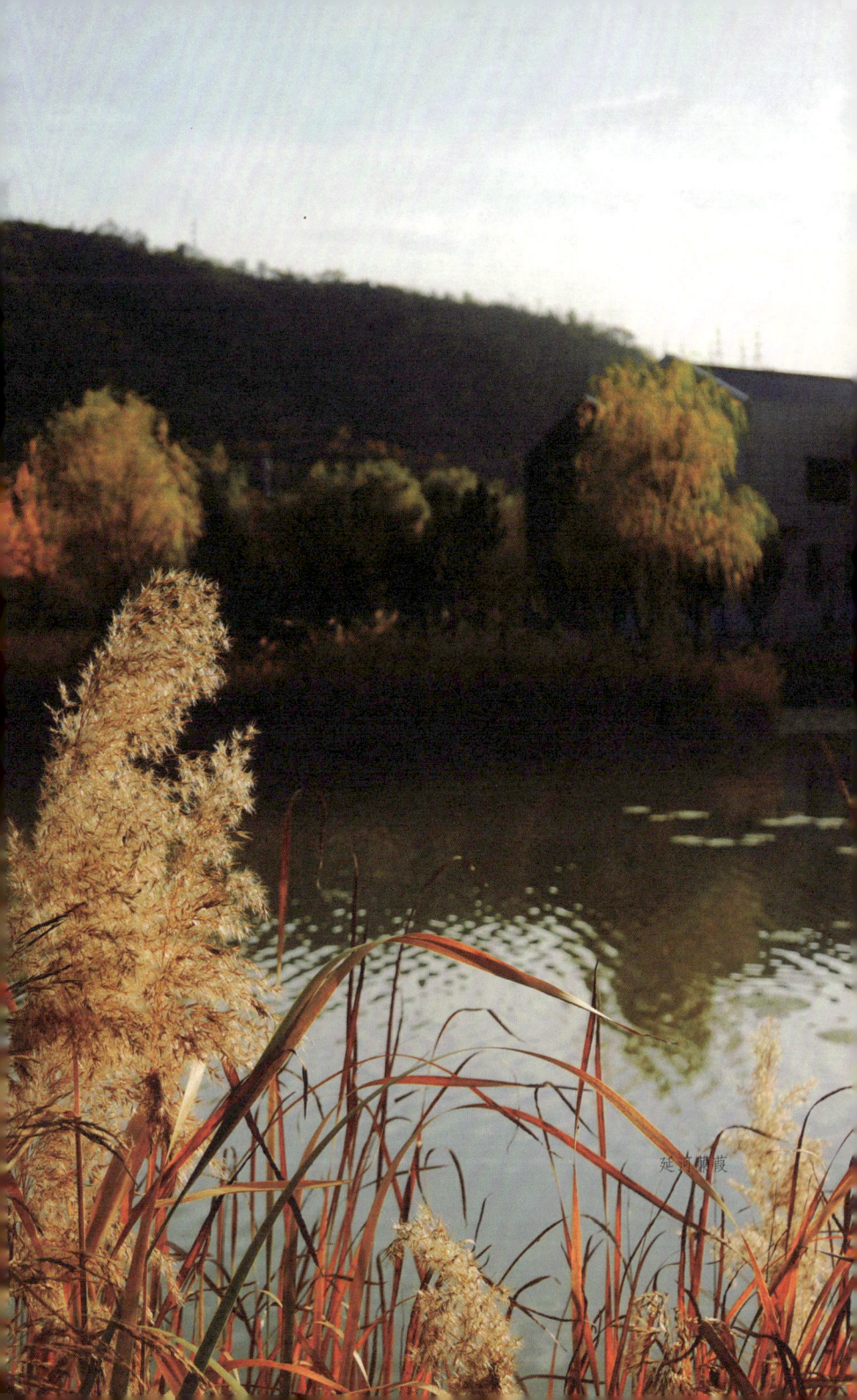

二、走进大自然

> 对我而言亲近大自然就像走进教堂一样，接通了一股更高的力量。
>
> ——丹尼斯·卢波德

现代人长期生活在城市里，朝九晚五、手机汽车、地铁高楼，钢筋水泥所建立的"丛林"越来越束缚了人的身心，但人天然是要亲近大自然的。人们已经深刻地认识到，只有走进自然才能舒缓疲惫的身心。人们也设法走进大自然，旅游是走进大自然最好的方式之一。

1.旅游

旅游是一种生活方式，一种高级的精神享受，是在物质生活条件基本满足后的精神追求。从生活的角度看，旅游有四种性质：①享受性：在"求新、求知、求乐"的心理支配下，领略异地的新风光和新生活，在异地获得不易得到的快乐。②知识性：增长见识，了解当地的风土人情和历史，丰富人文知识。③意志性：给旅游者带来心灵的

意志，会让思维迸发，心情飞扬。④休闲性：舒缓现代人高速运转的工作与生活压力，使身心放松，解除疲劳，比如，到海滨城市享受阳光、沙滩和大海；到青藏高原，享受高山大川、蓝天和白云；到江南的小镇去享受小桥流水、春雨杏花；甚至去丽江古城享受发呆。

现代社会快速运转，人们的体力和脑力的消耗和压力都很大，容易造成身心的疲劳。因此，工作之余定期抽时间去旅游一下，有利于身心健康，有利于增长见识，也有利于亲近自然山水，培养对大自然的情感。

2.旅游的文化意义

行万里路，读万卷书。

旅游过程中审美对象可以分为两类，一类是自然的，它是宇宙赐予人类的建造；另一类是人文的，这是人类的杰作，灵魂的倾诉。自然的和人文的都是文化的，且二者是相融相洽的。

旅游与文化历来很

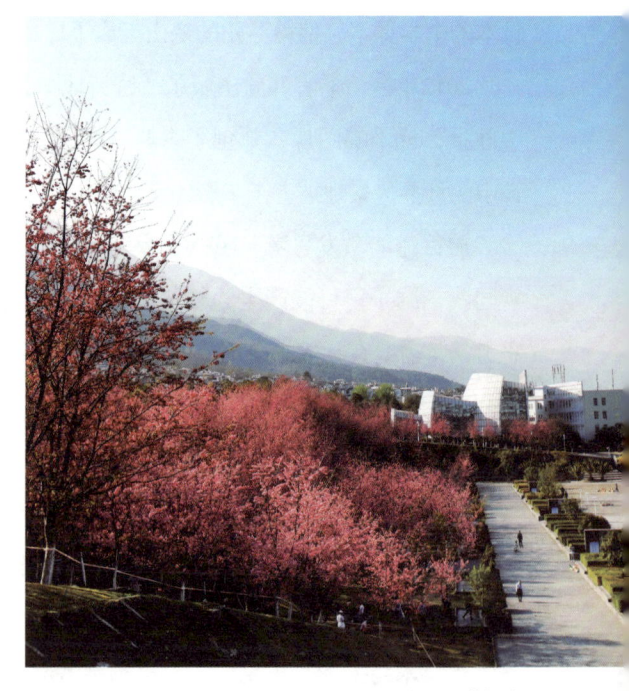

大理大学樱花

亲密，文化的理想经常通过旅游来表达。旅游本身也是文化的一种独特审美形式，文化的思想和精神可以在旅游时空中体现，这是一种天性。文学中最先进入旅游的文化是诗词和游记等。许多山水诗、田园诗、边塞诗、行旅诗都是能完美地表达游人的思想心境，甚至影响旅游景点的产生和发展。例如崔颢的《黄鹤楼》、王勃的《滕王阁序》、杜甫的《登岳阳楼》，李白的《早发白帝城》和范仲淹的《岳阳楼记》与苏东坡的前后《赤壁赋》，还有《醉翁亭记》《登泰山记》和《西湖寻梦》等，这些千古名篇，分别成就了这些楼台建筑和地点成为游人必到的著名景点。据说因为张继的《枫桥夜泊》这首诗放进了日本的中学课本，使得苏州的寒山寺成了日本游客到中国的必游景点。

2012年台湾学者韩欣出版了《唐诗地图》一书，搜罗了600多个诗中胜景，近千幅图片，开创了古典诗词"图文悦读"的新篇章，也为诗中的许多风景地披上了华彩的文化风衣。

旅行还能激发思考，英国作家阿兰·德波顿说过，我们眼前的景观同我们脑子里可能产生的想法之间存在着某种奇妙的关联：宏阔的思考常常需要有壮阔的景观，而新的观点往往也产生于陌生的所在。

3.旅游摄影

旅游时应做好摄影，这可以把审美情趣与山水人文情怀结合起来。

摄影是一门艺术，但也是一种生活。把摄影与旅游结合起来便是一种艺术化的生活方式。当然，摄影需要器材设备和技术手段，但随着电子技术与摄影设备结合——摄影装备越来越小型化、便利化和电

子化,现在手机的摄影功能和成像质量都已相当不错,这为旅游摄影的普及和提高提供了极大的方便。

　　提倡在旅游过程中兼顾做好摄影,并非要大家一定去做那种纯粹的摄影发烧友。当然,一定的设备和技巧有助于提高作品的"质量",但更重要的是拥有一颗热爱生活、热爱自然、热爱生命的心。当你的镜头记录下夕阳青山,记录下一丛小花或一行飞雁时,记录下一条村头的小路或一条小河、一座小桥时,记录下一对童真的目光或一个依稀相识的老人的身影时,你的心会被这景象所感动。如果说照片是一种时间和空间的切片,那么镜头记录的就是不可能重复的历史和光阴,整理收藏照片,就像整理和收藏整个世界。透过镜头我们可以寻找那闪烁不定的记忆和曾经失落的梦想。我们大脑的记忆有时是不可靠的,它会随着时间的推移而褪色、模糊,用相机记录下来,或许是最佳的保留方式。

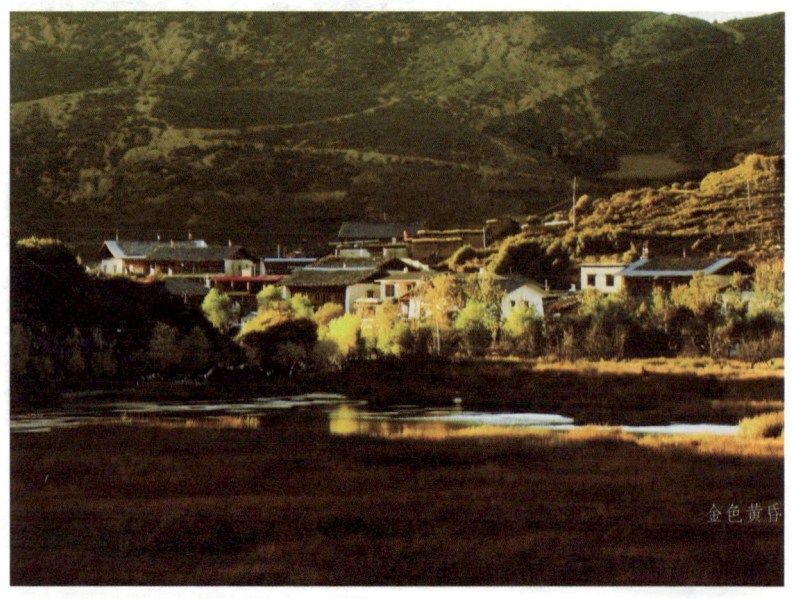
金色黄昏

4.户外摄影的知识

户外摄影的三大要素：用光、构图和时机

摄影是一个饱含艺术创造的过程，其中用光、构图和时机是三个主要要素，对摄影作品质量产生至关重要的影响。

用光：有光才有色彩，才有感知，才有影像。光是摄影的生命线，又是摄影造型的重要手段，若无光就无法进行摄影。因此，摄影者都要了解光的特点、性质、色彩、亮度、对比度、角度、光质，以便能够结合光线的表现突出被摄的物体及其环境。

构图：构图是摄影者发挥主观能动性，利用视觉元素进行摄影构图，如将点、线、面、形态、色彩等用构图技巧表现出来。构图一定要为主题服务，其法则是精简。现在许多相机具有自动曝光和对焦功能，但构图是需要摄影者不断学习掌握的技巧，如空间分隔、影调、色调对比和空间留白等。通过长期的摄影实践以锻炼艺术品位，让构图理念和个人修养全面融合，提升思想高度，达至完美表达。

时机：旅游摄影大多数时候是野外/户外，野外/户外摄影的时机很重要，自然环境下光线不断变化，场景不断变化，时机稍纵即逝。摄影者要有对

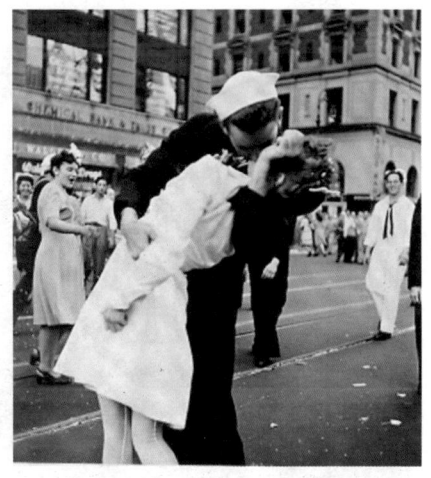

胜利之吻

第七章 培养对大自然的情感 145

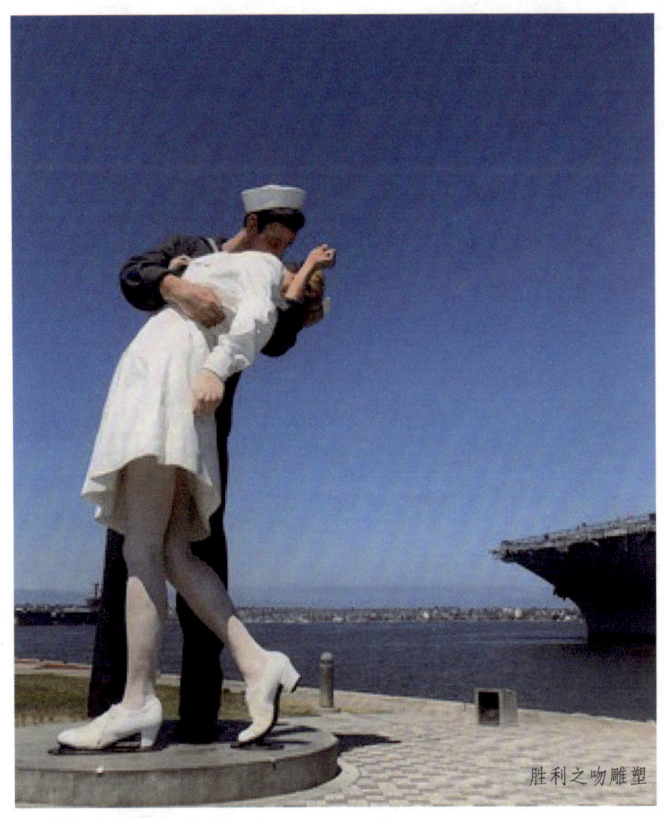

胜利之吻雕塑

光线的敏感性，对场景的敏感性，善于把握时机进行拍摄，能够在恰当的时机进行画面定格，所谓拍下"决定性的瞬间"。最经典的例子是纽约时代广场《胜利之吻》的照片，1945年8月14日，时值日本宣布无条件投降，纽约民众涌上街头庆祝，一位水兵在广场亲吻了一名女护士。《生活》杂志记者抓拍下这一瞬间，成为传世的经典画面。后来艺术家根据照片创作了彩色雕塑矗立在圣地亚哥军港，成为世界十大接吻雕塑榜首，广受大众欢迎，许多情侣专程到此处拍照留念。

三、二十四节气摄影图片

上海某医院一位"80后"内科女医生,喜爱旅游和摄影。她偶然看到日本有个二十四节气照片的网站,觉得非常美,于是她立意创作中国的二十四节气图,利用休假时间到全国各地拍摄素材,并从照片素材中整理、挑选、制作出一套摄影图片。她还在图片上配上康熙字典字体印章,让照片更具中国气息,画印相成。照片放在网上后,迅速蹿红,受到网友热评,被誉为"美得令人窒息的二十四节气图"。该系列图也被选入了联合国教科文视频中,助力中国二十四节气成功申遗。随后她将照片配上文字,以青简为笔名出版了《二十四节气》一书,获得读者的喜爱。

下面选择其中的春分、清明、霜降、大雪四个节气的照片并配上节气歌谣供大家欣赏。

第七章 培养对大自然的情感

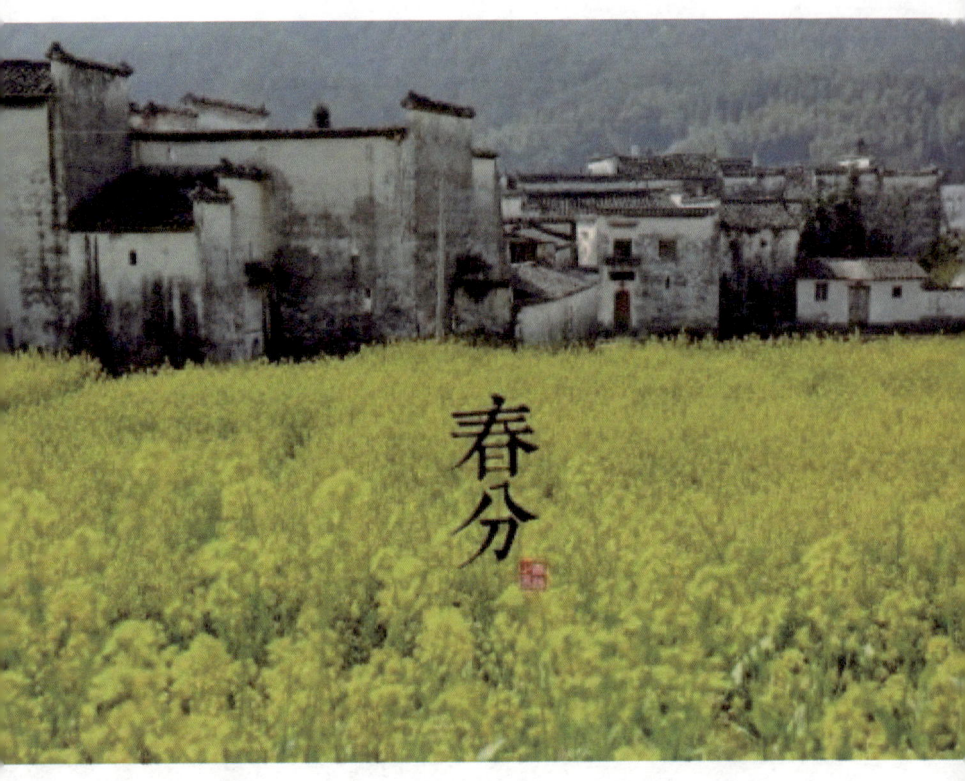

1.春分

3月20日—22日，西园梅放立春先，云镇霞光雨水连。

春分时节，气候温和，雨水充沛，阳光明媚，我国大部分地区的越冬作物进入春季生长阶段。

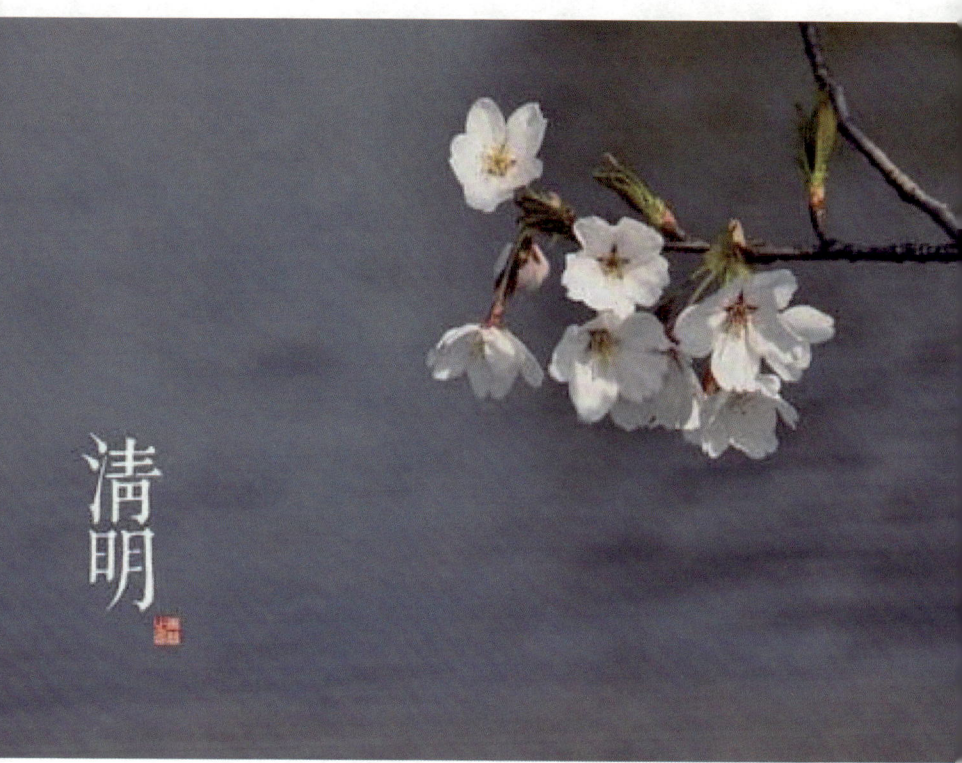

2.清明

4月4日—6日，清明时放风筝好，谷雨西厢宜养蚕。

清明时节，草木萌动，杏桃花开，气候温暖清爽，万物"吐故纳新"，草木始发新芽，大地呈现春和景明之象。

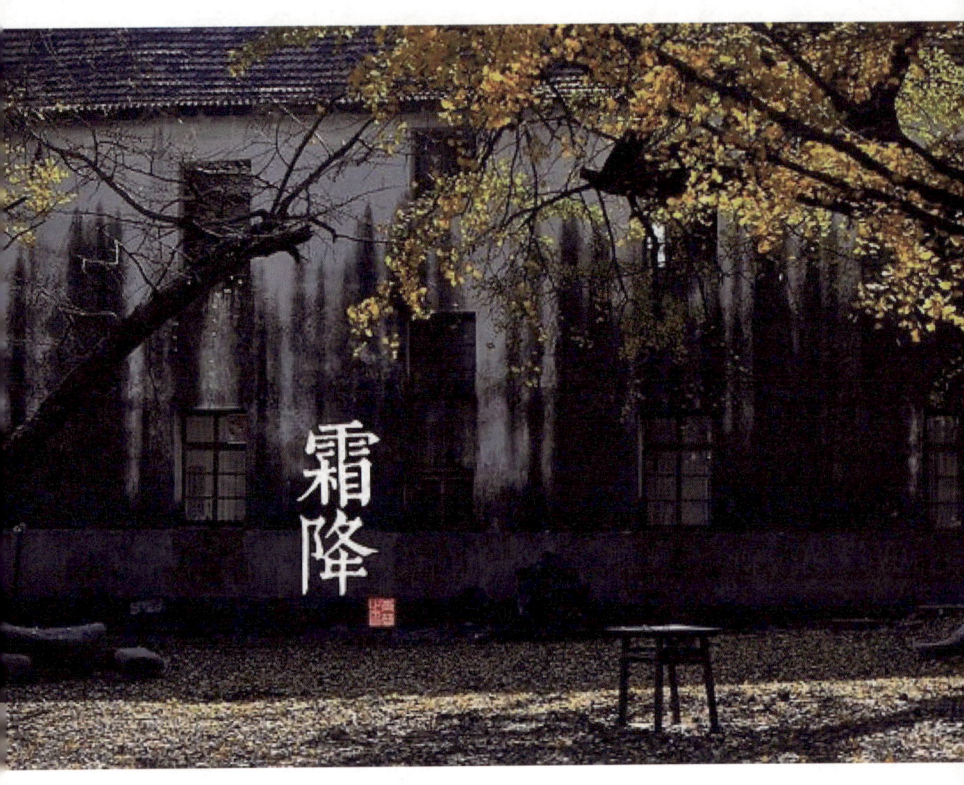

3.霜降

10月23日—24日,枯山寒露惊鸿雁,霜降芦花红蓼滩。

霜降时节,气温骤降,昼夜温差大,大地一片萧索,深秋景象明显,冷空气南下越来越频繁。

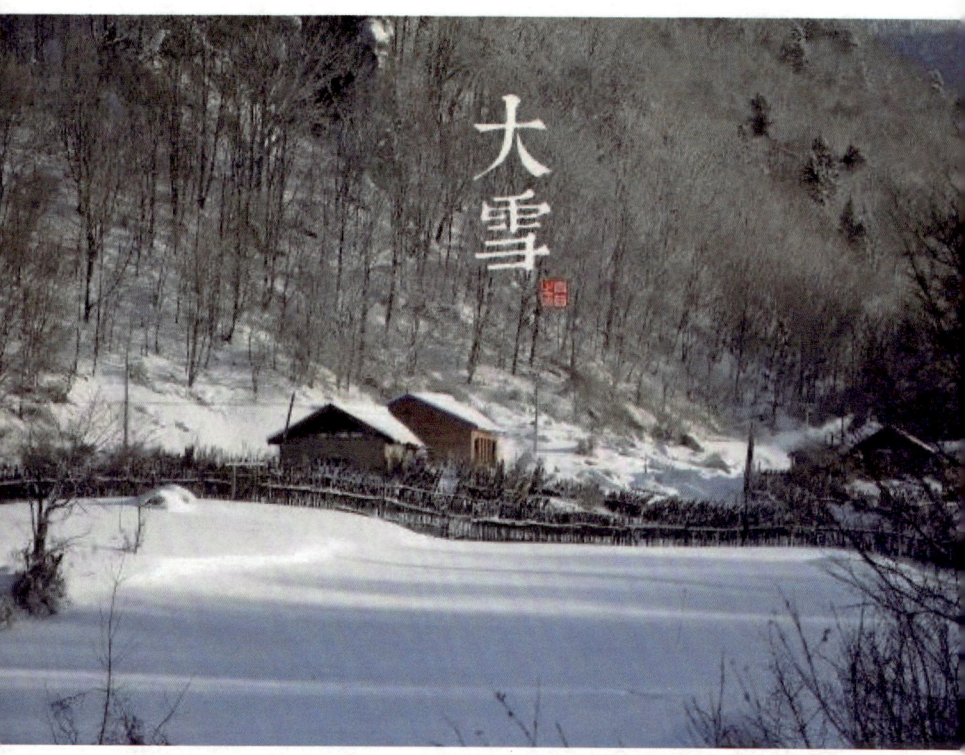

4.大雪

12月6日—8日,幽阖大雪红炉暖,冬至琵琶懒去弹。

大雪时节,天气越来越冷,雨雪量增多,一片冰封景象。

二十四节气是中国农历中表示季节变迁的24个特定的节令。它是根据地球绕太阳轨道位置而定,有很高的科学性,蕴含着悠久的文化内涵和历史积淀,一岁四时春夏秋冬各三个月,每月两个节气准确地反映了自然节律的变化,几千年来对农耕生产和人民的日常生活发

挥了重要的指导作用。我国民间各地流传着不同版本的二十四节气歌，农民根据二十四节气歌，来观察了解气候物候的变化，指导耕种和收获，它是中国农耕文化的重要组成部分。二十四节气在国际气象界被誉为"中国的第五大发明"。

古代文人写了许多关于二十四节气的诗词。最著名的有"蒹葭苍苍，白露为霜"（《诗经》），杜牧的"清明时节雨纷纷，路上行人欲断魂"（《清明》），韦应物的"微雨众卉新，一雷惊蛰始。田家几日闲，耕种从此起"（《观田家》），郑板桥的"几枝新叶萧萧竹，数笔横皴淡淡山。正好清明连谷雨，一杯香茗坐其间"（《七言诗》），李白的"玉阶生白露，夜久侵罗袜"（《玉阶怨》），杜甫的"大暑运金气，荆扬不知秋。林下有塌翼，水中无行舟"（《毒热寄简崔评事十六弟》），白居易的"邯郸驿里逢冬至，抱膝灯前影伴身。想得家中夜深坐，还应说著远行人"（《邯郸冬至夜思家》）。还有陆游的"大雪江南见未曾，今年方始是严凝"（《大雪》），陈与义的"东风吹雨小寒生，杨柳飞花乱晚晴"（《窦园醉中前后五绝句》）。

四、旅游摄影照片选赏

水上人家

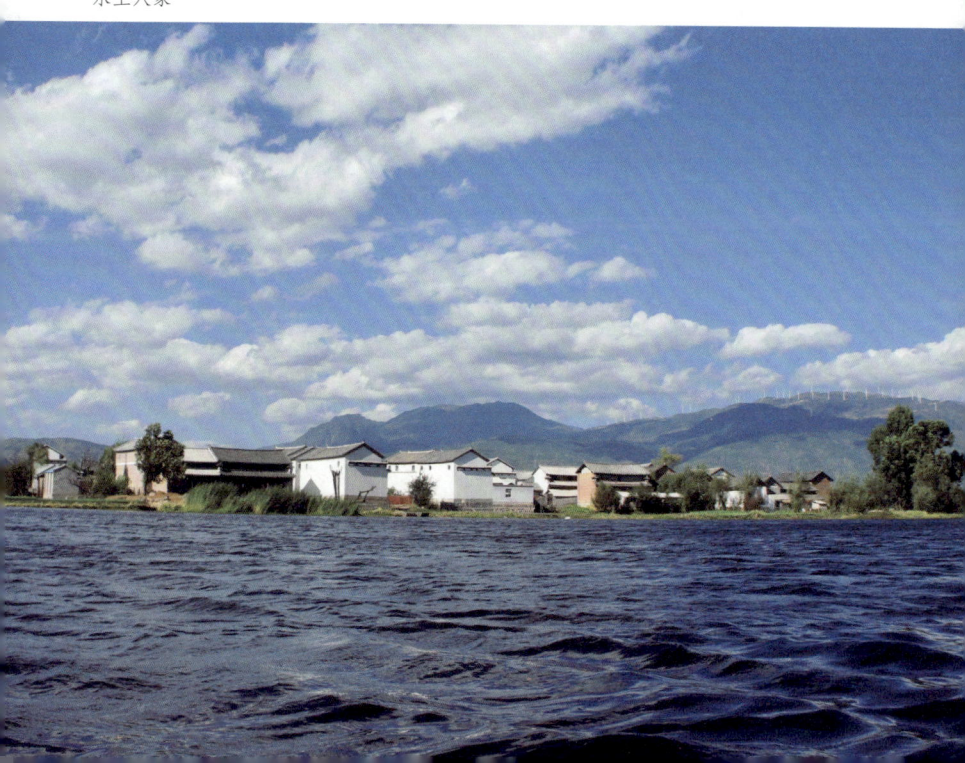

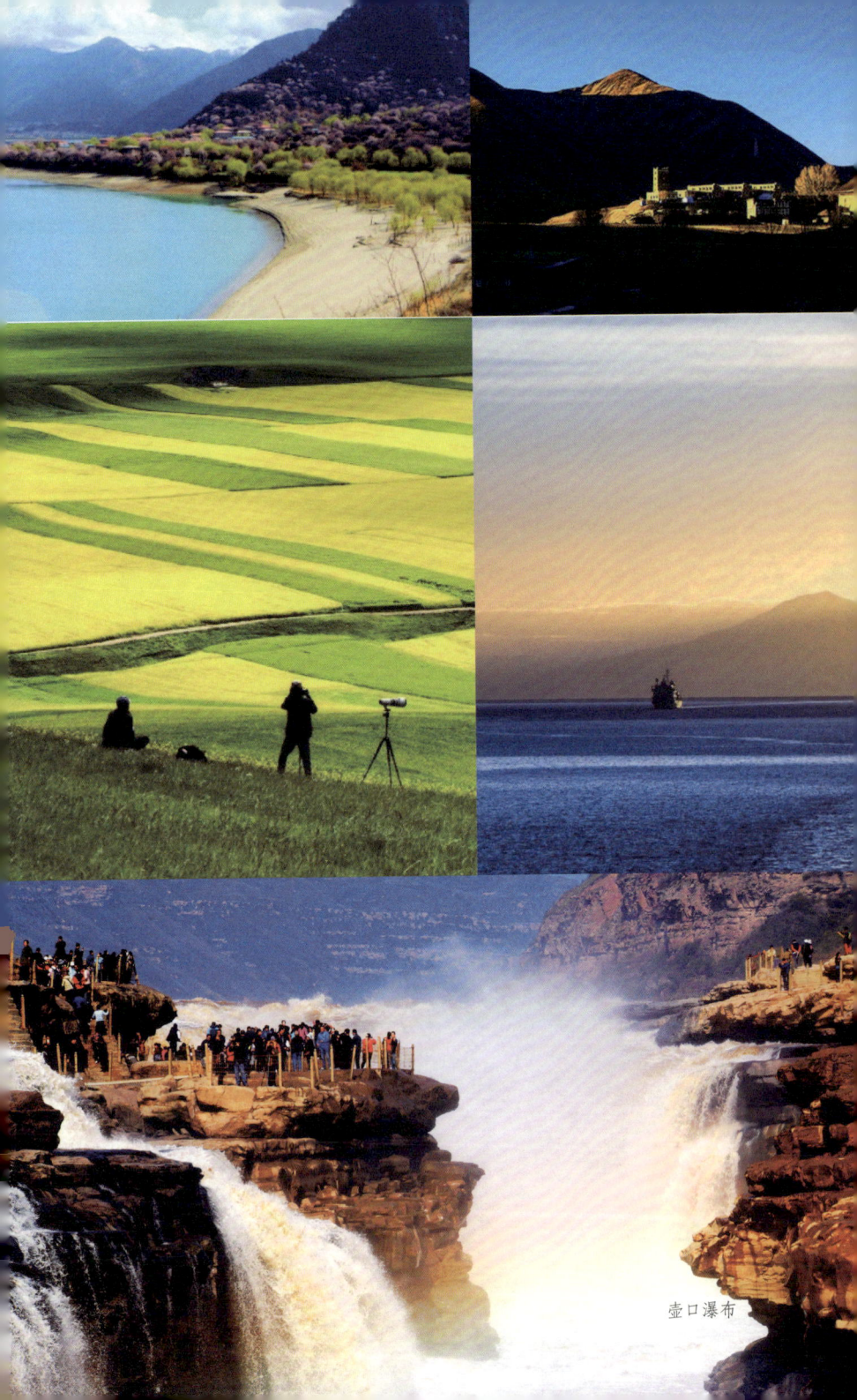

壶口瀑布

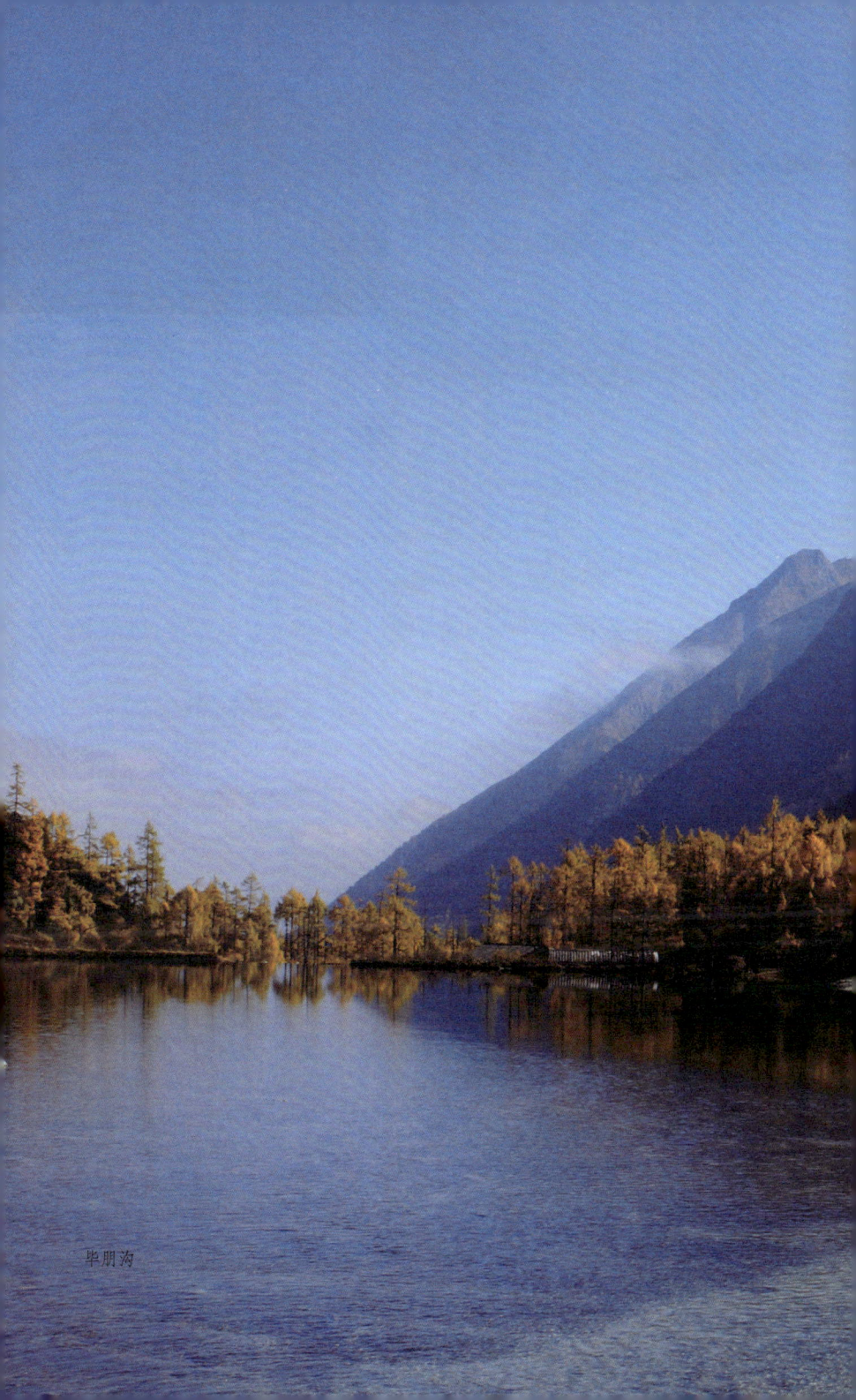
毕朋沟

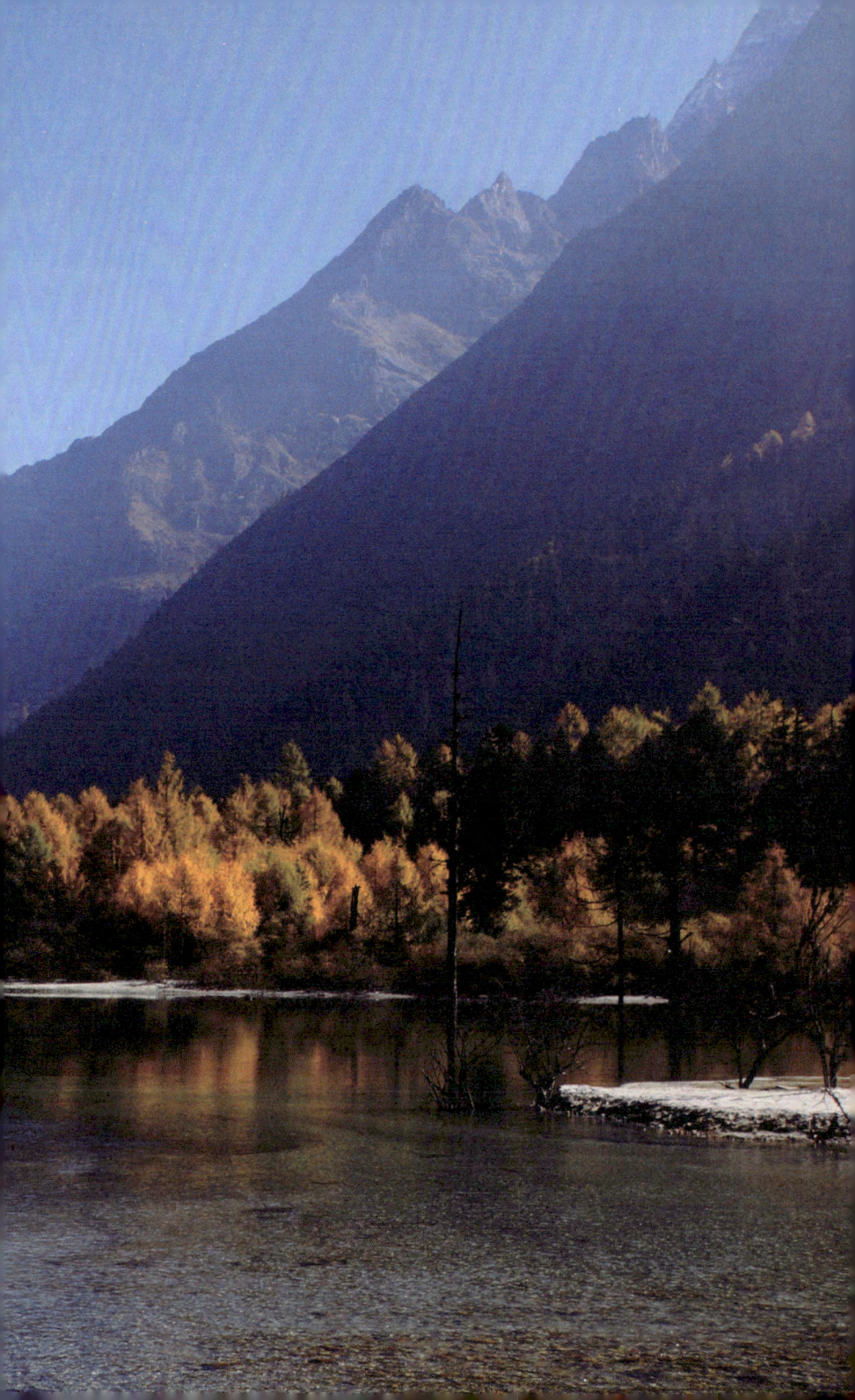

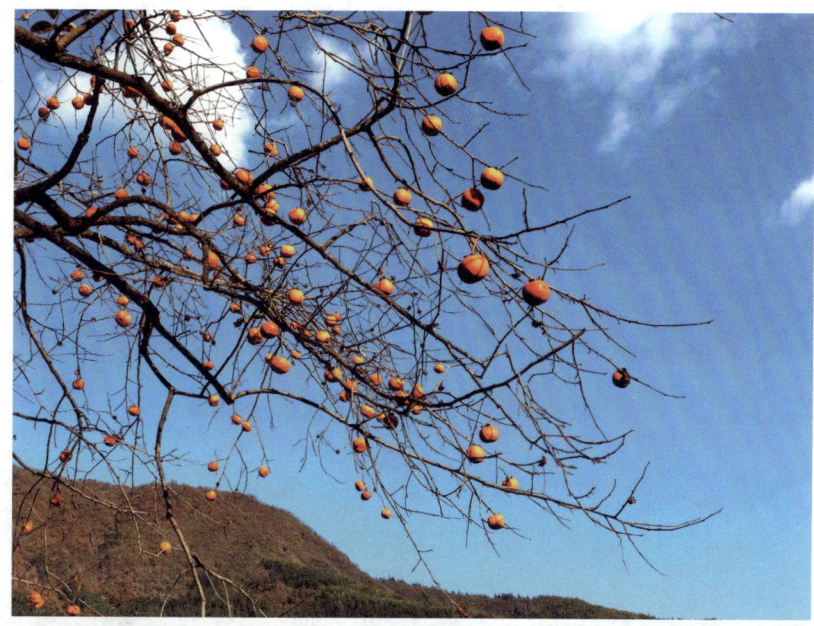

柿柿如意

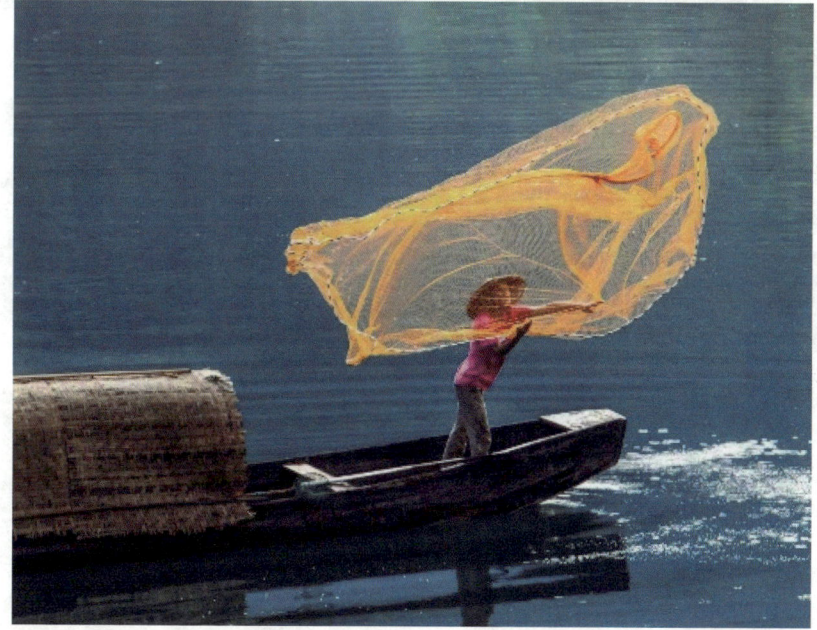

一网如歌

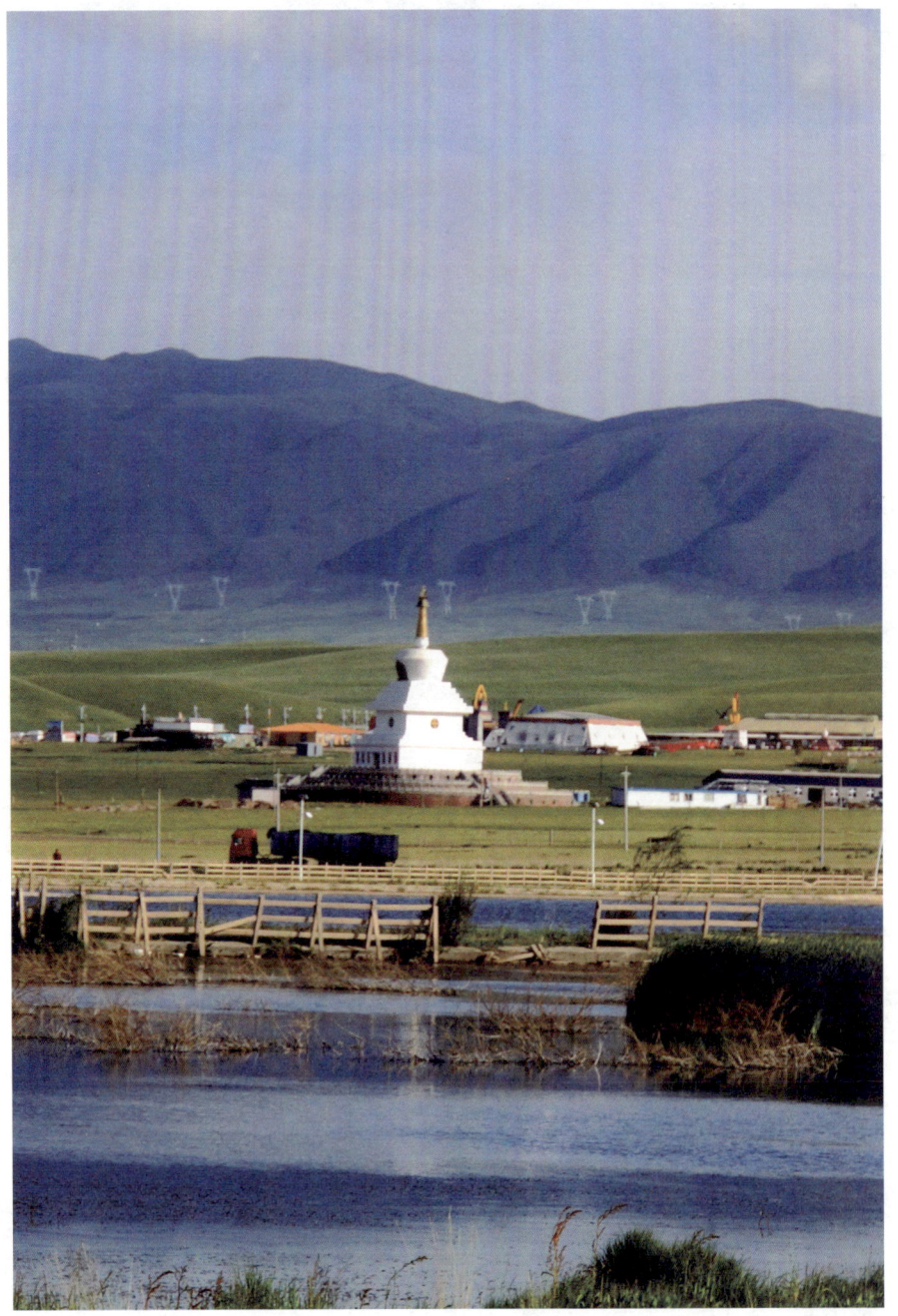

一塔一菩提

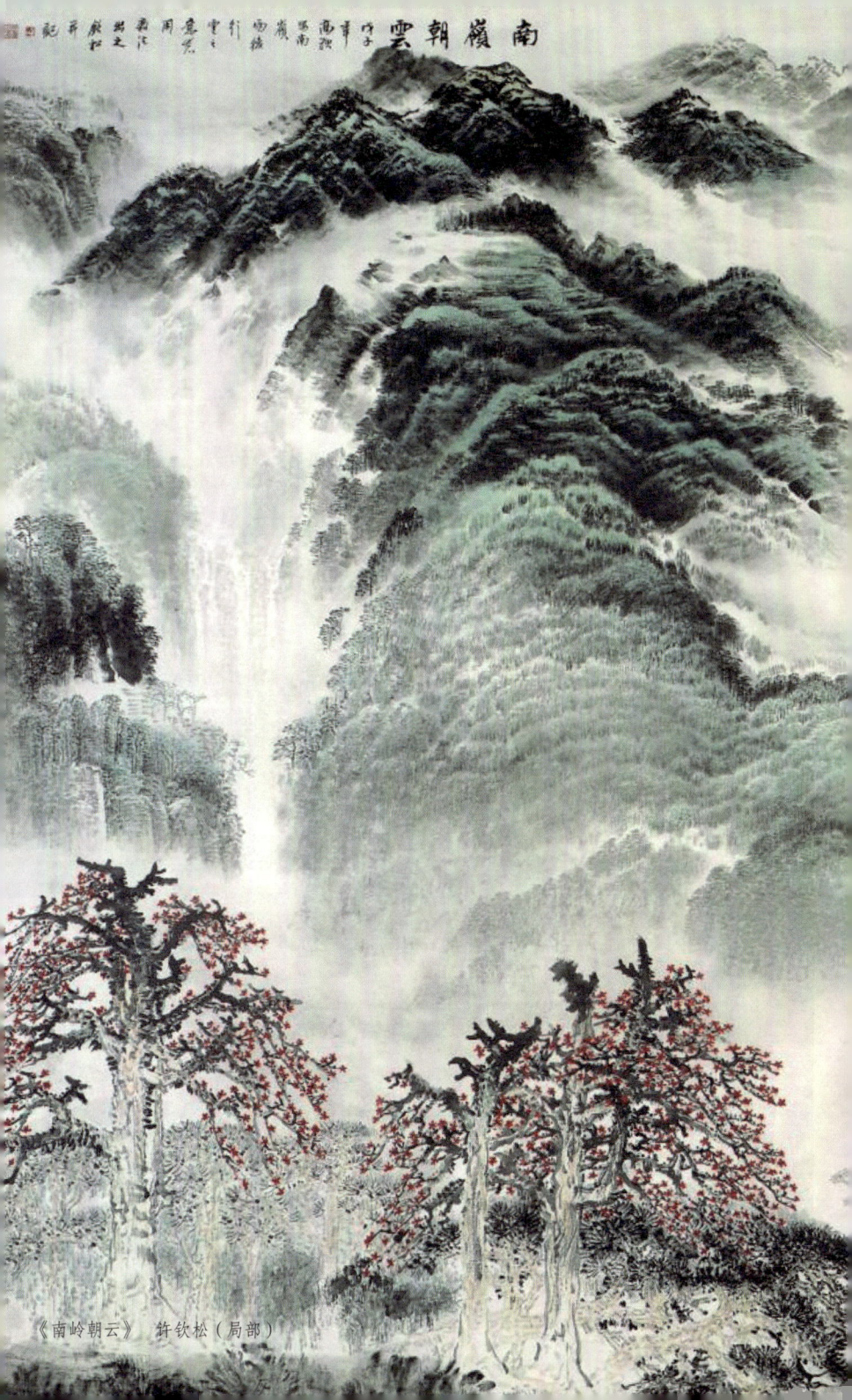

《南岭朝云》 许钦松（局部）

第八章 艺术修养和文化品位（绘画）

> 艺术包含了人类最深刻的人文精神，在情感和想象的空间里，艺术给整个宇宙带来最终的自由与和谐。艺术给我们插上翅膀，把我们带到很远的地方。

艺术包含了人类最深刻的人文精神，在情感和想象的空间里，艺术给整个宇宙带来最终的自由与和谐。

艺术给我们插上翅膀，把我们带到很远的地方。

——契诃夫

艺术的意义在于它能显示人的真实情感，揭示内心生活的奥秘和热情的世界。艺术是一种文化现象，它无处不在，生活中的点点滴滴都有艺术。艺术通常是在日常生活中人们进行娱乐的方式。它是人们进行情感交流的一种手段。艺术是美，是激情，是蓬勃生命和张扬的力量，因为有艺术，人生会变得如此美好。

艺术作为生活的再现和模仿，它附有一定的思想情感的呈现，遵循一定的审美规律和美学特征的创造。一个人的审美倾向一定程度上决定着他的世界观、人生观、价值观的塑造，艺术修养取决于对艺术的理解能力、鉴赏能力和创造能力，我们每个人都应该有点艺术细胞，应该培养艺术爱好，提升审美能力。比如，听音乐、练习书法和欣赏绘画等。

一、绘画艺术欣赏

绘画是视觉空间艺术,其欣赏的方式是观看,因而提高欣赏能力的主要方法是多看,并学习有关绘画知识和绘画历史。

关于如何提高绘画艺术的欣赏水平,可以概括为如下几点:

一是多看作品,最好到美术馆和博物馆去看看原作,中国绘画重视神韵,西方绘画重视形似,绘画语言中的形、光、色、结构等要素是审美感染力的表象符号。不同艺术家运用这些符号的方式不同,就产生了不同风格、独具个性的艺术品。二是需要掌握一定的绘画知识与方法,了解绘画史发展的基本脉络和把握不同时期、不同流派代表性作品的特征。三是培养艺术形式的感觉。一幅绘画作品映入眼帘,其构图、光影、线条、形体及色彩诸要素和绘画语言,通过感官神经触动、撩拨、撞击、刺激人的心灵,形成一系列的审美心理活动。四是尊重自我的感觉和感悟,沟通自己的直觉与联想,审美的过程本身就是一种艺术创造。欣赏绘画原无定则,见仁见智,随心所欲。面对同一幅画作,欣赏者年龄、经历、学识不同,修养和趣味各异,所获

得的感受和联想自然迥异。这也正是绘画欣赏的趣味与魅力所在。

当然，具体欣赏某幅作品时，了解它的创作目的、时代背景、主题、画家所属流派和风格是有助于赏析作品的。欣赏画作，从最初的悦目到赏心，再到赏心而悦目，是一个互动和递进的心理过程，以达到心灵的愉悦和感动。

西方绘画有传统绘画和现代绘画，前者强调描叙性以表现故事与传说，以达到某种寓意和象征任务，艺术上追求庄严、静穆、单纯、和谐的古典意蕴。现代绘画则热衷于情感表达，强调自由、放纵的精神和富丽壮观的气势，动荡激越的情感，这一特质在巴洛克和浪漫主义艺术风格中充分表现出来。

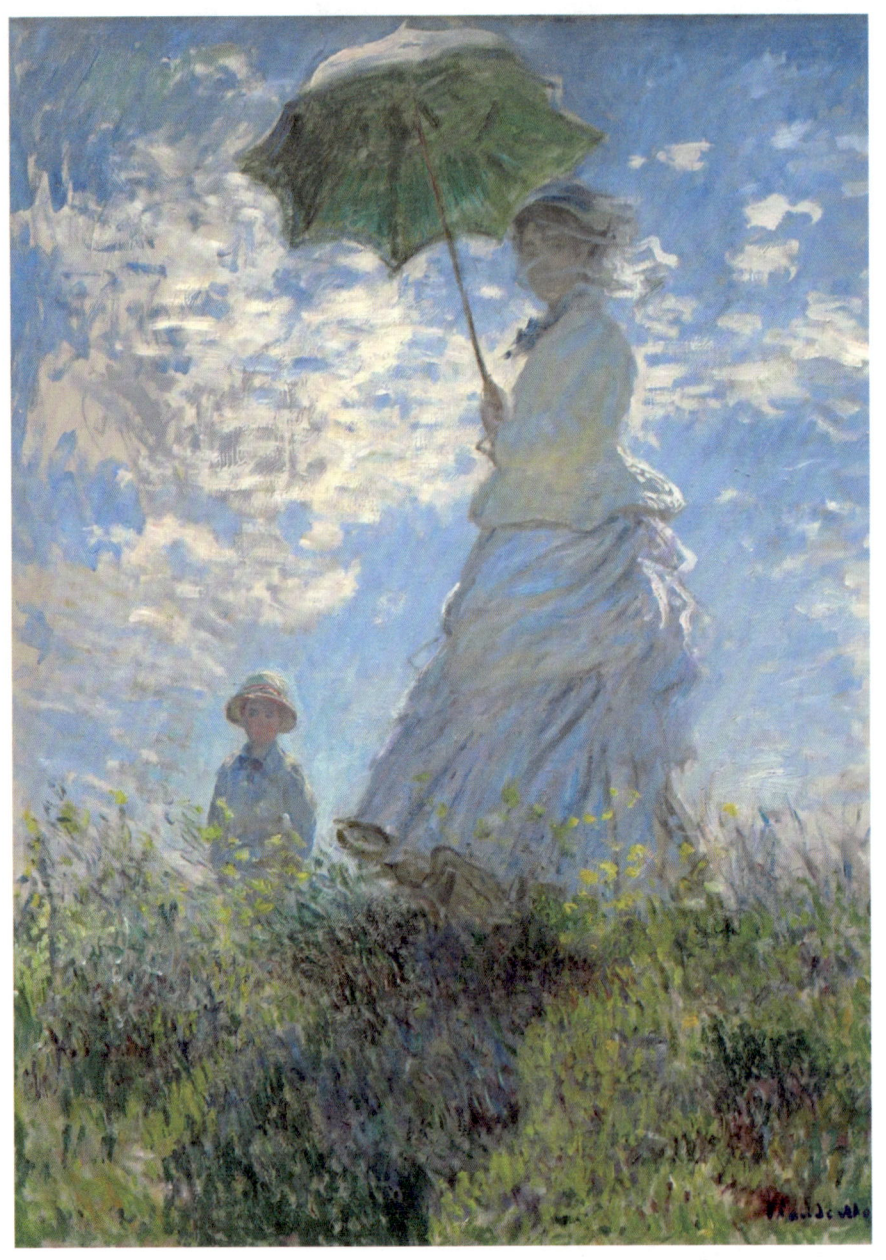

《撑阳伞的女人》 莫奈 1875年 油彩画 81cm×100cm

二、西方绘画

1.西方绘画的发展

东西方的绘画发展脉络有所不同。西方绘画发展史大致分为以下几个时期：古希腊和罗马时期，以神话人物和现实英雄人物为主要题材，绘画风格高贵典雅、和谐。中世纪（公元5—14世纪），以描写《圣经》故事为主要题材，多见于教堂装饰，绘画风格严肃，人物刻画僵硬呆板。文艺复兴时期（15—16世纪），重现古希腊和罗马时期的光辉，其特征是古典主义的回归和人文主义的兴盛，强调对人本身的关注和尊重。油画发展走向成熟。17—18世纪和近现代，此时期的西方绘画生机勃勃、流派纷呈，大致可分为三大类：一是巴洛克派，强烈的动势、戏剧性、光影对比及空间幻觉等是其特点；二是古典主义和学院派，强调理性、形式和类型的表现，忽视了艺术家的灵性与情趣；三是写实主义，忠实地描绘，不对自然进行美化，拒绝遵循古典艺术的规范以及"理想美"。19世纪，又出现了新古典主义、浪漫主义、印象主义和新印象主义等新的发展阶段。20世纪众多现代主义

的思潮出现，艺术理论和观念也与传统绘画分道扬镳，更强调主观情感的抒发，强调艺术的纯粹性及绘画语言自身的价值，对描述性和再现不以为意，认为最重要的是组织画面结构，表达内在情感，营造神秘梦境。主要代表有抽象主义、野兽主义、立体主义、表现主义、达达主义和超现实主义等。

2.西方名画欣赏

《创造亚当》

> 米开朗基罗（1475—1564），意大利雕塑家、画家、建筑师和诗人，与拉斐尔和达·芬奇并称为文艺复兴后三杰。他多才多艺，作品众多，许多作品带有戏剧般的效果、磅礴的气势和场面的悲壮，是人类天才、智慧和勇气的结晶。代表作有《大卫》《创世纪》等。

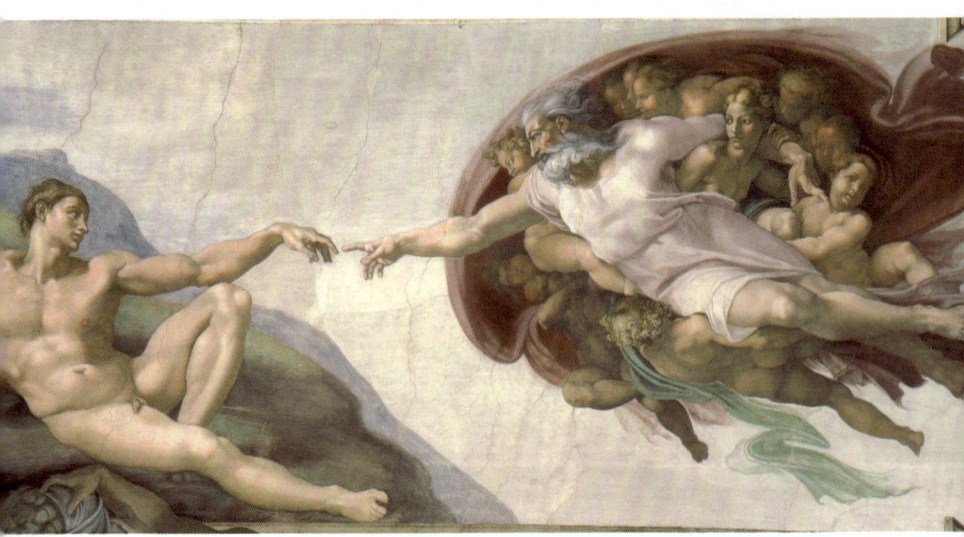

《创造亚当》　米开朗基罗　1511—1512年　280cm×510cm

《创造亚当》为西斯廷教堂天顶画《创世纪》中最引人注目的一部分。图中描写了上帝创造亚当的宗教传说。画中的亚当是一个成熟、健壮的裸体男青年,斜卧于山坡之上,至高无上的耶和华身披宽大的斗篷,在天使们的伴随下,向青年飞来。上帝饱含精力的手指伸向亚当,青年左臂伸向上帝,似乎在那惊天动地的一触之间,他健壮的躯体和肌肉即要迸发出无穷的力量。作品体现了画家对人的赞美,以及对人充满信心的人文主义思想。

上帝领着小天使腾飞而来,目光注视着亚当,充满悲哀与柔情,他手指将触到亚当手指的瞬间,便注入了神明的灵魂。亚当仿佛使劲地移向上帝和天使。我们循着亚当的眼神,也看见了那个美丽的夏娃,她那双明亮妩媚的眼睛正偷偷斜视亚当。在一个静止的画面上,同时描绘出了两个不同层面的情节,完整地再现上帝创造人类的全部意义。

体魄丰满、背景简约的形式处理,静动相对、神人相顾的两组造型,一与多、灵与肉的视觉照应,是此画最动人心弦的一幕。这一幕戏剧性的瞬间,将人与上帝并列起来,触发我们的无限敬畏感,这真是前无古人,后无来者。

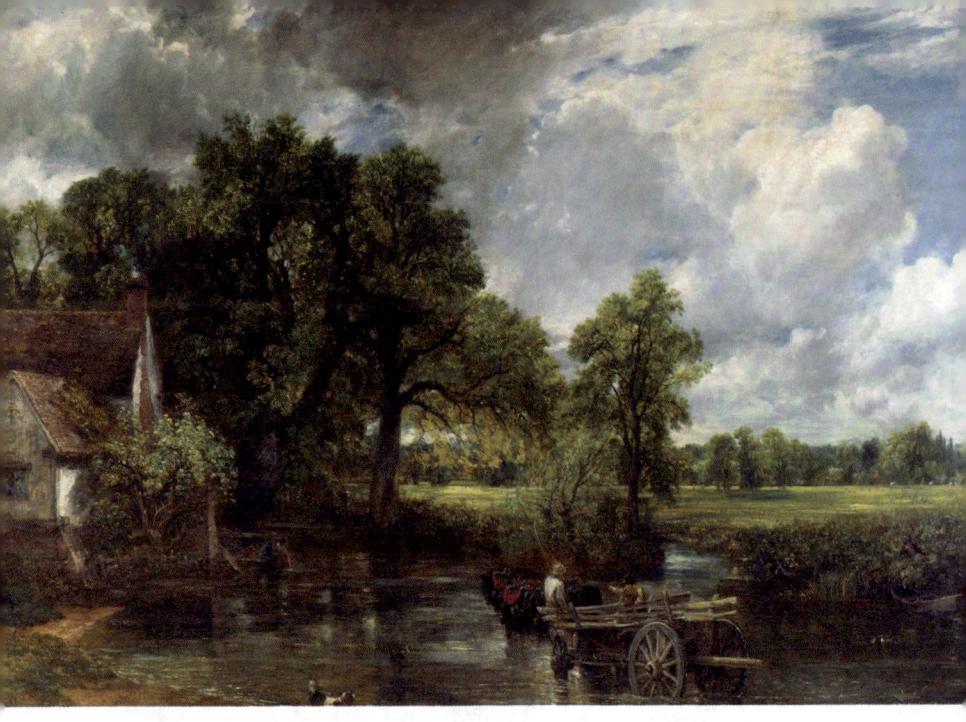

《干草车》 康斯太勃尔 1821年 帆布油画 130.2cm×185.4cm

《干草车》

> 约翰·康斯太勃尔（1776—1837），英国皇家美术院院士，19世纪英国最伟大的风景画家。他生长在英国萨福克郡一个风景优美的小山村。早年在皇家美术院学画，后来提倡向大自然学习，作品真实生动地表现瞬息万变的大自然风光。其画风对后来法国风景画的革新和浪漫主义绘画有着很大的启发作用。

该画是一幅英国农村风景，画面前是一条小溪，溪边有一间农舍。溪水流到屋前扩展为宽阔的浅滩，阳光下的水面泛起了阵阵涟漪，两匹马拉着一辆装着干草的四轮车正涉水而过。车上坐着两个马夫，前方是被阳光照射的树木和茅屋，右边是大片的草地，在阳光下闪烁着金光，明亮的蓝天上飘着银白色的云朵。右下角有一条小船和草丛中隐约的钓鱼人身影。全画视野宽广、色彩丰富，充满阳光，弥漫着浓

厚的乡土气息。阳光、空气、云彩，在画中表现得非常旖旎。让人们似乎能感受到一阵乡村气息扑面而来。像诗人以深厚的感悟、生动的笔触描绘大自然一样，康斯太勃尔在这里用彩笔绘写着无声的诗。他用精细的笔触，描绘了优雅怡适的景物形象，再现了一种诗的境界。这是画家与自然达到了一种"神交"境地的结果。

《无名女郎》

伊万·尼古拉斯维奇·克拉姆斯柯依（1837—1887），出身俄国一个贫寒的市民家庭，童年当过听差和乡里的记事员，1857年考入彼得堡皇家美院，因在学院100周年庆典上公开要求自由美术创作，被学院开除。后组织美术家合作工厂，成为俄国现实主义画派著名画家。代表作有《月夜》《无名女郎》《护林人》等。

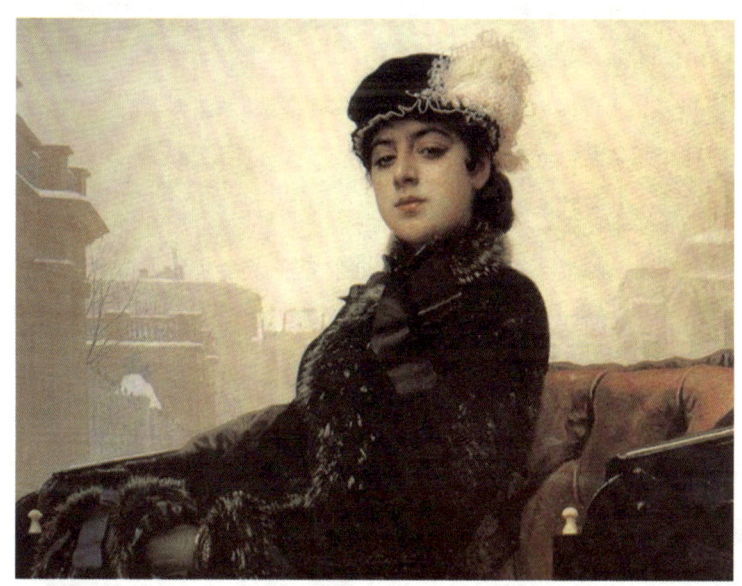

《无名女郎》　克拉姆斯柯依　1883年　布面油画　75.5cm×99cm

这是一幅颇具美学价值的肖像画，画家以精湛的技艺表现出人物的精神气质。画中的无名女郎，高傲而又自尊，她穿戴着俄国上流社会的豪华服饰，坐在华贵的敞篷马车上，背后是圣彼得堡著名的亚历山大剧院。究竟无名女郎是谁，已无从可考。画家在画上创造了一种新的表现风格，即用主题性的情节来描绘肖像，展示出一个刚毅、果断、满怀思绪并散发着青春活力的俄国知识女性形象。

该画以冬天的城市景色为背景，建筑物的屋顶上覆盖着白雪。明亮的天空衬托出女郎庄重的倩影，她身体轻轻地靠着椅背，头微微侧转，双手袖在毛皮手笼里，左手露出手镯，目光望着画外。她身着镶边的天鹅绒外套，头戴白色鸵鸟羽毛的帽子，脖子系有蓝色的领结。画家有意将视平线压低，突出女郎居高临下的目光和俯视的姿态，以增加她的高傲和威严。同时独特的对角线构图，使人产生马车仿佛正向前驱动的感觉。

该作品的动人之处还在于对人物内心世界的成功挖掘，这位身着北国冬季时髦服装，端坐马车上的女士，斜视的眼睛里带有丰富的内涵，表现出与世道格格不入、冷眼而视、不屑一顾，不愿与之合流的神情，她不再是生活的点缀品，而是一位独立思考和有见解的新女性。其内心的精神气质，使她从众多脸谱化人物中脱颖而出，成了人文精神的一个写照。这隐含着当时一部分民主人文知识分子的社会态度，也体现了画家的世界观。

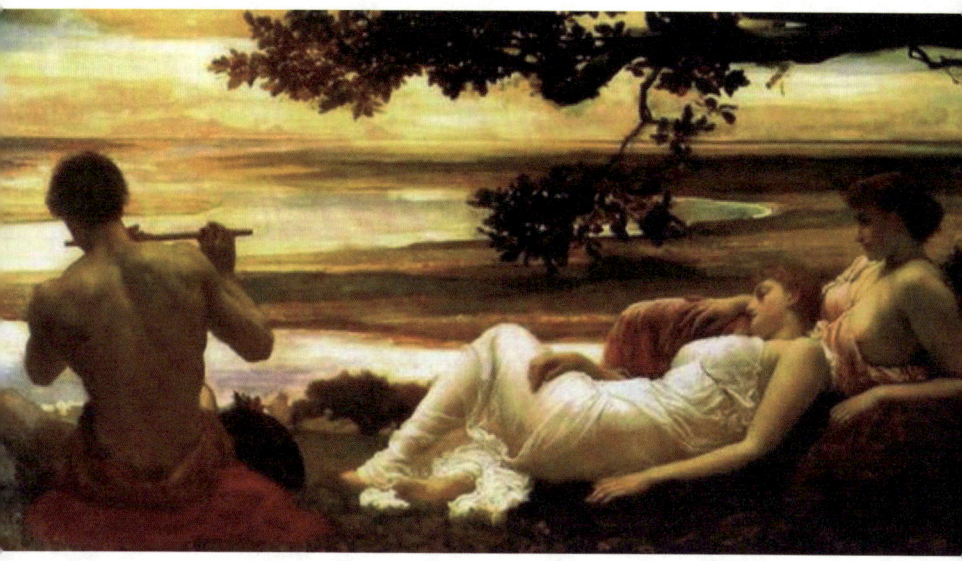

《陶醉》 莱顿 1877年 布面油画 120cm×800cm

《陶醉》

> 莱顿（1830—1896）是19世纪末英国最有声望的学院派画家，他辉煌的艺术光芒甚至冲淡了雷诺兹的影响，成了英国皇家学院派的代名词。但莱顿并未在皇家艺术学院学习，他在布鲁塞尔、巴黎、法兰克福接受绘画训练，1852年迁居罗马，1855年回到英国，1878年当选英国皇家艺术学院院长，1896年受封为男爵。

身裹轻纱的裸体女性，以拟人化的方式追忆古典传统，给观众以主观想象的空间，构成了莱顿晚年作品的突出特点。《陶醉》就属于这类作品。

这幅画的主色调为金色，让人仿佛置身于金色的梦幻世界。作品显示傍晚时分，一个男子正在吹笛子，两个年轻貌美身着轻纱的女子躺在旁边陶醉于美好的音乐声中。金黄色的晚霞，把海水和沙滩都染

成了金色,一天的嘈杂开始归于宁静,悠扬而美妙的笛声仿佛从画中传来,似人间仙境,妙不可言,令人陶醉。

《相思》

> 约翰·威廉·格维得(1861—1922),英国维多利亚时代的新古典主义画家,擅长描绘身着古典服装的女性形象,其作品被视为古典美的艺术长廊,源自希腊学院派画风,细腻的绘画手法是19世纪末流行的艺术手法,主题大多是几经挖掘后的文学题材。

《相思》标志着格维得罗马题材时期的开始。画中纯情的少女身着古典服饰,头发盘起,静静地倚靠在大理石墙旁,她低头思念的样子,让人想起了"青青河畔草,绵绵思远人"。华美的服饰与右下角的紫花相映,淡淡的远山和淡蓝色的天空、白云作为背景。原来,不论是东方还是西方,美丽忧伤的爱情和相思都是一样的,它跨越了空间和时间,像中国的唐诗宋词一样永远地定格下来,整个画面是如此的安宁、美好,淡淡的忧伤、美丽的忧愁,不知道她已经思念了多久,她还要相思多久。

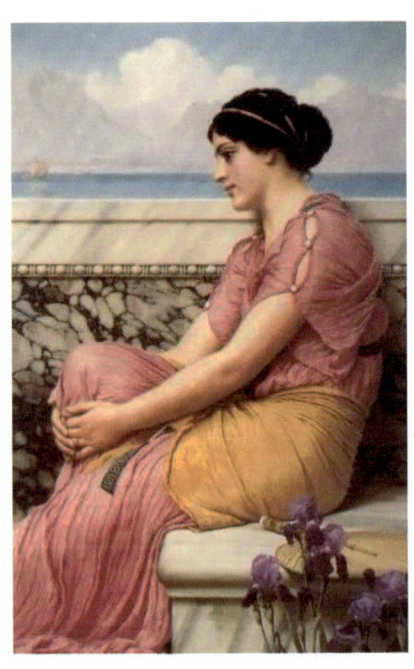

《相思》 格维得 1906年 布面油画
131cm×80cm

《睡莲》

> 奥斯卡·克劳德·莫奈（1840—1926），法国近代绘画史上最杰出的印象派代表画家，出生于巴黎。早年曾分别跟随画家布丹和格莱尔学习绘画，后来与雷诺阿、西斯莱、巴齐耶等交往密切，并经常一起到巴比松的枫丹白露森林写生。其画作，采用原色主义、色调分割等方法，表现出强烈的光色变化，标志着印象主义的产生。印象主义即起名于他的代表作《日出·印象》，印象派绘画所重视的不再是物体的本身，而是以物体为媒介，反映色彩的强烈变化，以光线为师，以色彩的摇曳多姿为绘画宗旨。其代表作还有《睡莲》《野罂粟》《河畔》《垂柳》等。

《睡莲》是莫奈最具代表性的作品。莫奈晚年功成名就，但爱妻爱丽丝的去世给了他沉重的打击。他住到巴黎郊区私宅花园里，把全部精力投注在花园池塘里的睡莲上，创作了几十幅以睡莲为主题的画作。大师以令人叫绝的技法描绘出波光粼粼的水面和水面上盛开的睡莲，叶子是纯绿色的，而花朵则像是暗红色的火焰，在不同时间的光线下，水花光影、斑驳闪耀。看似随意的彩色线条笔触柔美，似乎让水流动起来，又像是捉住了一瞬间水面似真似幻的光和影。睡莲开在水里，从容淡定地伸向天空，没有纷扰、无忧无虑地仰望苍穹。丰富浪漫的色彩、变幻莫测的光影，使这些画中内含的美，近似音乐和诗歌般精练，深邃而协调。仔细琢磨他的睡莲组画，人们发现莫奈的晚年的画作已经超越了他所创立的印象画派对大自然的自然之美的描摹，走向前人未曾有过的自由的、主观的表达领域。

第八章 艺术修养和文化品位(绘画) 173

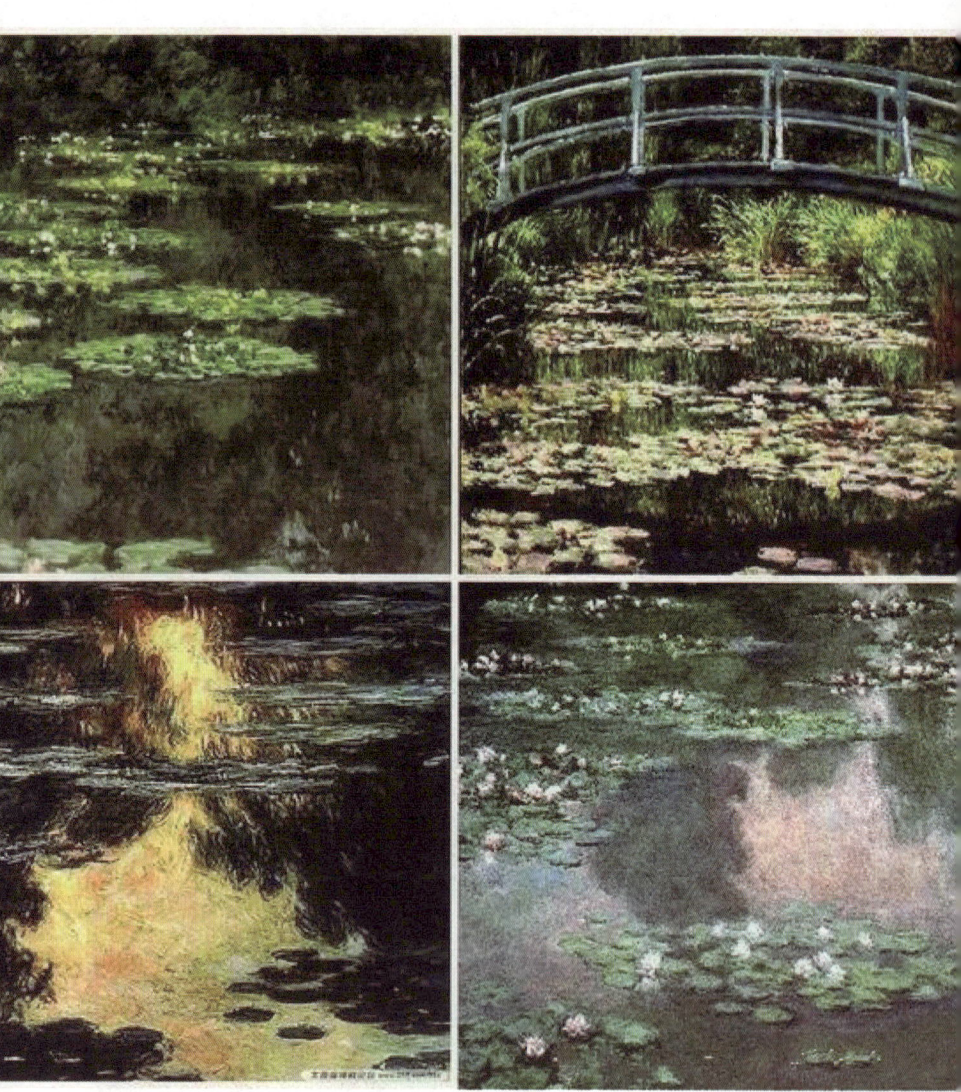

《睡莲》组画 莫奈

《真理女神》

朱尔斯·约瑟夫·莱菲博瑞（1836—1911），法国。他是巴黎朱利安学院的一位导师，早期以传统题材的历史和其他叙事进行创作，后期专注于人像绘画，特别是女性裸体人像，带给他伟大的成功。

这是一幅具有象征意义的作品。真理被一个美丽纯真的少女所代表，一手高举"光明"，一手紧握一根绳索，形象地说明真理既复杂又单纯。画家以浪漫主义的手法，描绘了身材修长的窈窕少女。少女纯净的眼睛凝视前方，美丽的裸体少女是真理的象征，也是艺术理想的象征。

后来该作品"经过艺

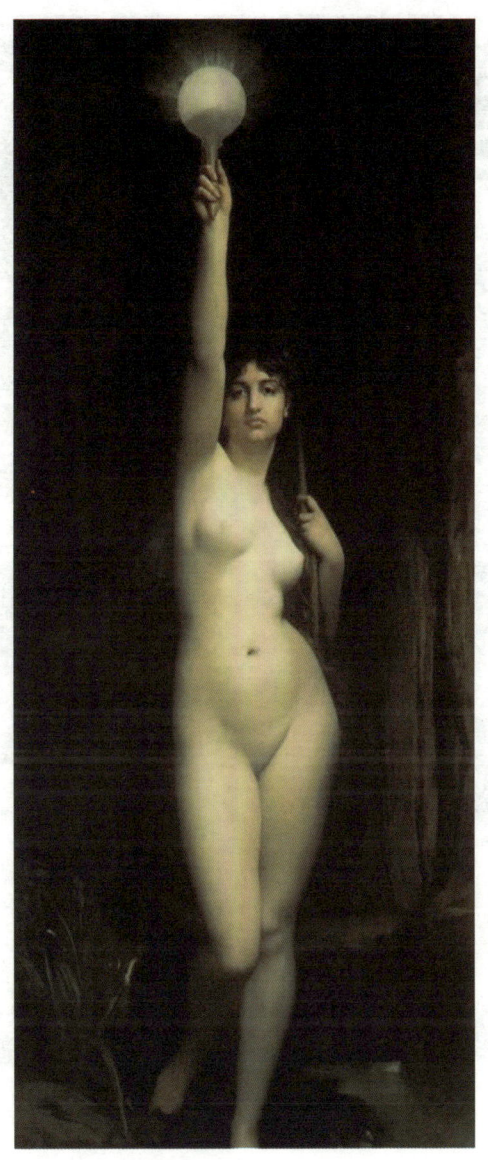

《真理女神》 穆斯·莱菲博瑞 1870年 布油彩
265cm×112cm

术家们进一步加工修改,成为美国自由女神像的最初造型",使这幅画作更为出名。

《罗纳河上的星夜》

> 凡·高(1853—1890),荷兰画家,主要生活在法国。他是后印象派的三大巨匠之一。凡·高敏感易怒,聪敏过人,却一直贫困潦倒,几乎没有受过什么正规的绘画训练。他自1881年开始绘画,1886年在巴黎初次接触了印象派的作品,对他产生影响的还有著名画家鲁本斯、高更和日本版画风格等。他对绘画创作近乎痴狂,擅长用浓重的色彩表达自己强烈的感情。他是继印象主义后在画坛上产生重要影响的革新者,但是,生前他的作品一直没有引起人们关注,直到去世后,才引起评论家一致的好评。

这幅画是凡·高著名的星空三部曲作品之一,另两幅是《星月夜》和《夜间的露天咖啡座》。1888年2月,在弟弟提奥的帮助下,凡·高来到了阳光灿烂,色彩艳丽的南方城市阿尔勒。其间他创作了该画,画中天空中的星光与岸边灯光的倒影,相互呼应,河岸停泊着两条小船,一对夫妇在河岸散步。冷色迷人的深蓝色的夜空,透露着夜的深沉神秘和无法预测,而点缀其上的微明星子,忽明忽暗,星星被它们自己的光晕围绕成圆形。天空的笔触是横竖交叉的粗短线条,体现天空的空阔。放大星空的背景,我们仿佛能看到星星离我们渐渐远去。河水的横向短线条显示着动感和方向,近景河滩的倾斜短线条有些凌乱,那对依偎着的男女暗示画家对爱情的渴望。

整个画面深蓝的夜空和亮黄星光的强烈对比,以及星光与灯的倒

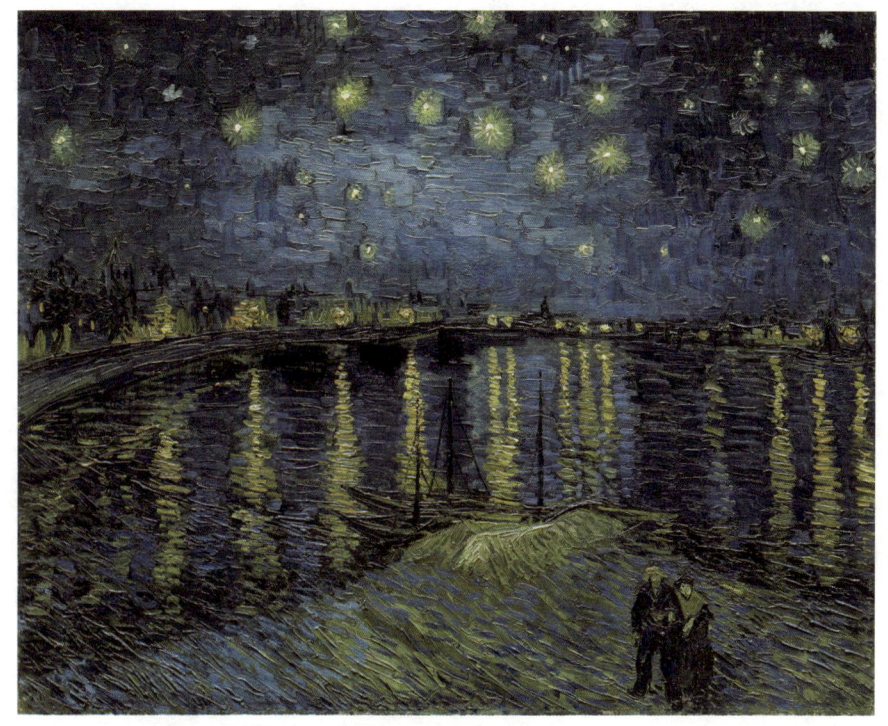

《罗纳河上的星夜》 凡·高 1888年 布面油画 72.5cm×92cm

影互映的光线处理,反映凡·高的独特视觉美学。作品表达出画家内心澎湃而寂寞的率真独白。他渴望被人关注,渴望自己的作品被大众瞩目,而在当时他走在艺术的太前沿了,并不被人们理解和欣赏。

《梦》

> 巴勃罗·毕加索(1881—1973),西班牙画家、雕塑家,当代西方最具有创造性和影响最深远的艺术家之一,立体画派创始人,在世界艺术史上占据不朽的地位,人们称之为"人类艺术史上罕见的天才"。

《梦》是毕加索一次感情经历的真实写照。1927年初,47岁的毕加索与长着一头金发、体态丰美的17岁少女德雷莎在火车站初次相遇,从此,这位少女便成为毕加索绘画和雕刻的模特儿。又过了17年,64岁的毕加索在给她的生日贺信中说:"对我来说,今天是你17岁生日,虽然你已度过了两倍的岁月。在这个世界上,与你相遇才是我生命的开始。"《梦》这幅画创作于1932年,可以说是毕加索对

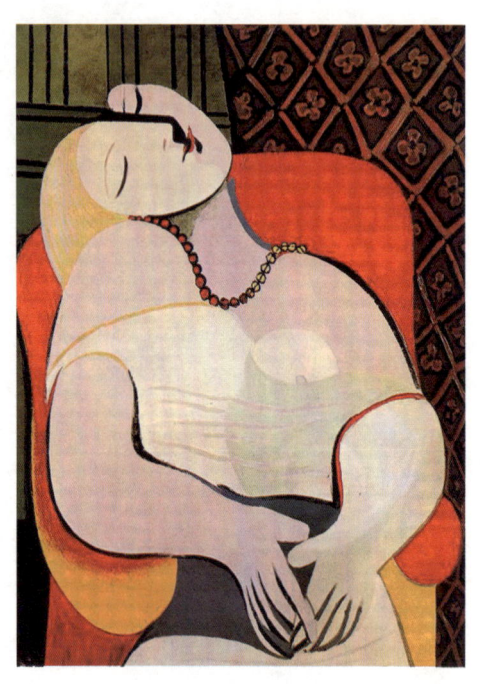

《梦》 毕加索 1932年 布面油画
130cm×97cm

精神与肉体的爱的最完美的体现。《梦》与《镜前的少女》是同一年完成的,就平面分解特点来看,两者有异曲同工之妙。但《梦》要简洁得多,只用线条轮廓勾画女性人体。并置于一块红色背景前,女人肢体没有做更大分析,稍作夸张划分,色彩也极其单纯。这两幅画是毕加索立体派描绘女人形象和新古典派风格相结合的产物,是形象极端自由性——线条和色彩自由组合的杰作。毕加索用最简单的绘画表现出了一个在梦境和现实中的少女,他独特的表现手法给观者更多的想象空间和思维自由性。

三、中国绘画

1.中国绘画发展

中国画可分为以下几个阶段。汉唐时期，以工笔画为主，汉代之前是装饰性绘画。五代、两宋时期，绘画风格发生转折，花鸟和山水画逐渐独立出来，并确定自己的发展趋势。明清时期，文人画和风俗画汇成主流，水墨技法不断创新，山水花鸟画流行，涌现出众多的杰出画家，并形成一些绘画流派，比如，吴门画派（沈周、文徵明、唐寅、仇英等），四僧与遗明派（石涛、八大山人、弘仁、髡残、方以智等），清初的四王（王时敏、王鉴、王原祁和王翚）。近代中国绘画进一步发展，引入和借鉴西方画法，涌现出一大批杰出画家，比如，海上画派的任伯年、虚谷、吴昌硕、赵之谦、黄宾虹；岭南画派的高剑父、高奇峰、陈树人、赵少昂、黎雄才、关山月；京津画派的齐白石、蒋兆和、王雪涛、李苦禅和吴作人等。

中国画分工笔画和写意画两类，也有兼工带写的。工笔画用笔工整细致，着色层层渲染，细节明澈入微，用精谨细腻的笔触，描绘物

象。写意画用笔简练、豪放、洒脱，描绘物象的形神，以抒发作者的感情。写意画运用概括、夸张的手法，结合丰富的联想，用笔简洁，但以少胜多，意随笔到，其意境深远。兼工带写是在一幅画中两种画法并用，如楼阁用工笔手法，松竹用写意手法，二者结合，发挥用笔用墨和用色的特色和技法，以达到更佳的表现效果。中国画从内容上可分为人物画、花鸟画和山水画三类。

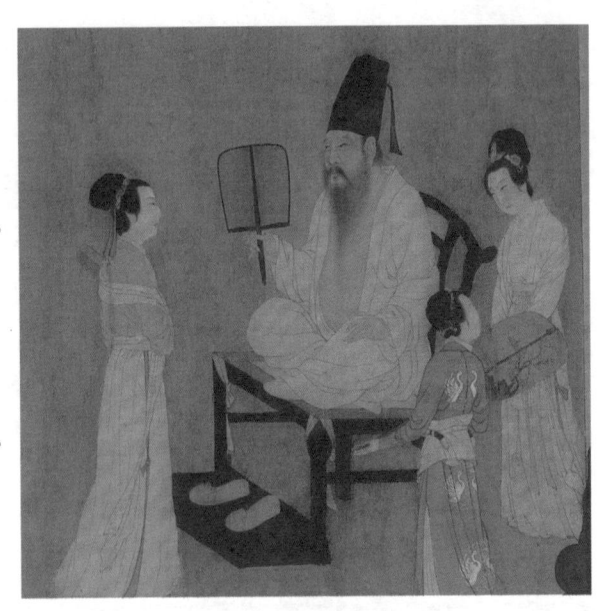

《韩熙载夜宴图》（局部）

中国画的一个突出特点是以心观景。画家以心思物，不拘泥于物体外表的形似，而是"以形写神"，追求一种妙在"似与不似"的韵味。所谓"触目横斜千万朵，赏心只有两三枝"，两三枝就足以表现万千春色，"以貌取神"是中国画的传统，见飞檐一角如闻寺庙钟声，看孤帆一片便觉世路遥远。以心观景，使画家获得无限的自由，其意境也丰富深远。了解这些，我们便能在欣赏中国画时，捕捉到更多的亮点。

2.中国名画欣赏

《韩熙载夜宴图》

> 顾闳中（910—980），江南人，南唐中主李璟时任翰林待诏。擅画人物，神情意态逼真，用笔圆劲，间有方笔转折，设色浓丽，画风沿承唐代仕女传统，并创立五代清秀娟美形象的造型特征。《韩熙载夜宴图》是顾闳中唯一的传世作品。

据传韩熙载是唐末进士，因战乱南逃，受南唐中主李璟的宠信。后主李煜继位后想授他为相，但担心北方贵族出身的韩熙载存有异心，便命翰林待诏顾闳中到韩家中勘查，几日后顾将在韩府所见绘图呈报，后主见韩府中皆是莺歌燕舞之景，虽打消了疑虑之心，但见韩纵情声

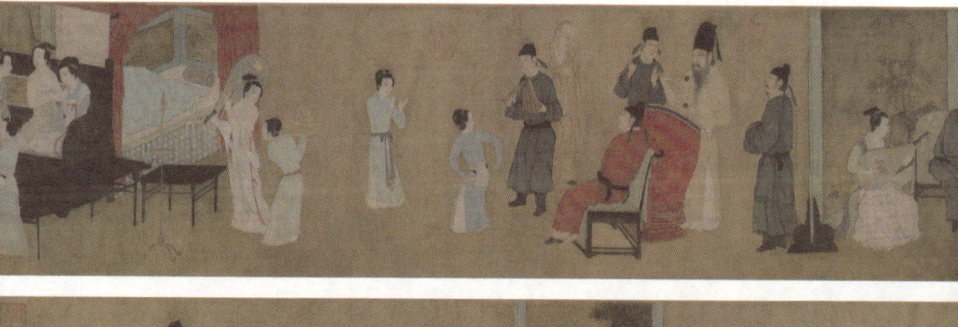

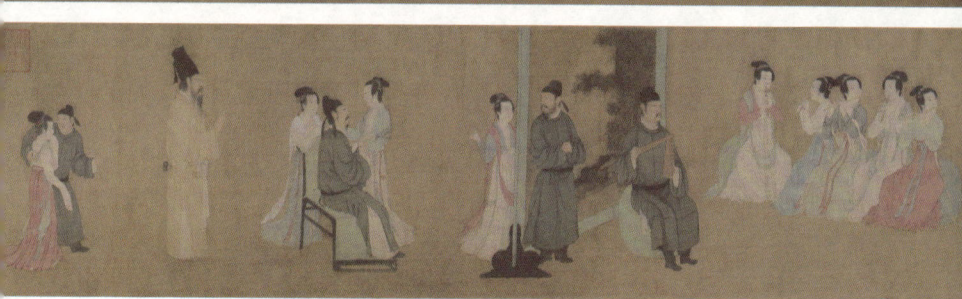

《韩熙载夜宴图》 五代·南唐，顾闳中，绢本绘画，28.7cm×335.5cm

色,已无雄心大志,便再无重用之意。当然,其实韩熙载本人十分了解后主的心思,并深知南唐官场的腐败,因此故意沉迷酒色,以保护自己。

《韩熙载夜宴图》采用了我国传统表现连续故事的手法,叙事诗般描述了夜宴的全部情景。全图随着情节的进展,以屏风为间隔,韩熙载在每段均有出现。全图分为五段:听乐、观舞、稍憩、清吹、宴散。

画卷中的头两段最为传神。第一段(听乐)夜色下的盛宴被一曲琵琶铮然拨开,轻拢慢捻抹复挑。此段共七男五女,画中所有人物的目光均凝聚在琵琶女教坊副使李家明的妹妹身上,床上的红衣青年状元郎粲,按南唐对官员衣着颜色的规定,只不过是一个五品无实权的

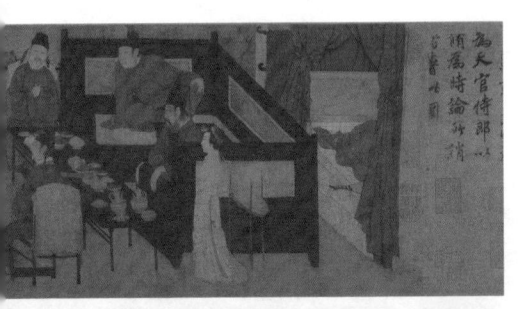

中层干部,而韩府所结交的教坊司也不过是个官家会所即娱乐场所。顾闳中开门见山地禀明韩熙载没有谋逆的可能,其一针见血的表述力老辣有余。

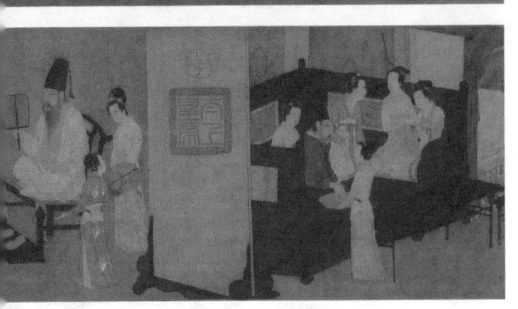

画卷中的韩熙载形体高大轩昂,长髯,戴高巾,看似放浪形骸,但从他倚栏倾听到挥锤击鼓,到松衣稍憩,直到曲终人散,在每一个场合他始终眉峰紧锁、若有所思、忧心忡忡的样子,与夜宴歌舞戏乐的

场面形成鲜明对比。这充分表现了韩熙载复杂的内心世界,刻画了他忧心却又无力的心理,加深了这幅画的思想深度和现实意义。

该画的用笔、着色等方面都达到了很高的水平。全卷用笔挺拔劲秀,线条流转自如,圆笔长线中时见方笔顿挫,工整精细。人物衣纹刻画严整简练,须发勾画清晰,画尽意在,塑造了一批富有生命力的艺术形象。在设色上,多处采用了绯红、朱砂、石青、石绿等,对比强烈,而整个画卷统一在墨色丰富的层次变化中,显得浓丽又稳重,比例匀称,透视感强。

《富春山居图》

> 黄公望(1269—1354),元初做过地方小官,中年曾遭诬陷入狱,出狱后,游走江湖,寄情山水,并对山水画入迷,晚年隐居富春江北大岭山,写生作画,其笔墨技法炉火纯青。

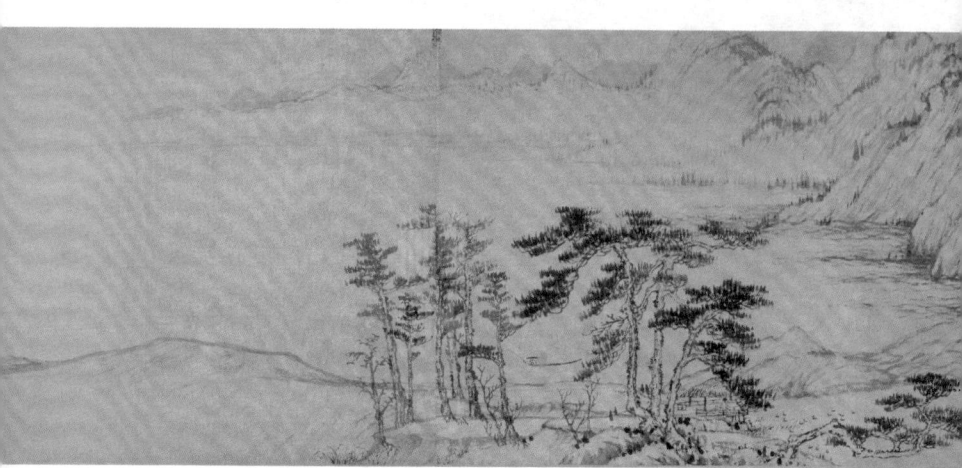

《富春山居图》(局部)黄公望　1350年　纸本水墨　约700cm

《富春山居图》从构思、动笔到绘制完成用了三年时间。画面以富春江为背景，徐徐展开，人随景移，近景坡岸水色、峰峦岗阜，远处群山隐约，但觉江水苍茫、水天一色。用墨淡雅，山水布景疏密得当，墨色浓淡干湿并用，极富变化。全图分六个部分：第一部分从剩山图以一座顶立大山开始，层峦叠翠、雾气迷蒙。第二部分随着山势转变，画中树木、土坡、房屋和江中小舟，呈一种层峦环抱、山野人家的萧瑟感。随着水路蜿蜒，峰回路转，近处松柏微微摆动，呼应右边的主题群山。第三部分画家笔锋突转，皴染的山坡与平静的江面向后舒缓延伸，细笔勾勒出水波、丝草，阔水细沙，风景灵动，呈唐诗般意象。第四部分笔墨最少，还原了自然本真，一片水沙，一段最长留白，构图上跨越第五部分，画中点点枯苔小树，河岸小桥。至第六部分，并行的小船，宽远的白沙，一片远山，笔的线描、墨的拖带，交织在一起，一直延续在大段的留白中。整个画面如同一年四季，时

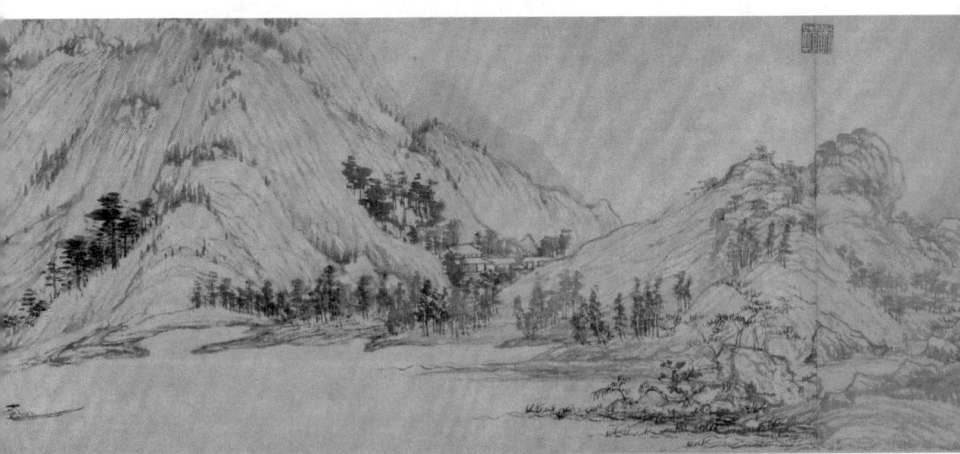

光流逝、岁月匆匆,前三部分繁华葱茏、大气磅礴,到第四、五、六部分繁华落尽、静肃苍茫。

《富春山居图》是中国山水画的杰作,上承王维、董源、"二米"的艺术探索,下开王蒙、倪瓒、董其昌、八大山人……直至黄宾虹、陆严少等的笔墨道路,其艺术影响深远流长。

《墨葡萄图》

> 徐渭(1521—1593)字文长,浙江绍兴人,明代著名文学家、书画家。徐渭是明代中期水墨写意花鸟画的杰出代表,并对后世绘画产生巨大的影响。著有戏曲论《南词叙录》、杂剧《四声猿》、诗文《徐文长全集》等。画作有《牡丹蕉石图》《墨葡萄图》《驴背吟诗图》等。

画花鸟有"工笔""写意""兼工带写"三种。写意花鸟画即用简练概括的手法,绘写花鸟对象比工笔设色更具写实色彩,带有一定的装饰意味不同,写意花鸟则笔墨更加简练,更具有程序性和不可更易性。所谓写意,就是强调以意为之的主导作用,追求淋漓尽致地抒写,主张通过花鸟画创作与欣赏影响人们的志趣、情操与精神生活,表达作者的内心思想与追求。

在造诣上,追求"不似以似"与"似与不似"之间;在构图上,突出主体,善于剪裁,时画折枝,讲究布局的虚实对比与顾盼互映。尤善于用草书书法,将发挥画意的诗词题句在适当的位置书写,并辅以印章,形成一种以画为主的综合艺术形式。

《墨葡萄图》是徐渭大写意花卉的代表作。其构图奇特,信笔挥

洒，似不经意，却造成了动人的气势和葡萄晶莹欲滴的艺术效果。此图纯以墨水画葡萄，随意涂抹点染，倒挂枝头，形象逼真生动，藤条纷披错落，向下低垂着。以饱含水分的泼墨写意法，点画葡萄的枝叶，水墨酣畅。用笔似草书之飞动，淋漓纵姿。画中有作者的题诗："半生落魄已成翁，独立书斋啸晚风。笔底明珠无处卖，闲抛闲掷野藤中。"这是作者心境的写照，诗与画与书法在图中有机结合，作者将水墨葡萄与自己的身世感慨结合为一，一种饱经患难，抱负难酬的无可奈何的愤恨与抗争，尽情宣泄于笔墨之中。

徐渭一生坎坷多难，屡试不第，又因惧祸多次自杀饱尝世间酸辛，笔墨和物象在他都退居次位，他将自己的人生升腾与笔墨和物象之上。

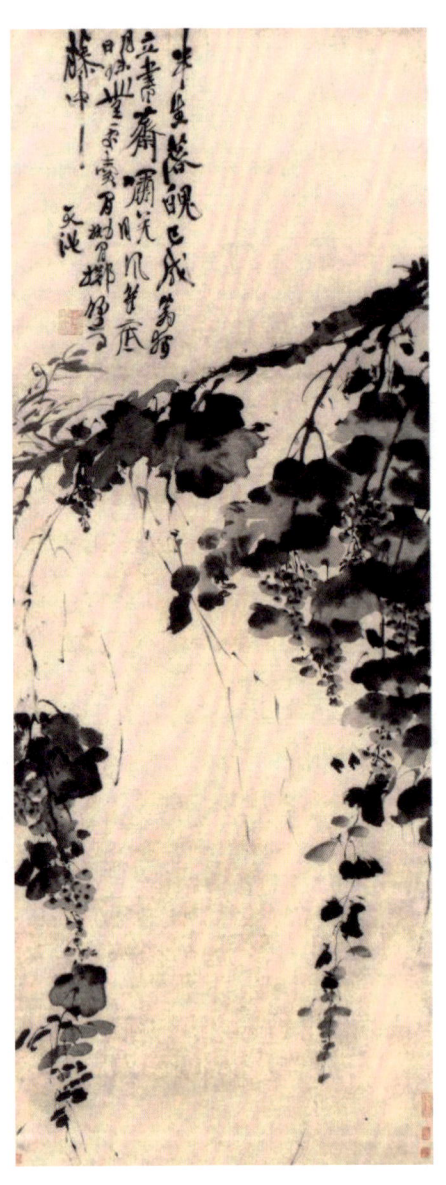

《墨葡萄图》　徐渭　1582—1588年前
纸本设色　165.4cm×64.5cm

《花香四季》

> 吴昌硕（1844—1927），浙江安吉人。工书法，擅写"石鼓文"，精篆刻。30岁左右开始作画，兼取篆、隶、狂草笔意入画，雄健古拙，亦创新貌。其艺术风格在我国和日本均有较大影响。《桃实图》《红梅图》《天竹花卉图》《花香四时》等为其传世作品。

《花香四时》是吴昌硕晚年巨制，画风奔放雄劲，画艺纯熟，乃其扛鼎之作。吴以写意花卉见长，尤其擅长画梅、兰、竹、菊、荷花、水仙藤本植物等题材。作品以立轴的形式布局取势，此布局符合花卉草木向上生发的自然规律，也适合书法纵横笔势和花草木石的穿插安排。

《荷花》雄浑霸气，大泼墨的花叶和荷杆元气淋漓，荷花用笔素雅，设色素雅。

《牡丹》中牡丹、水仙纵横交错的枝干和花朵构成了一个错杂交映、浓淡相宜的画面，于古厚奇拙中蕴含秀润。

《秋菊》在结构和设色上取对角之势，红、黄二色，左上右下，笔、墨、水、色堪称一流，画家工于篆书的款笔、印章分朱布白体现得很好。

《梅花》中梅花的枝干交错如铁网，极具现代空间的构成感，整幅画在强悍之气和墨色韵味之间寻求平衡，温润的秀色中透出苍茫古趣。

吴氏大写意花卉的一个重要特点是敢于大刀阔斧地使用大红大绿的对比色，牡丹用红色，艳丽厚重，以绿叶配搭，浓墨深抹荷叶，荷花则几笔勾勒完成。他巧妙地以色助墨，以墨醒色，画面效果强烈而

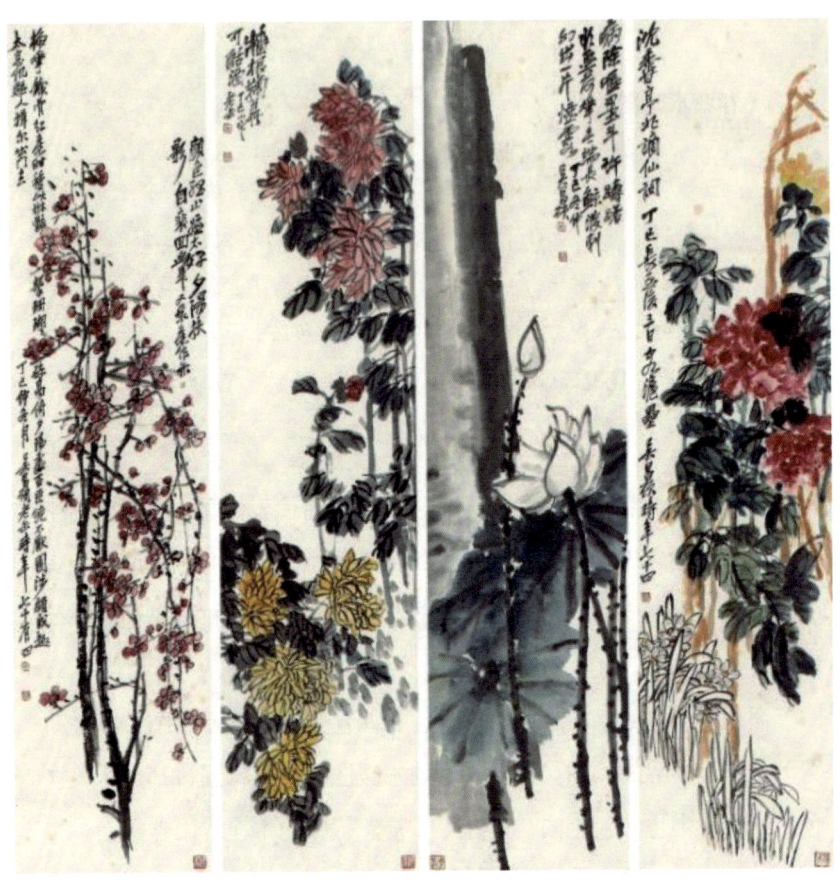

《花香四时》 吴昌硕 1916年 四条屏 纸本设色 133cm×33cm×4

不刺激,并注意色彩的微妙变化,大胆使用洋红、浓绿、赭色等重色,与色墨相辉映,自然奔放,交融一体,淋漓写意,苍茫浑厚。

题款中的诗句更是他以诗人情怀作画,把诗意演化为画意。"跻躇欲画荷花,幻出一处烟霞""艳击珊瑚碎,高倚夕阳处""墙根菊花可沽酒"等用诗的凝练、概括来推敲画面。欣赏吴昌硕的画,一定要读他的题诗,沉浸到那诗画交融的境界中得其真味。

《春塘水暖图》

> 潘天寿（1897—1971），浙江宁海人。幼年自学书画篆刻，1915—1920年于浙江省立第一师范学校读书。1923年至上海，后定居杭州，先后任上海美术专科学校教授、新华艺术专科学校教授、国立艺术专科学校校长。1949年后，历任中国美术家协会副主席、浙江省文联副主席、美协浙江分会主席、浙江美术学院院长；1958年被聘为苏联艺术科学院名誉院士。

这幅《春塘水暖图》是潘天寿大幅作品的代表作之一，画面的主角是一头劳作之后稍作歇息的水牛，目光温驯，让人心生怜爱。上景的岩石表现是潘氏的一贯风格，其右上角点缀山花野竹则是他另一代表作"雁荡山花"的再现。

潘天寿存世的画牛作品有三件，另两件是《夏塘水牛图》和《耕罢》，都是横幅的构图。这幅《春塘水暖图》取竖构图，都是水墨淡色，其中的牛也大致相同，但并不重复。横图的牛在水中裸露大半个身躯，占去画面的一半，画幅横展，水墨淋漓；而这幅竖构图将水牛推向近前，从而留出上部的空间，以巨大的"潘公石"营造背景。巨石以赭红铺染，赋予全画以暖色基调，再绘"雁荡山花"，盛开石上，醒目而养眼，平生情趣。

"雁荡山花"是潘氏花鸟画的一大亮点，以洋红和白色涂抹山花，以不同深浅的石青、石绿平涂绿叶。青、绿、红三色组合更具点亮画面的效果。匍匐水中小憩的耕牛睁着大眼，目光温顺，眼神中流露出劳作后歇息的满足，令人看一眼便生爱怜之情。此画有双题，一为行

第八章 艺术修养和文化品位（绘画） 189

书竖题于右腰间；一为古隶横题在左顶端。竖题说是指画，而横题则纠正为是笔墨而非指画。然后说自己老了，健忘特甚云云，十分有趣。

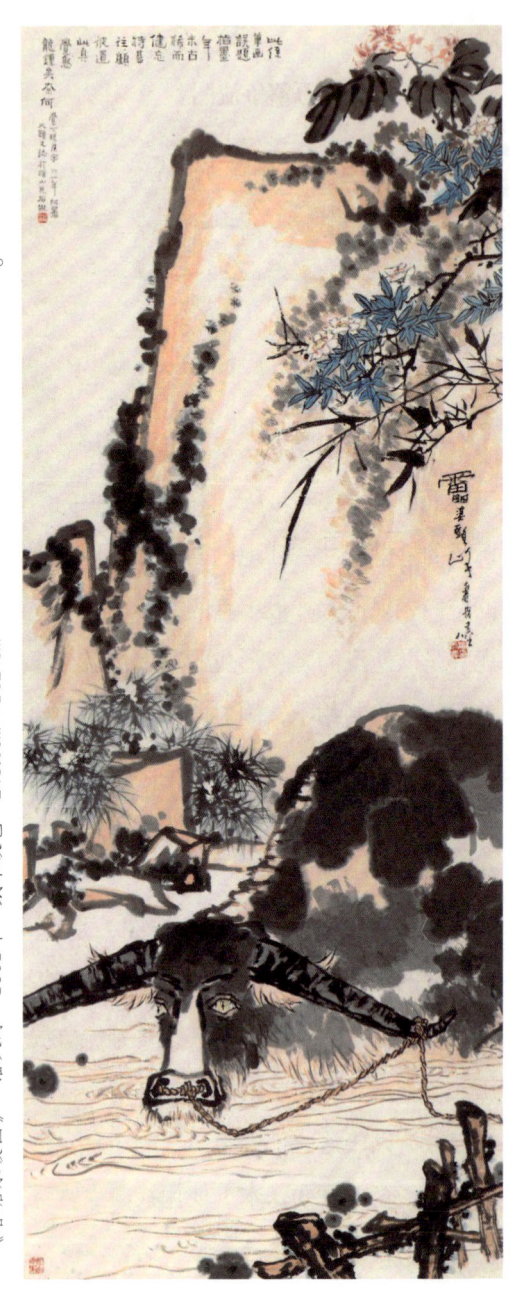

《春塘水暖图》 潘天寿 1961年 纸本设色 248.5cm×102 cm

《千岩竞秀万壑争流图》

> 李可染（1907—1989）江苏徐州人，近代杰出画家，历任中国美术学院教授、中国美协副主席、中国画研究院院长。擅长山水人物，尤其擅长画牛。49岁为变革中国山水画，行程数万公里旅行写生，中年用笔趋于老辣。代表作有《漓江胜境图》《万山红遍》《井冈山》《千岩竞秀万壑争流图》等。

李可染素描功底扎实，其山水作品采用一种宽泛的饱满构图，山势迎面而来，瀑布浓缩为一条条白色的裂隙直落而下地铺设开来，用沉涩的笔触一寸一寸地刻画，绵密地刻入画面的每一个角落，在有限的空间表现最大、最丰富的内容。其水墨画一扫逸笔优雅的文人积习，尤其是以悲沉的黑色形成的基本色调深深抓住了人们的视觉。而在这悲沉旋律的制约下，画中即使有淡淡的优雅，也会被这"黑色世界"营造的凄迷基调吸引。李氏山水画的价值，主要是他创造探索一种新的图式，并表现出深远博大的精神力量。其用笔老辣、气韵生动、体势跌宕、意趣酣畅。

这幅《千岩竞秀万壑争流图》是继《万山红遍》后完美体现李家山水图式的又一经典之作，画作的基本意向有两组：一组是崇山茂林，如葱郁华滋的山林；一组是奔流急湍，如管弦鸣奏的瀑布。一为山，一为水，水墨之上局部施以清然淡墨，色墨交错，墨深绿浅，层次自分，以表达"郁郁葱葱"的山林生气。除了树干和局部山石轮廓用浓墨，全部画面基本上使用淡墨着青绿一层一层积墨而成，画出了

"草木朦胧上"的感觉。山谷远处，仿佛水气蒸腾，云蒸霞蔚。一左一右两组瀑布，如银练飞流直下，在山崖上跳荡出俊俏的身段；及至谷底，又于溪涧巨石间穿梭奔跃，白水黑石，组合成美丽的图样。十几株大树，亭亭玉立，树冠交织出曼妙的舞姿，似乎在山风中稷稷有声，和鸣那奔流急湍的瀑布流水，弹奏着一曲管弦乐曲。

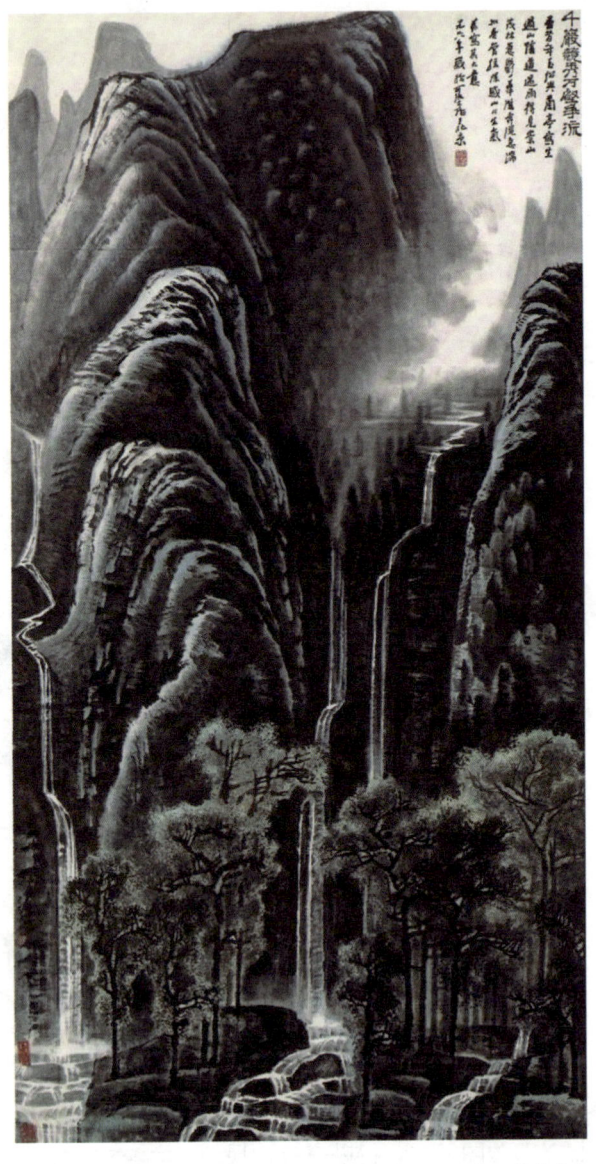

《千岩竞秀万壑争流图》 李可染（局部） 1978年 纸本设色

《双骏图》

> 徐悲鸿(1895—1953),江苏宜兴人,年少时随父学画,20岁时,在上海卖画。1918年,接受蔡元培聘请,任北京大学画法研究会导师,第二年赴巴黎留学,后又转往柏林、比利时研习素描和油画。1927年回国后,先后任北平艺术学院院长、南京中央大学艺术系系主任。1949年后,任中央美术学院院长、全国美术工作者协会主席。

马,是徐悲鸿最爱描绘的题材。他注重写生,学过马的解剖,甚至对马的性格脾气也都很熟悉。他画马用笔刚劲有力,用墨酣畅淋漓,逼真生动地描绘了马的自由奔放、飒爽英姿。无论奔马、立马、饮马,都富有充沛的生命力,给画坛带来了清新、有力、刚劲的气息。

徐氏画马的几个特征在这幅《双骏图》中都得以充分体现。

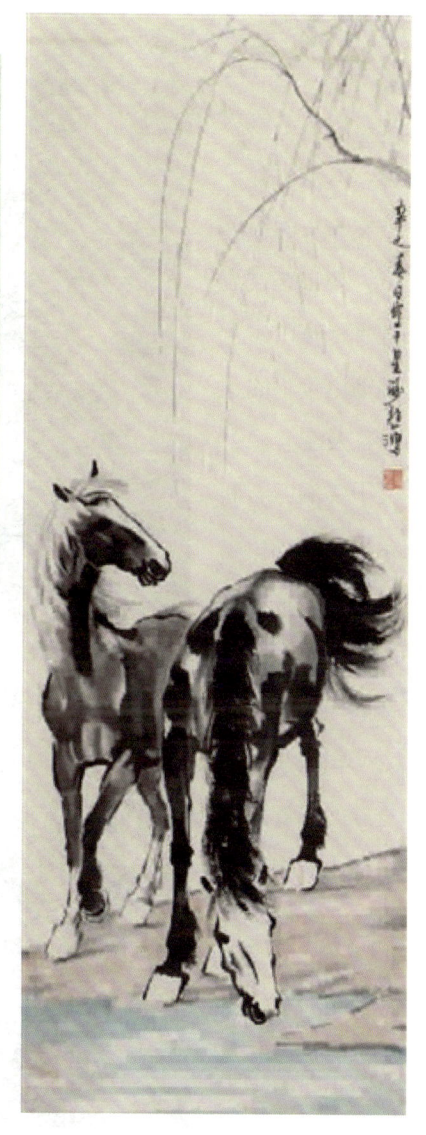

《双骏图》 1941年 纸本设色 115.5cm×72cm

右边一匹黑白花马白色的马头,黑白相间的马身和散峰扫出随风飘扬的马尾。取俯首饮水姿态体现出马儿悠闲自得的神情。而左边一匹棕色立马,侧首回顾,举蹄扬鬃,配合身后在春风中飘拂的柳丝,显出一派扬扬自得之情。

此画作于1941年,当时徐悲鸿在新加坡为抗战筹款,积极作画,笔下动物、人物皆洋溢着昂扬激情,引人发奋,这早春柳塘边的双马无疑蕴含了画家对于抗战胜利,放马南山的衷心期待。

徐悲鸿的绘画艺术技法娴熟、全面,油画、国画、山水人物俱佳。《巴人汲水图》是徐悲鸿的另一代表作,创作于他抗战居重庆时期,真实记录了民众阶层生存场景的艺术珍品,被誉为他最具人民性和时代精神的代表作。

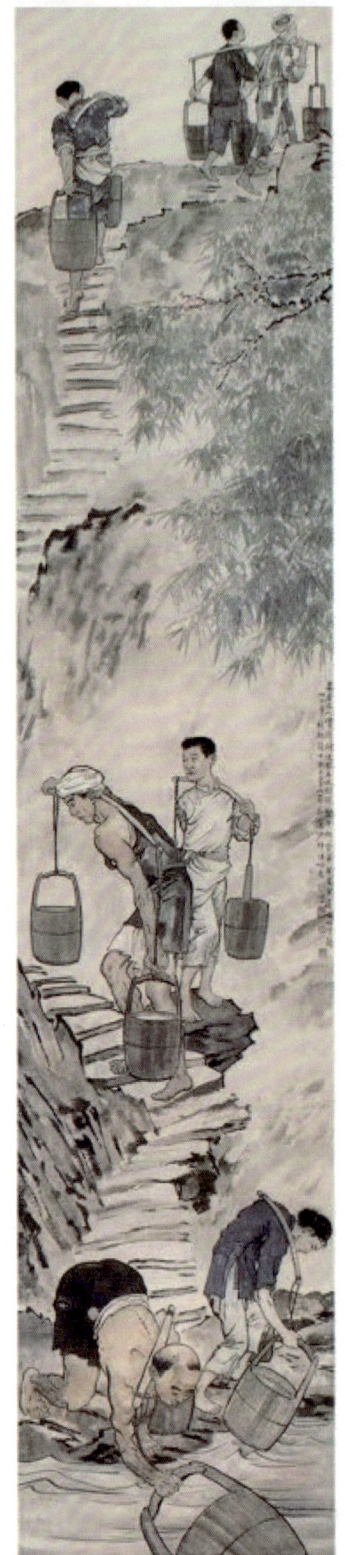

《巴人汲水图》 1938年 纸本设色 300cm×62cm

《桃源图》

张大千(1899—1983),四川内江人,画家、书法家。20世纪50年代,张大千游历世界,获得巨大的国际声誉,被西方艺坛赞为"东方之笔",是20世纪中国画坛最具传奇色彩的泼墨画家。他在山水画方面卓有成就。后旅居海外,画风工写结合,重彩、水墨融为一体,尤其是泼墨与泼彩,开创了新的艺术风格。

自20世纪60年代起,张大千纵情于泼墨技法,由泼墨而发展成泼彩。自此张大千的艺术风格由传统具象艺术转为类似于西方印象派的抽象艺术。

《桃源图》结合了泼墨、泼彩两种技法,在构

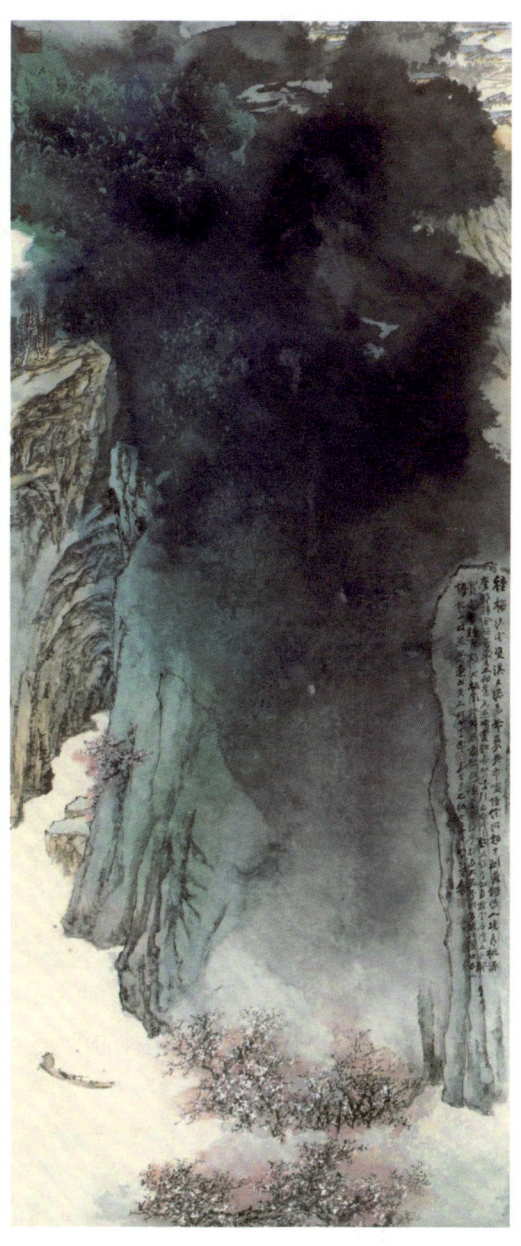

《桃源图》 张大千 1982年 纸本设色 209cm×92cm

图上独辟蹊径，选取桃花源一角进行创作，远山藏屋阁，近水桃花开，武陵渔人江边泛舟。渔舟和山涧似乎引导观者去寻找陶渊明笔下《桃花源记》的意境，然而画中没有按照旧例描绘桃花源内和平安乐，只是描绘武陵渔人迷路这一场景。在构图上运用了多种视角，平视、俯视、仰视有机地结合在一起，丰富了画面的层次。全幅约七尺高，上方几近满画，以厚重的石青、石绿等矿物颜料，反复泼洒、层层堆叠。画面下方留白，近岸处醒目以桃花数丛，嫣红粉嫩、烂漫怒放、清香袭人，旁有渔翁钓舟，似入桃源之境。

整幅画无论是构图，还是画中主要部位大面积的变幻莫测的墨彩，都让"桃花源"继续保留着那份千古的迷人魅力，这也是该画艺术魅力的体现和神韵所在。该画用墨用色都纵情肆意，宣泄画家酣畅淋漓的情感，可见大千先生对泼彩泼墨结合的运用把握得驾轻就熟、炉火纯青。

《江山如此多娇》

> 傅抱石（1904—1965），江西新余人，现代画家。早年留学日本，回国后执教于中央大学。解放后曾任江苏国画院院长、江苏美协主席、中国美协副主席等职。他擅画山水，中年创"抱石皴"，笔致放逸，气势豪放，尤擅作泉瀑雨雾之景；晚年多作大幅，气魄雄健，具有强烈的时代感。人物画多作仕女、高士，形象高古。绘画代表作有《潇潇暮雨》《茅山雄姿》《江山如此多娇》等。

《江山如此多娇》是傅抱石、关山月1959年合作，为建国十周年献礼而画，画面上一轮红日，金光灿烂，普照着大地。高山大岭，白

雪皑皑，万里长城，逶迤起伏，莽莽黄河，奔流不息，气象万千，锦绣妩媚，分外妖娆，画中有毛泽东主席亲笔挥毫的"江山如此多娇"的题词，字迹挥洒，遒劲有力。

此图取毛泽东《沁园春·雪》词意，把代表性的四季山水集中浓缩到一起，运用革命现实主义和浪漫主义相融合的创作手法表现了中华大地祖国山河的雄奇壮美。全图气势恢宏，气魄雄健，酣畅淋漓，豪放洒脱，具有强烈的民族风格和时代感。

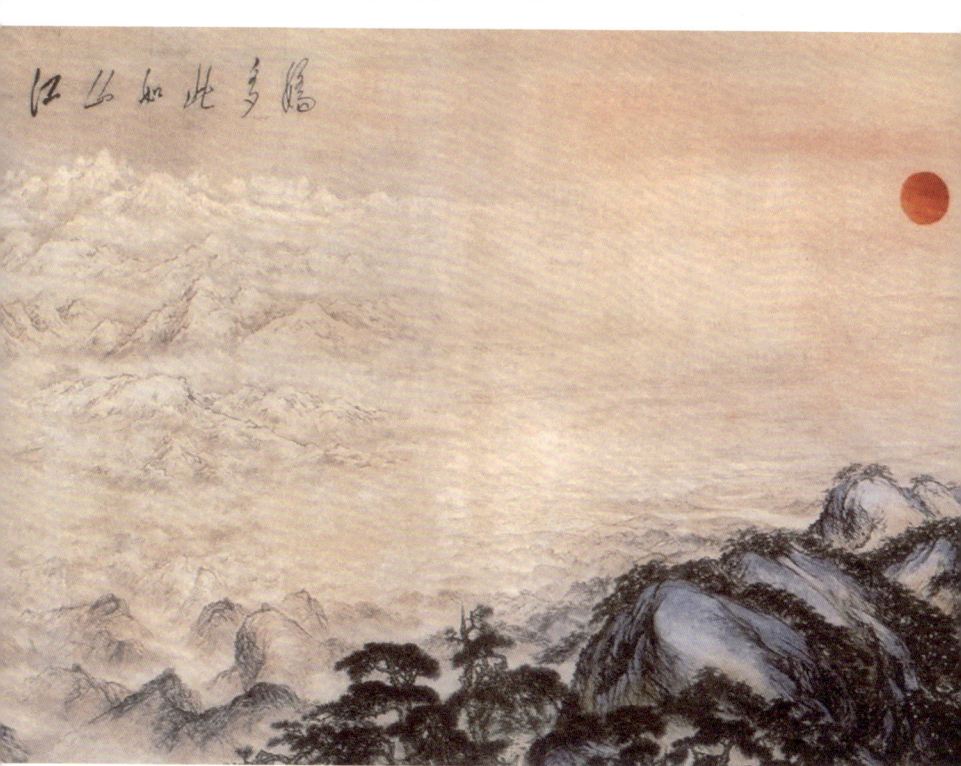

《江山如此多娇》　傅抱石　关山月　1959年　纸本设色　650cm×900cm

《秋溪放筏》

关山月（1912—2000），广东阳江人。著名国画家和美术教育家，岭南画派代表性人物之一，曾任广州美术学院教授、院长，广东画院院长，中国美术家协会副主席等职。其代表作有《江山如此多娇》《绿色长城》《秋溪放筏》等。

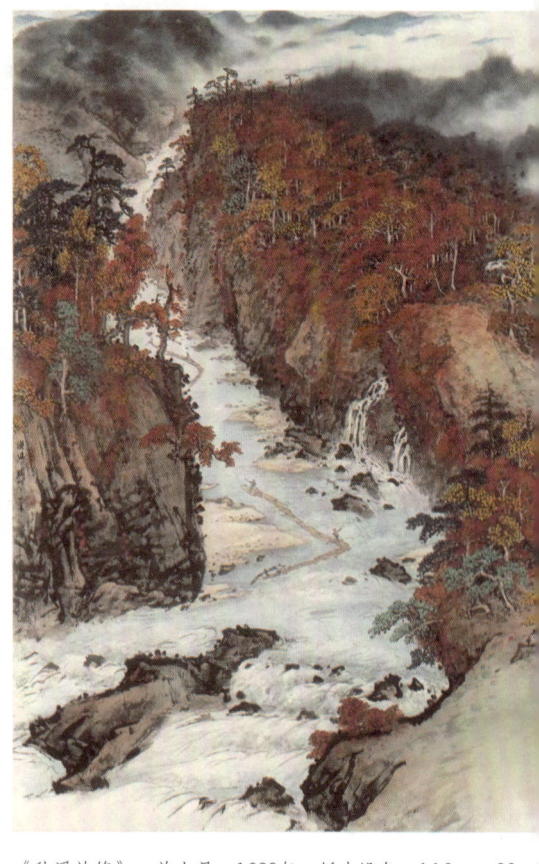

《秋溪放筏》 关山月 1983年 纸本设色 118cm×82cm

《秋溪放筏》是关山月晚年的精品，浓烈的色彩和细致的勾画相结合，给人粗中有细的感觉，溪水从云天之际而来，在群山之间蜿蜒而下，逶迤前行，然后浩荡而去。两岸的秋山用大红色点染，整个画面具有强烈的视觉冲击力。画面采用传统重彩技法与西方绘画用色观念相结合，通过单一色彩与鲜艳色彩形成鲜明对比，很好地表现了作品的意境，在纵横捭阖中展现了万里江山的雄壮与豪迈，予人心潮澎湃、痛快淋漓的豪迈感。

关山月的画风眼界开阔，饱含生活气息和时代风貌。还由于他有

较深的理论修养,特别是对中华传统画论有较深入的研究。该画还含有精深的传统文化元素,溪流的"S"形形状和秋山色彩的左阴右阳,隐含着太极八卦图式,近景溪岸两边巨石取左青龙、右白虎之势。秋溪放筏(发)和流水生财的寓意,使得该画不仅在艺术界受到好评,随着20世纪90年代商品经济的兴起,该画也受到商家的追捧。

《长城内外无限风光》

> 钱松嵒(1898—1985),笔名艺庐主人,江苏宜兴人,曾任江苏国画院院长、名誉院长,江苏美术家协会主席,是我国五六十年代中国画大变革时期的第一代山水画家主要代表人之一。他与傅抱石等共同努力,开创江苏山水画新风貌,被公认为"新金陵画派",在六十年代与"长安画派""岭南画派"成鼎足之势。

钱松嵒的山水画堪称一绝,他有着深厚的传统山水画功底,又在传统基础上加以融会和大胆创新,其作品意境深邃隽永,构图稳中求变,笔墨浑厚苍茫,强烈的时代气息与民族传统特色融为一体。其代表作有《红岩》《锦绣江南鱼米乡》《常熟田》等。他晚年喜欢创作长城、飞瀑、苍松等,其作品更多关注内在意蕴和自由的抒写。

《长城内外无限风光》是他晚年的作品,画中横空出世的北方山崖扑面而来,雄姿巍峨,横亘的长城蜿蜒起伏,伸至远方,山崖以借用隶书的顿笔外拓、方折平直的遒劲线条,和其特有的颤笔写出沉涩雄浑、陡峭凝重的山石,层层叠叠,具有极强的雕塑感,透出一种劲健奋发的态势。山崖上部密密重重的皴法线条,乱中有序,疏密有致,借助墨色的深浅将左右两侧的山体以及升腾的云雾与中部山崖隔开,

左边拉近，右边远推，使整个山势峻拔崎岖，错落灵动，极富韵律节奏。山顶上的积墨层叠，苍华润滋又混沌分明，山腰即是画面的中部云雾缭绕，虚实互映，云雾呈向上升腾。长城外远处的山

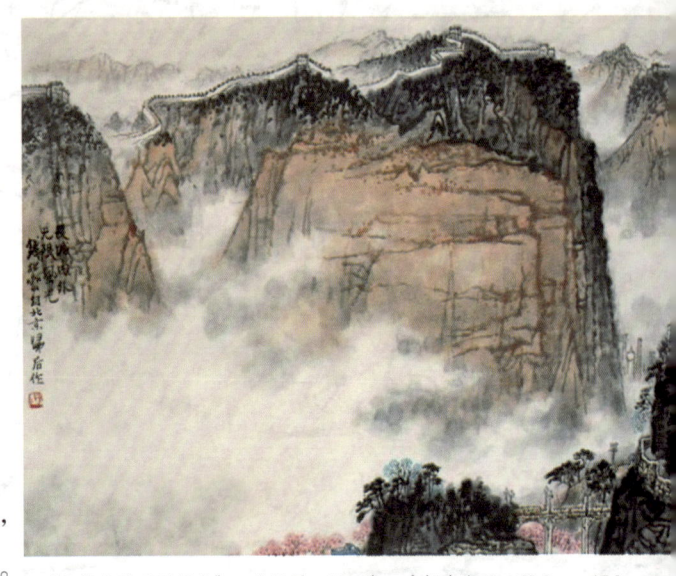

《长城内外无限风光》 钱松嵒 1979年 木板水印画 63.8cm×47.3cm

峦隐约可见。右下角的钢筋水泥桥梁和石砌公路护堤隐约可见，平添了画面的人文气息；左下角大片的空间留白突出了山势的高耸宏伟，并留下无限的想象空间。整个画面既层次分明，又浑然一体，予观者以胸襟浩荡、山河壮美之感。

钱松嵒的山水画推陈出新，以他自己特有的创作方式，回应时代要求解决了中国传统山水画表现时代的问题，也深刻影响了一批后辈学者，他的多幅长城作品在联合国大厦、人民大会堂展挂，及被作为国家礼品送给外国政要。

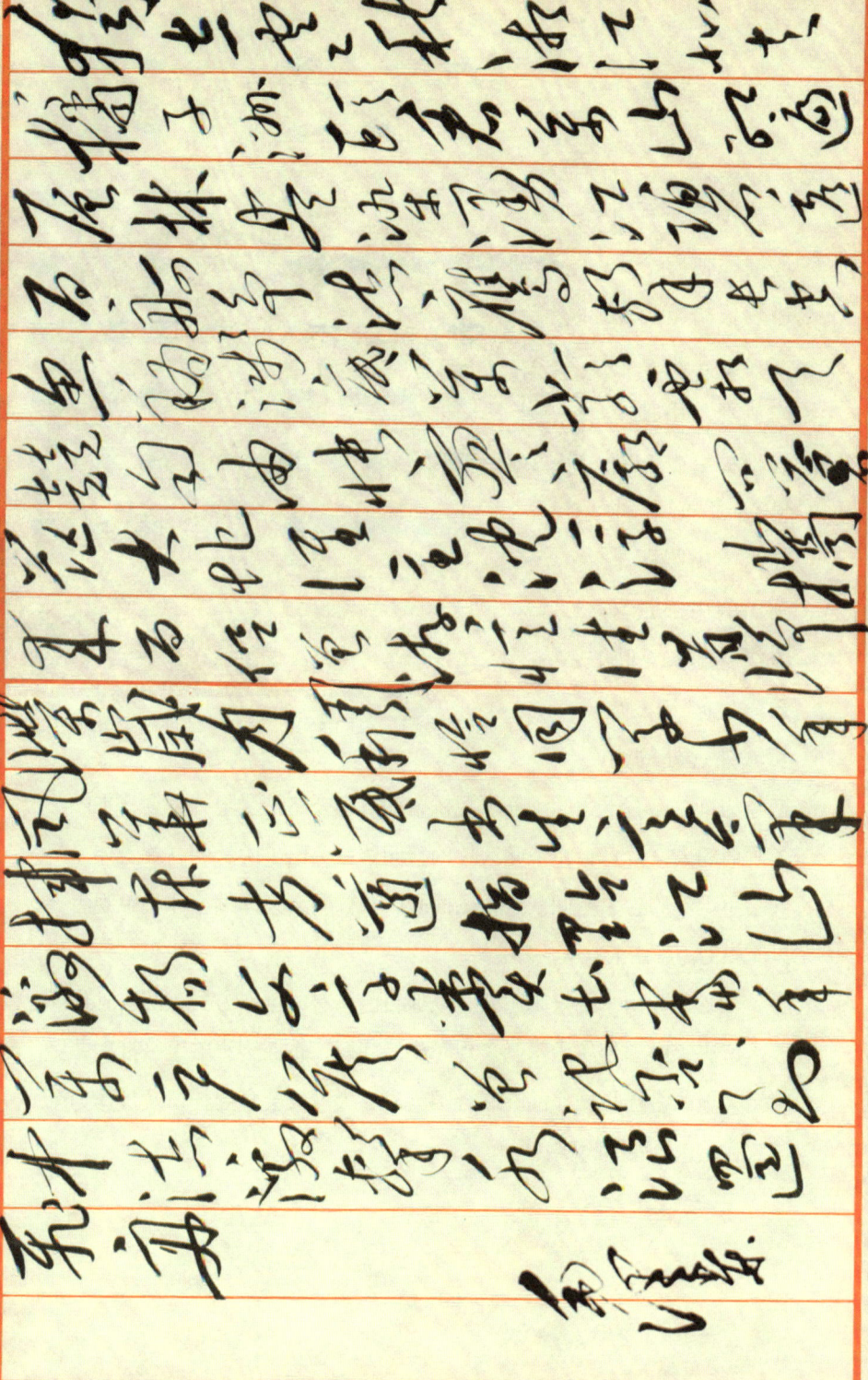

第九章 艺术修养和文化品位（书法、篆刻）

字如其人，心性常随字形而出。字是一个人的另一张名片，是一个人语文素养和文化素养的一部分。中国书法是汉字的书写艺术。它不仅是中华民族的文化瑰宝，而且在世界文化艺术宝库中独放异彩。

> 书者,心画也。
> ——杨雄

字如其人,心性常随字形而出。字是一个人的另一张名片,是一个人语文素养和文化素养的一部分。

中国书法是汉字的书写艺术。它不仅是中华民族的文化瑰宝,而且在世界文化艺术宝库中独放异彩。汉字在漫长的演变发展历史长河中,一方面发挥思想交流、文化继承的重要作用,另一方面其自身又形成了一种独特的造型艺术。书法艺术以其书体、笔法、结构和章法进行书写,使之成为富有美感的艺术作品。

书法艺术博大精深,源远流长,它以汉字为载体,以中国传统文化为背景,以文房四宝(笔墨纸砚)为工具,抒发情感,被誉为无言的诗、无形的舞、无图的画、无声的音乐等。

书法作为一门艺术在我国知识分子中的接受度和普及度均较高,古时候官员和文人大多能写得一手好字,有些还是大书法家。现在中国书法进入了兴盛时期,中小学开设了书法课程,有些家长还让孩子业余时间上书法培训班,许多老干部、老将军、老教授、老中医也都是书法高手,练习书法可以修身养性,提炼精神,涵养真气。

一、书法历史演变与书体

中国书法历史悠久,书体沿革流变,艺术异彩迷人。从殷商时期的甲骨文、金文到秦汉时期演变为大篆、小篆、隶书,至东汉、魏晋的草书、楷书、行书诸书体,散发着各自独特的艺术魅力。

篆书,篆书分为大篆、小篆。大篆是金文、籀文,笔法瘦劲挺拔,直线较多,保留着古代象形文字的特点。小篆也称秦篆,是大篆的简化体,形体均匀齐整,更易书写。篆书名家有秦之李斯,唐之李阳冰和清之邓石如等。

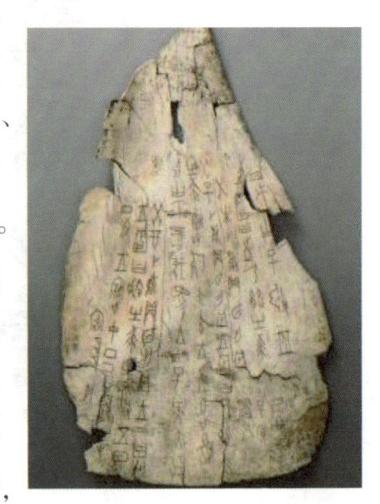

甲骨文

隶书,亦称汉隶。字体庄重,横长直短,略微宽扁,运笔讲究"蚕头雁尾"、"一波三折"。隶书起源于秦代兴盛于东汉,有汉隶唐楷之称。隶书名家有蔡邕、张芝、郑汝器、吴熙载等,名碑有《张

迁碑》《石门碑》《鲜于璜碑》和孔庙三碑等。介于汉隶和唐楷之间还有一种书体——魏碑体，其书法端正大方，质朴厚重，刚劲有力，其行次规范，大小匀称，结构和用笔在隶、楷之间，呈现出过渡性承隶启楷风格。代表作是龙门石窟造像题记和北魏墓志。

楷书，世称正楷，始于汉末，从隶书演变而来，更趋简化。其形体方正，横平竖直，点化规范，起顿分明，在唐代达到高峰，也是现代通行汉字的流行正体。楷书大家有欧阳询、颜真卿、柳公权、赵孟頫等。

草书，草书结构简省，笔画连绵。形成于汉代，为书写方便，在隶书基础上演变而来。有章草、今草、狂草之分。章草是早期的草书，由隶书演变而来，保有隶书笔法的形迹，上下字独立而基本不连写；今草亦称小草，由章草革新而来。为书写简约方便，笔画连绵回绕，字间有连

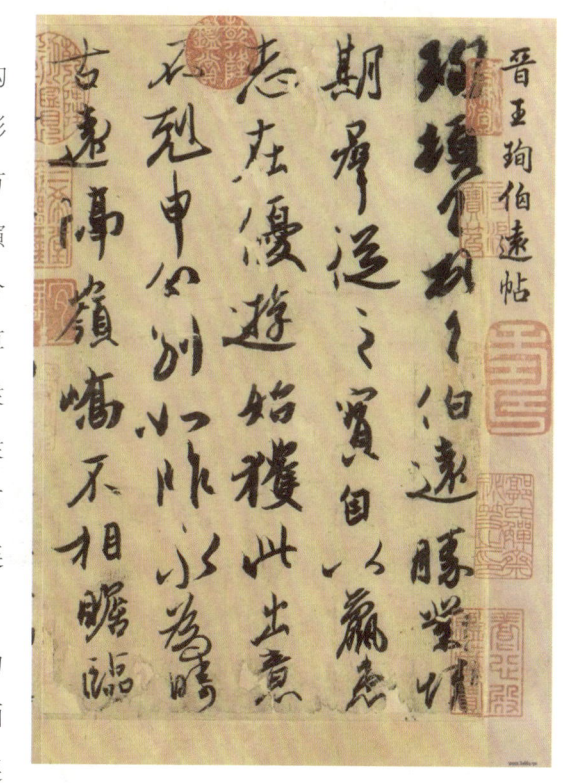

伯远帖　晋　王珣

缀；狂草又称大草，是在今草的基础上将点化连绵书写，笔势连绵而圆转，字形狂放多变。草书艺术较高，在狂乱中呈现优美。草书大家有张旭、怀素、王铎、傅山、林散之、毛泽东等。

行书，行书是在隶书基础上发展而来，介于楷书和草书之间，以弥补楷书书写速度慢和草书难以辨认而产生。"行"是"行走"的意思，因此它不像草书那样潦草，也不像楷书那样端正。楷法多于草法的叫"行楷"，草法多于楷法的叫"行草"。

二、书法欣赏

中国书法运用笔、墨、结构、布白等表现手段,通过线条、点画等表达方式和变化多端的黑白两色,传递着书法者的思想情感和审美情趣,生动表达出中国的哲学思想和艺术智慧。

1.书法欣赏的三个层面

欣赏一幅书法作品,通常可以从三个方面进行。

一是技术层面:主要包括作品的笔法、字法、墨法和章法。笔法最具技术含量,分类方式很多,不同的书法笔法皆不同。但有一个整体的原则即做到笔心常在点画中行走,"提按使转";字法的特征是表达意象,最核心的秘密是动态平衡;墨法是用墨之法,大致分为干、湿、浓、淡、焦五种,核心是遵循自然状态;章法是作品的整体安排布局,即疏密、大小、长高、奇正之变化。

二是作品风格:指书法整体给人的印象和精神面貌、神采气质。比如阳刚美的大气奔放,阴柔美的娟秀柔和,碑体的刚劲有力,草体

的浪漫天真等。

三是作品意境：这是书法欣赏的最高层次，先由书法作品形成意象，进而进化升华为意境。它是作品所呈现出的生命意识和思想境界。这种境界是通过作品，达到书者与观赏者两个主体之间的情感表达与传递。

总之，欣赏书法作品要善于与书者打通情愫，产生共鸣。同时还可以展开联想，使作品形象化、具体化。

2.书法审美

线条美

书法艺术是线条艺术。无论哪种书体都是通过线条表现书法家的个性与情感。汉字的线条可以千变万化，如方与圆、曲与直、粗与细、长与短、浓与淡、疏与密、轻与重、虚与实、斜与正、巧与拙等。在书家笔下，它们有的重如崩石，有的轻如飞花，有的捷如闪电，有的柔如嫩草，千姿百态，各显其妙。总之，书法在用笔、结体、章法上的各种变化，归根到底是线条形态与组合的变化。

意境美

书法的意境是通过书法作品所展现出来的文化情调和文化情境。这种情调和情境是虚实相生等多种创作形式展示出来的，书法艺术甚至文字创新的特点，结合书法书写的点、线等及点线组合等形成的图形画面，能够展现特有的文化场景和文化氛围，甚至这些画面有时与文字的表意功能相得益彰，从而构成特有的文化氛围。这种文化场景

和文化氛围与作者、观者的情绪和情感互相作用，趋于和谐，产生特有的艺术体验和美感享受。

情操美

书法陶冶情操。随着电子技术的进步，书法的文字陈述功能在逐渐减弱，其艺术功能在不断强化。作为一个知识人，在茶余饭后通过练习创作或欣赏书法作品，将客观世界净化，融入抽象的线条及其组合与布局（点画、结体、章法）之中，超然于繁杂的职业事务和社会关系，以牵动其思绪、情感，使之获得隽永的美的享受，陶冶高雅的情操。

心灵美

书法艺术是心灵的艺术。汉代大文学家杨雄指出："书，心画也。"大书法家蔡邕进一步发挥"书为心画"的命题，指出："书者，散也，欲书先散怀抱，任情恣性，然后书之。"就是说，书法应首先舒展人的心境，再恣意发挥情感，然后落笔任意挥洒。"字如其人"某种程度上表述的也是这个意思。实际上，书法线条是书法家心灵颤动的轨迹，是创作者有意识和无意识的内心秩序的展露，所表现和传达的是人与自然、情绪与感受、内在心理与外在宇宙秩序相互作用的生命之歌。

三、书法作品赏析

1.《乙瑛碑》艺术欣赏

《乙瑛碑》的隶书,共18行,每行40字。恒帝永兴年(153)立,碑在山东曲阜孔庙,与《礼器碑》《史晨碑》并称孔庙三碑,为历代书家重视。

此碑为汉隶中的精品,字势开展,古朴浑厚,向背分明,仰俯有致。特别是后半段笔杆倒向左侧的逆向行笔,点画入木三分,甚为高妙。全碑结字看似规整,实则巧丽,字势向左右拓展,书风严谨素朴,用笔方圆兼备,平正中有秀逸之气,为学习汉隶的范本之一。临写此碑,尤其注意"逆入平出",起笔处的逆势不能行迹外露而流俗。

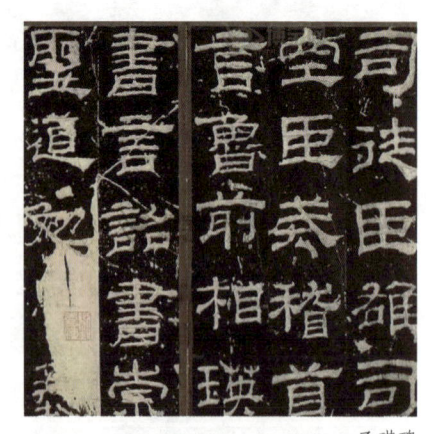

乙瑛碑

2.《兰亭序》书法赏析

> 王羲之（303—361），东晋大书法家，代表作《兰亭序》，被誉为"天下第一行书"。第二、第三行书分别是颜真卿的《祭侄文稿》和苏轼的《黄州寒食贴》。

东晋时期，许多名士经常在风景秀丽的会稽山谈玄论道，放浪形骸。永和九年（353），王羲之与司徒谢安、辞赋家孙绰、谢万等一班文人雅士，在会稽山阴的兰亭，举行了一次风雅集会，曲水流觞，饮酒赋诗，其间作诗约四十首，结集为《兰亭集》。酒酣之时，王羲之乘兴疾书，为其作序，成就了这篇传颂千古的名迹。全文共二十八行，三百二十四字。通篇遒媚飘逸，字势纵横，变化无穷，如有神助，充分体现行书起伏多变、节奏感强、形态多姿、点画相应的特点。

其一是布局天然，采取纵行有序、横无队列、行款紧凑、首尾呼应的方式，行间疏密得当，字体大小参差，错落有致，不求划一，有随风出岫的自然之姿态，得天然潇洒之美。其二是结构多变，通篇结构极尽变化，不求平正与对称，强调欹侧与揖让，不求均匀，强调对比，结体或修长或浑圆。尤其文中有重复字者，则转构别体，避免呆板雷同。以其中二十个"之"字为例，其写法各异，有的平稳舒放，有的藏锋收敛，有的端正，有的流利，变化不一，各具特色，尽态尽妍。

《兰亭序》是书法艺术史上的一座丰碑，他用笔精致、遒劲自然、美轮美奂，把汉字从实用引入注重情趣的境界，标志着书法艺术的觉醒。

《兰亭序》

《兰亭序》

　　永和九年，岁在癸丑，暮春之初，会于会稽山阴之兰亭，修禊事也。群贤毕至，少长咸集。此地有崇山峻岭，茂林修竹，又有清流激湍，映带左右，引以为流觞曲水，列坐其次。虽无丝竹管弦之盛，一觞一咏，亦足以畅叙幽情。

　　是日也，天朗气清，惠风和畅。仰观宇宙之大，俯察品类之盛，所以游目骋怀，足以极视听之娱，信可乐也。

　　夫人之相与，俯仰一世。或取诸怀抱，悟言一室之内；或因寄所托，放浪形骸之外。虽趣舍万殊，静躁不同，当其欣于所遇，暂得于己，快然自足，不知老之将至；及其所之既倦，情随事迁，感慨系之矣。向之所欣，俯仰之间，已为陈迹，犹不能不以之兴怀，况修短随化，终期于尽！古人云："死生亦大矣。"岂不痛哉！

　　每览昔人兴感之由，若合一契，未尝不临文嗟悼，不能喻之于怀。固知一死生为虚诞，齐彭殇为妄作。后之视今，亦犹今之视昔，悲夫！故列叙时人，录其所述，虽世殊事异，所以兴怀，其致一也。后之览者，亦将有感于斯文。

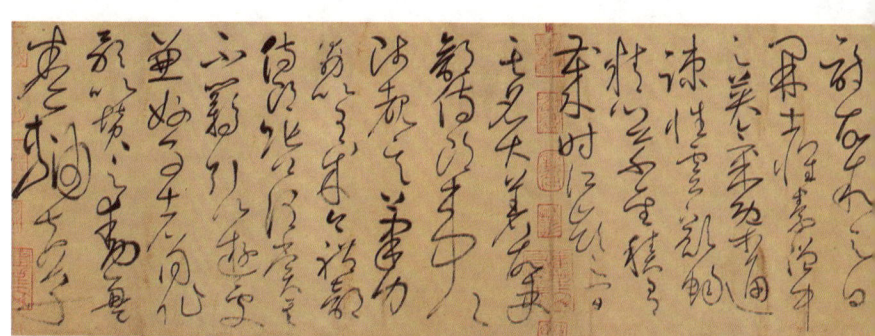

3.《自叙帖》书法欣赏

> 怀素(737—799),唐代杰出书法家,史称"草圣",字藏真,僧名怀素,俗姓钱,永州零陵人,是大历十才子之一,考功郎中钱起的侄子。怀素幼年出家为僧,经禅之暇,锐意草书与张旭齐名,合称"颠张狂素",是中国草书史上的两座高峰。

《自叙帖》是书法家怀素于776年或777年创作的草书作品,其内容为怀素自述生平大略,并兼含颜真卿、张谓、戴叙伦等对作者的赠诗等。

这幅作品通篇为狂草,笔笔中锋,如锥划沙盘,纵横斜直,无往不收;全卷强调连绵草势,一笔书特征明显。结体灵活,错落有致自然,以稳重端庄为主,线条光滑流畅,一笔一画皆如行云流水,一泻千里,有时,又一波三折,飘逸洒脱,自然天真。墨法上则采用渴笔更显苍劲有力。运笔上下翻翻,忽左忽右,起伏摆荡,有急有速,有轻有重。于规矩法度中,奇踪变化,神采动荡,体现了草书艺术的极致。此帖在中国草书史上承前启后,在书法领域影响深远,人称"天下第一草书",其与《小草千字文》一道是最常用的草书法帖。

《自叙帖》

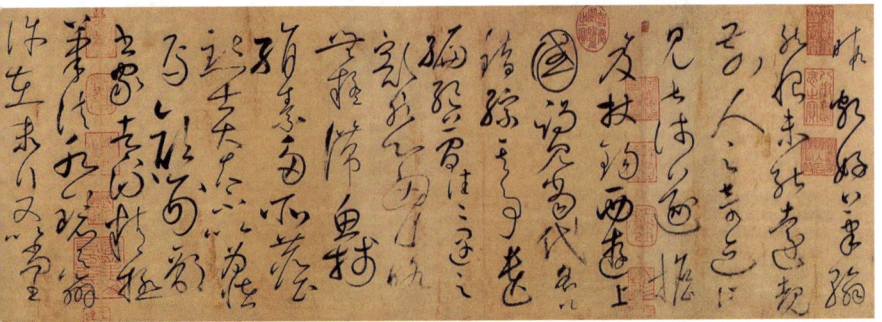

4.《篆书对联》欣赏

吴昌硕（1884—1927）又名俊卿，书画家，清末"海派四大家之一"，楷书学颜鲁公，隶书学汉石刻；篆学石鼓文，用笔之法受邓石如、赵之谦等人影响，以在临写石鼓文中融会贯通，形成自己独特的风格。

这幅篆书七言对联，其篆书貌似石鼓，但其体势已变，其下笔的烂漫肆意，体势的左低右高，临石鼓文的圆方结体转变为长，形成气酣势奇的纵意。其线条笔画的遒劲凝练，醇厚郁勃，于拙朴古貌显出新时代的墨气，这是最出新意之处。而起用笔的圆转精熟，刚柔并举，都在体现着特有的气格品质。

译句：贤如宣子识嘉树
　　　古有栗里多黄花

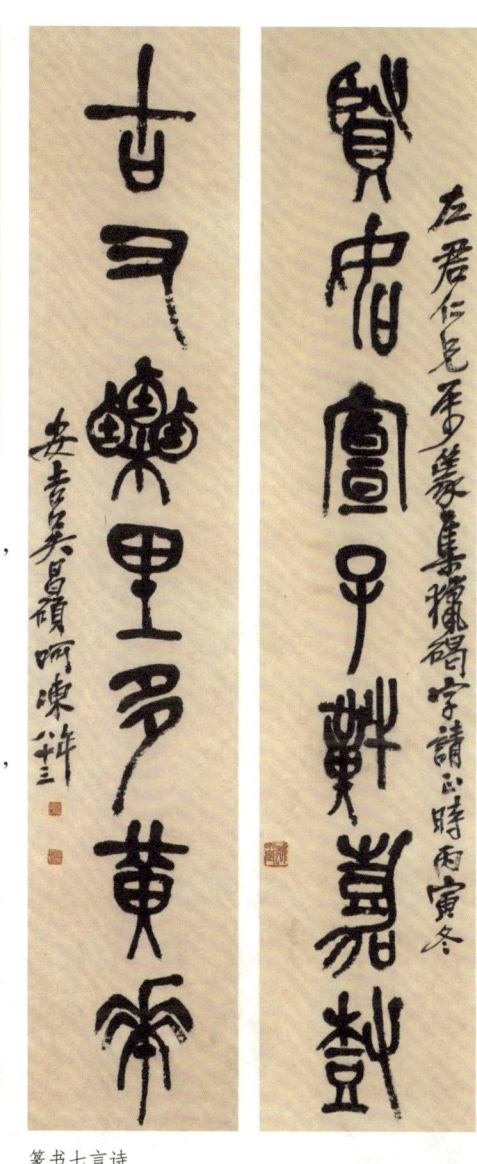

篆书七言诗

5.《祭侄文稿》书法欣赏

> 《祭侄文稿》是唐代书法家颜真卿创作的行书作品。唐玄宗天宝十四年（755）安史之乱爆发。平原太守颜真卿联络其从兄常山太守颜杲卿起兵讨伐。次年叛军攻陷常山，颜氏一门被害30余口。

唐肃宗乾元元年（758），颜真卿命人到河北寻访少侄季明的首骨携归，援笔作文之际，悲愤交加，情不自禁，一气呵成。

此稿打破晋唐以来结体茂密、字形稍长的秀娟飘逸之风，形成了一种开张的体势，结体宽博舒朗，疏密得体。其线条遒劲舒和，笔法圆转，笔锋内含。其章法恣意灵动，浑然天成，字距行距时疏时密，随情而动，心随笔到，圈点涂改随处可见，其布局自然天成。

作品前几行交代时间和个人身份，情绪尚属平稳，心情比较沉重，行笔较缓，线条凝重缓慢，章法和谐自然。但从"惟尔挺生"开始到"百身何赎"用笔豪放，章法左右飘忽不定，字距和行距变化较大，甚至形成跳跃性的变化，接下来的"呜呼哀哉"到全文结束"尚飨"二字戛然收笔，章法从行草变为大草，压抑的情感爆发出来。从第10行的"顺""尔"之间到第21行的"及"字顶部共有5处留白，形成作品的透气窗口，与第8~23行的7处涂改部分的茂墨对比，产生强烈的视觉冲击，造成了"疏可走马，密不透风"的强烈反差，给人以畅快淋漓的感觉，使悲愤情绪得以宣泄。

作品的墨法苍润，浓浇枯湿，流畅干练，挥洒自如。全文近300字，只用了7次蘸墨，最多一笔写下53字。其干枯墨痕出现难以控制的

伤痛轨迹。从"维乾"到"诸军事"蘸第一笔墨,墨色由浓变淡,笔画由粗变细;从"蒲州"到"季明"蘸第二笔墨,笔墨变化如然,但连笔牵丝较多,反映作者情感激动的变化;从"惟尔"开始,因要思考内容、蘸墨,涂改、枯笔增多;从"归"始,墨色开始浓润;"父陷子死,巢倾卵覆"八个字墨色浓厚,充分反映出书者失去亲人的痛苦。"天下悔"三字以后,随着心情的不可遏制,越往后越挥洒自如,无所惮虑。两个"呜呼哀哉"的狂草写法,足见书者悲愤之情不可言

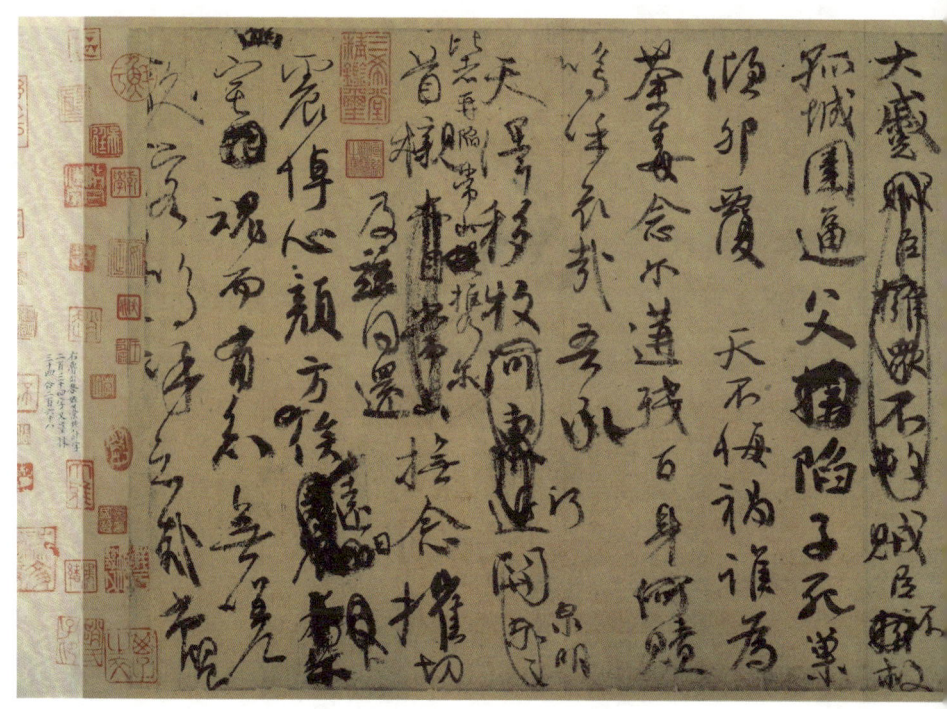

状。最后的三行如飞瀑流泉,急转直下,给人留下了无穷的回味。

由于作者心情悲愤,书写时情绪难以平静,错误之处甚多,时有涂抹,但正因如此,此稿写得凝重峻涩而又神采飞扬。通篇波澜起伏,时而沉郁痛楚,声泪俱下;时而低回掩抑,痛彻心扉。其是以真挚情感驱运笔墨,坦白率真激情之下,不计工拙,随心所欲进行创作的典范。个性之鲜明,形式之独异是书法创作表达情感的典范,作品所蕴含的情感力量强烈地震撼着每位观赏者。

《祭侄文稿》

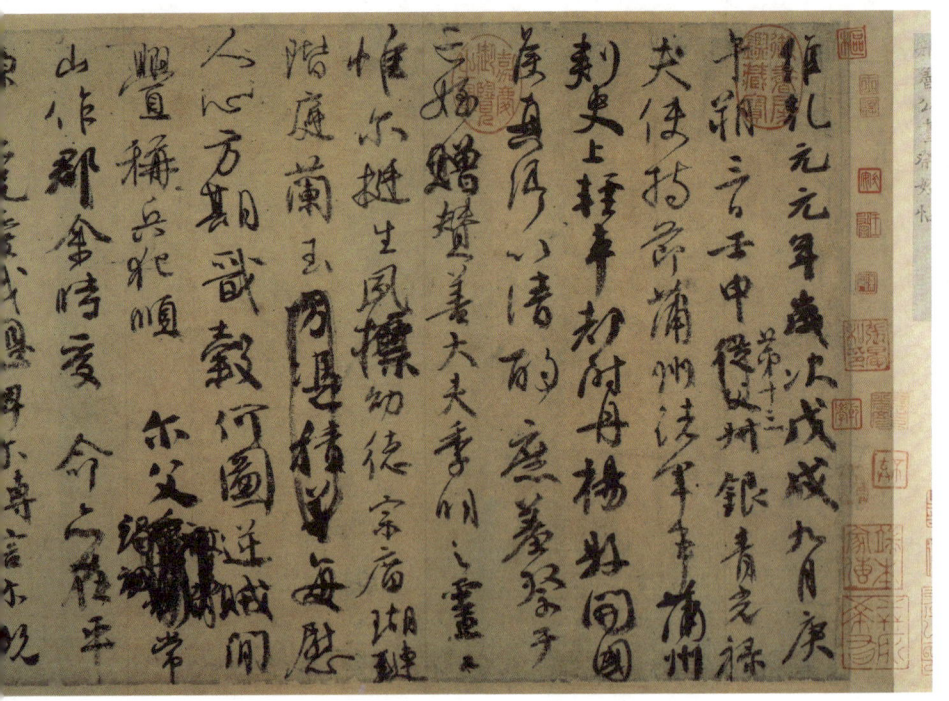

《祭侄文稿》

维乾元元年，岁次戊戌九月庚午朔三日壬申，第十三（"从父"涂去）叔银青光禄（脱"大"字）夫使持节、蒲州诸军事、蒲州刺史、上轻车都尉、丹杨县开国侯真卿，以清酌庶羞，祭于亡侄赠赞善大夫季明之灵曰。惟尔挺生，凤标幼德，宗庙瑚琏，阶庭兰玉，（"方凭积善"涂去）每慰人心，方期戬谷，何图逆贼闲衅，称兵犯顺，尔父竭诚，（"□制"涂去，改"被胁"再涂去）常山作郡。余时受命，亦在平原。仁兄爱我，（"恐"涂去）俾尔传言，尔既归止，爰开土门。土门既开，凶威大蹙（"贼臣拥众不救"涂去）。贼臣不（"拥"涂去）救，孤城围逼，父（"擒"涂去）陷子死，巢倾卵覆。天不悔祸，谁为荼毒。念尔遘残，百身何赎。呜呼哀哉。吾承天泽，移牧河关。（"河东近"涂去）泉明比者，再陷常山，（"提"涂去）携尔首榇，及兹同还。（"亦自常山"涂去）抚念摧切，震悼心颜，方俟远日，（涂去二字不辨）卜（再涂一字亦不辨）尔（"尔之"涂去）幽宅（"相"涂去）魂而有知无嗟久客。呜呼哀哉。尚飨。

6.《题画三首之一》条幅

王铎（1592—1652），字觉斯，号十樵嵩樵，山西省洪洞县人。明天启二年（1622）进士，任南京礼部尚书、东阁大学士，清授礼部尚书、弘文院学士，明末清初大书法家。

王铎善书法，与董其昌齐名。其书风上追"二王"，广猎各家，书法用笔出入规矩，张弛有度，却又流转自如，力道千钧极具个性和

审美趣味，即能够将自己的思考和情感传之笔端。

　　此条幅是王铎晚年59岁所作，行书中偶夹草书，结体平正中带左欹右侧的变化，以行书的直笔和草书的曲笔，墨色的浓润粗重和枯淡细巧形成的多种变化，构成全幅的节奏趣味。格调苍雄端庄，显示出人书俱老苍劲雄伟的气势。从中既可看到"二王"秀丽典雅的气质，又可看到汉碑、颜真卿的刚劲古朴、法度严谨的风韵以及米芾的洒脱、峻峭的笔势，是一幅难得的优秀作品。

译文：
春至留寒意，阳山气乍晴。
人来如有约，水伏欲无声。
罨画闻禽过，青苍待鹿行。
悠悠朝市远，辗转是何情。

《题画三首之一》

7.《学杨少师书》扇面

> 董其昌(1555—1636),明万历十七年(1589)进士,授翰林院编修,历任湖广、福建副提学、南京礼部尚书等职。擅长山水画和书法,为华亭画派杰出代表,书法出入唐晋,有"颜骨赵姿"之美,且自成一格。

这幅《学杨少师书》是董其昌草书扇面,内容是陈子昂的五律诗《晚次乐乡县》。此幅扇面书法写得非常激越跳宕,技法娴熟。董其昌作为书法老手,利用扇面纸熟,且有折痕的特点,化短为长,其字体大小搭配,相互映衬,线条墨色变化别有意韵。

> 译文:故乡杳无际,日暮且孤征。川原迷旧国,道路入边城。
> 野戍荒烟断,深山古木平。如何此时恨,噭噭夜猿鸣。

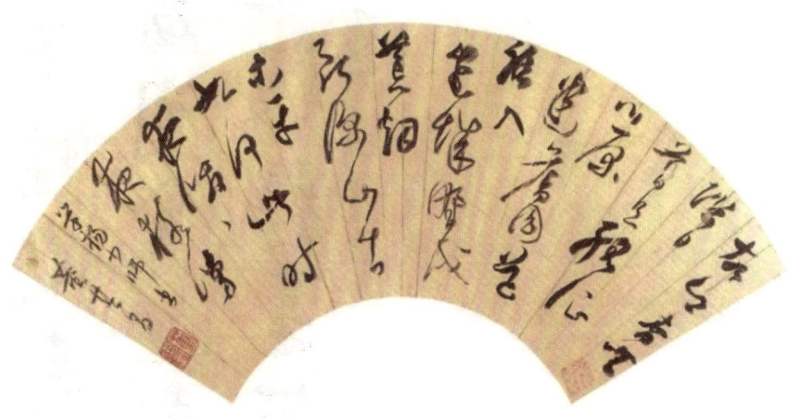

《学杨少师书》 扇面

四、篆刻

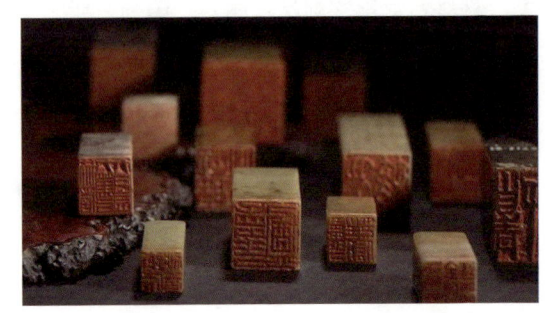

篆刻艺术，是结合书法（主要是篆书）和镌刻制作印章的艺术，也是汉字特有的艺术形式。2008年，北京奥运会即是刻着一个奔跑着的人形的"文"字的徽章，蕴含着浓厚的中国文化韵味和人文含义，且极具美学价值。

篆刻起源于先秦，盛兴于汉，随后衰落，于明朝开始复兴，清代达到高潮，有3700多年历史。在秦以前，篆刻称为玺，秦汉为官印，宋唐时有官印和私印之分。明清时以文人印章为主，追求艺术效果。早期的篆刻材料主要是玉石、金、牙、角等，明清时代石材在篆刻中大量应用，为篆刻艺术的普及和流派发展创造了条件。

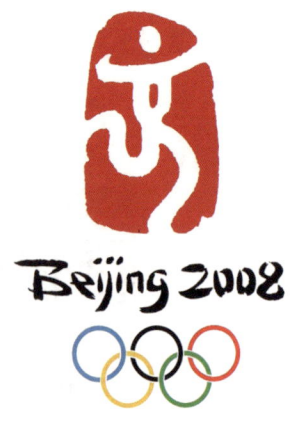

北京奥运会会徽

1.篆刻的知识

材料：常用篆刻材料印石，因为石质印材柔、脆、坚硬适中，易于受刀，并能表现出特有的金石韵味，明清以来被广泛使用。石印由于产地较多，质地各有差异，以青田石、寿山石为好，产量较多，价廉物美。

青田石产于浙江青田县，有黄、白、绿等色，石质温润，细润易刻，以有冻者为珍贵（灯光冻、鱼脑冻、封门青等）。

寿山石产于福建福州，石质微腻，受刀不如青田石爽快，有红、黄、白、蓝、青等色，以田黄较为珍贵。

昌化石产于浙江临安市昌化镇，色呈黄、黑、红、白、灰等。质润可刻，但走刀不如青田石爽快。昌化石中有一种鲜红色如鸡血者，俗称鸡血石，最为名贵。其中沙钉与石筋较多，入刀挑战性大。注意有些商家用内蒙古赤峰市产的巴林石，有的红似鸡血，以冒充鸡血石。

工具：篆刻工具有印刀、印床、砂纸、印规、笔墨、印泥、印纸等。

广陵王玺

张之洞印

2.篆刻艺术发展史

篆刻是一门综合性艺术，直溯汉文字渊源，旁通书画之理，与诗书画等姊妹艺术有着千丝万缕的联系，又兼涉镌刻艺术，内含人品性格和文学修养，从内到外都散发着强烈的艺术感染力。

"印宗秦汉"是篆刻者的座右铭，秦汉是篆刻史上的一座丰碑，传世的作品不少，但宋元以后，文人篆刻才逐渐拉开序幕，此前篆与刻是分离的，由文人和工匠合作完成。宋元以后由于石材的使用，文人开始自篆自刻，主动追求，艺术性和可视性大大提高。明清之际强调"印从书生"，提出"以刀法传笔法"，出现大量名家，比如，明中期的文彭、何震等；清初的程邃、林皋等；清中期的西泠前四家、后四家、"皖派"代表邓石如等；晚清的皖浙融合派赵之谦、吴昌硕等，民国的来楚生、齐白石、陈半丁等大师级人物。

3.篆刻作品的解读和审美

篆刻是视觉艺术，讲究视觉效果，其一看章法，字法和刀法。章法是分红布白是否平衡、醒目；字法看配篆是否统一和谐，相互照应，腾挪变形有度；刀法则看是否娴熟，自然得当，达意刀比，轻重徐急且富于节奏。其二看形制，篆刻的三要素都是通过"形"表现出来的，如形式（随意形，加分栏）适当，阴刻或阳刻，印文布局是否合理，边框与印文是否协调等。其三是意境，"意"是判断作品生命力和艺术感染力的重要因素，无论是工整还是写意，作品的意态意趣，或雅淡安宁，或生猛活脱，还是工巧意拙，为理解和审美篆刻作品提供广阔的联想空间。

五、书画作品上的印章（篆刻）

1. 印章的艺术作用

发挥印章的艺术作用，使书、画、印合璧生辉是中国书画的一大特色。书、画、印相映成趣，不但使书法绘画增色、活跃气氛，起到"锦上添花"的效果，且能调整重心，补救布局上的不足，起到稳定平衡的作用。书画作品上署名盖章，以示郑重，防止伪造，盖上富有雅趣寓意的闲章，还可寄托作者的情趣，产生更美更强的艺术感染力。

2. 书画作品上的常用印章

书画作品上的常用印章有姓名章、闲章和鉴赏章三类。

姓名章：姓名章是题款署名用章，姓名有连在一起也有分开的。姓名章一般分朱文（阳文）、白文（阴文）两种。一幅作品上盖两方姓名章时，最好一朱

半梦半醒

抱朴斋

悲欣交集

笔墨锤艺
笔阵独扫千人军
碧潭观鱼
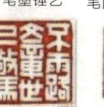
不露文章世已惊

不怕人笑

不如念佛

闲章选粹一

一白，两章大小相宜。

闲章：闲章也称布局章，包括引首章、栏边章、压角章和拦腰章。

引首章是盖在作品的右上角，又称"随形章"，是随石料的造型顺势而刻的。常用引首章有斋号章和雅趣。斋号章是书画家斋号，如"松风阁""赏雨轩""雪溪堂"等；雅趣章是富有寓意和雅趣的诗词或语句，或富有哲理的警句。如"艺无涯""精于勤""淡泊明志""广采博取""江山万里心""心慕手追"等。顾名思义，栏边章、压角章和拦腰章是盖在作品边、角或腰部的闲章，通常起平衡、补白等作用。

鉴赏章：鉴赏章是鉴赏收藏用章，如××收藏、××鉴赏等。

3.钤印的讲究

书画作品的钤印，有一定的法度，不可能随意钤印，否则盖印不当，反而弄巧成拙，破坏了作品的艺术效果。一般应遵循的法度有大小适宜、轻重权衡、位置恰当、数量宜少。

此外，印章的风格应和作品的风格相一致。

笔墨长留天地间

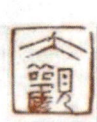
大观

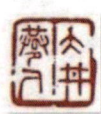
大井燕人

大朴不雕

不拘一格降人才

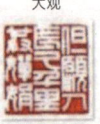
但愿人长久千里共婵娟

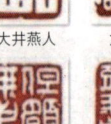
但愿无事

但愿心头无事

闲章选粹二

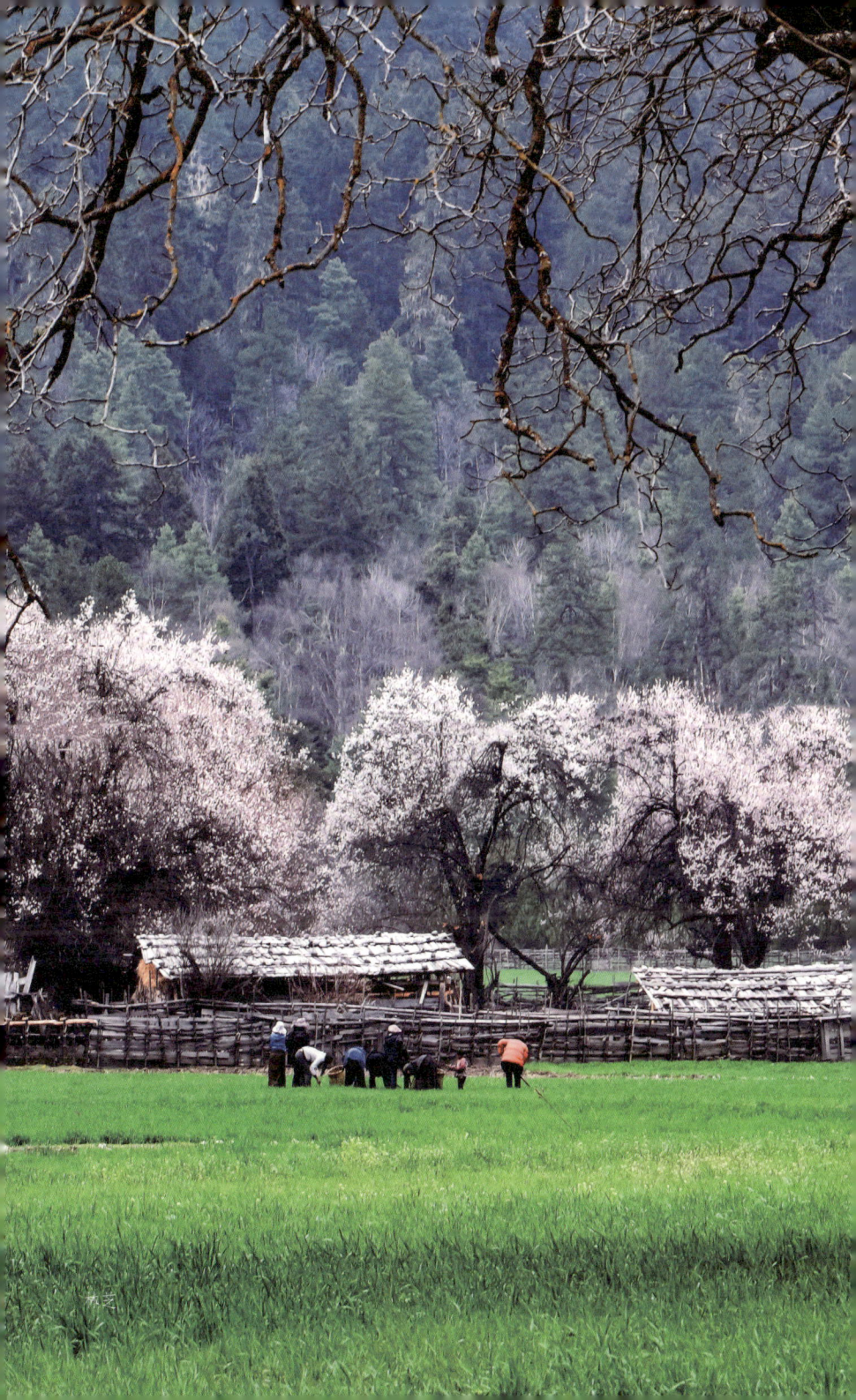

第十章 音乐与人生

> 音乐是人类情感的摹写,是人的情感的艺术化呈现。
> 音乐是人类共同的语言,也是一种接受度最高的艺术。
> 没有音乐的世界是枯燥的世界,不喜欢音乐,不会欣赏音乐的人生是极其乏味、毫无意义的人生。

音乐是人类情感的摹写,是人的情感的艺术化呈现。

可以说音乐是人类共同的语言,也是一种接受度最高的艺术。没有音乐的世界是枯燥的世界,不喜欢音乐,不会欣赏音乐的人生是极其乏味、毫无意义的人生。

随着声音和意象顺时间展开而流动,音乐实时地传达情感和审美感受,或热情奔放,或庄严肃穆,或细腻缠绵,或如泣如诉。音乐也是一种接受度最高的艺术,被称为"人类灵魂之友"。每一首经典的音乐都是一套真实情感的心灵密码。如果说生命的进化过程可以升华为一首动人的音乐,那么音乐中必然浸润着人生的智慧与情感,蕴含着人生的哲理,蕴含着人生的酸甜苦辣、悲欢离合和起伏跌宕。

欣赏音乐是一种美的享受,如果你经常听音乐,尤其是古典音乐,你会在不知不觉中慢慢地丰富自己的修养与内涵。

一、音乐的基本含义

音乐是通过用声音组织构成的听觉意象,来表达人们思想感情与现实生活的一种艺术形式,也是最能即时打动人的艺术形式之一。随着旋律响起,人们往往无法拒绝地立即处于音乐的氛围之中。

声音的艺术:构成音乐意象的声音,是一种有组织、有规律的和谐的声音,包括旋律、节奏、调式、和声、复调、曲式等要素,总称

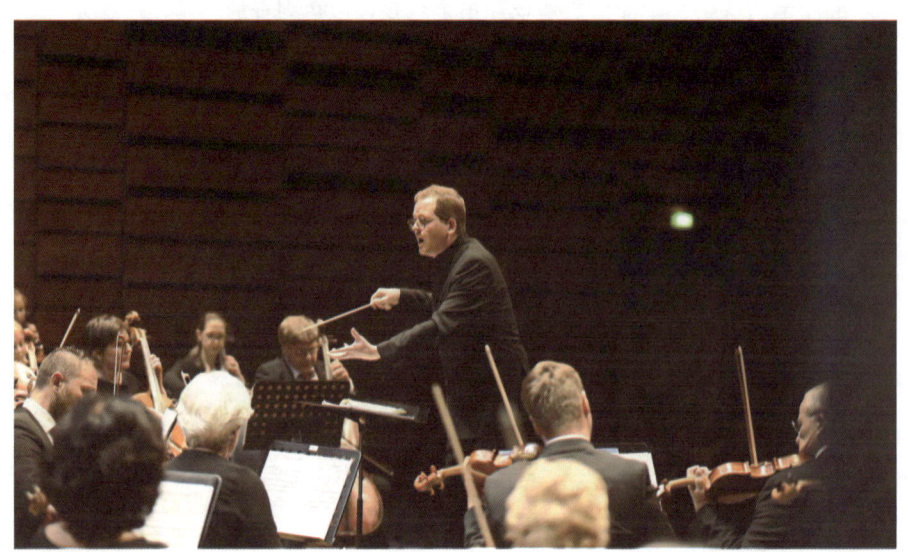

为音乐语言。

听觉的艺术：艺术家把个人的多方面的感受，通过形象思维凝聚为听觉意象，用具体的音响形式表现出来，而人们在欣赏音乐时，由于同感作用产生丰富的联想和想象（也可能引起视觉意象），进而引起强烈的情感反应，获得美感并为之感动。

情感的艺术：音乐是所有艺术形式中最擅长抒发情感，最能打动人心弦，被称为"人类的心灵之友"。因为音乐的声音形态与人类情感之间存在着较好的相似性，具有某种同构关系。欣赏音乐是一种美的享受。比如你经常聆听古典音乐，就会不知不觉中慢慢地丰富自己的内涵与修养，或许还能体会到一点由内而外的升华。

时间的艺术：与雕塑、绘画等艺术使人一目了然不同，音乐的声音和意象要在时间里展开，顺时间而流动。音乐欣赏也是随着时间，从细节和局部开始，到高潮再到尾声，直到全曲结束，才会留下整体的印象。音乐真实地传达情感和审美感受：或热烈奔放，或庄严肃穆，或缠绵细腻，或如泣如诉。此外，音乐作品须通过表演的中间环节，把作品的意象传达给欣赏者，表演是音乐的二次创作的过程。

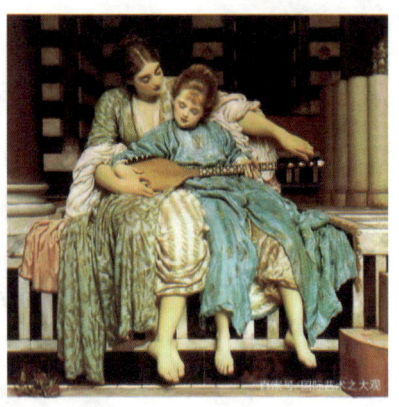

《音乐课》［英］莱顿

二、音乐欣赏

1. 如何欣赏音乐

如何欣赏音乐，是一个既复杂又简单的问题。说它简单是因为音乐好听，只要你觉得好听，你喜欢听，你就去多听，取得感官的愉悦。中央音乐学院周宏海教授有一个精彩的讲座《走进音乐的世界》，深入浅出，妙趣横生，广受欢迎。他用通俗生动的讲解，增强了人们对音乐的了解和理解。其中两个著名观点，很有见地，其一，"音乐何需懂"，他认为我们听不懂音乐没关系，因为音乐不能直接表达那种视觉性和语义性内容，没必要用文学的、美术化方式解说音乐；其二，"听懂音乐很容易"，指出听音乐需要我们调动和调整我们的联觉机制，即听觉与其他感觉（视觉、味觉、嗅觉、触觉等）的联系，发挥丰富的联想，使音乐这样一个纯音乐的艺术得以表达听觉以外的内容，达到更好的欣赏体验。周教授的观念能够极好地帮助大多数人怎样去欣赏音乐。

由于音乐具有巨大的感染力，会使你被感动。它的委婉旋律，或

鲜明节奏，或悦耳和弦，甚至缠绵的歌词，深深地吸引着你。由于被吸引、被感动，你便会产生某种冲动，会去思考为什么这音乐让你感动，并试图去理解它。这时你会去了解和学习一些相关的音乐知识，比如什么是旋律、曲调、和声、创作背景和所属流派，甚至音乐的曲式主题和思想内涵。结合这些音乐知识和背景资料，你对音乐的理解和感悟会更深，这时你将会更加热爱音乐，并从中获得别样的享受，收获更多的快乐，你会沿着音乐欣赏的道路继续前进。

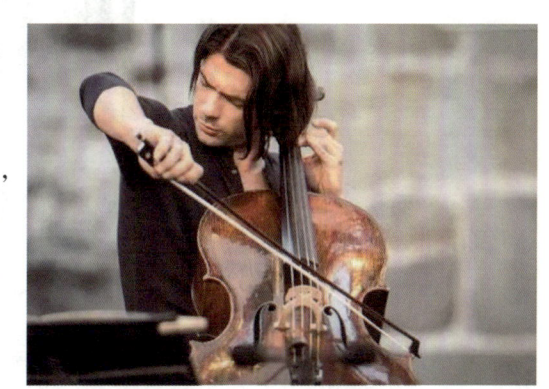

2.音乐欣赏的阶段性

音乐欣赏一般会经历一个由浅入深的过程，大致可分为三个阶段：即感性欣赏阶段、理性欣赏阶段和知性欣赏阶段。

感性欣赏阶段

感性欣赏是音乐欣赏的初级阶段，欣赏者所追求的是感官的愉悦，比如动听的旋律、悦耳的和声、有规律的节奏、起伏的响度等，让你感受到无比欣悦。例如我们听《蓝色多瑙河》这首名曲，只是被它那起伏的旋律和三拍子圆舞曲节奏和它的有关故事所吸引，也许我们并

不知道三拍子圆舞曲为什么吸引人，也不知道它与其他圆舞曲有什么不同，但我们觉得它好听，会被它感动。

理性欣赏阶段

相对于感性欣赏阶段的被动欣赏，理性欣赏阶段是主动欣赏。这是音乐欣赏的第二道大门，进入这里，我们要了解音乐构成的要素：旋律、节奏、曲调、音色、和声；知道音乐的流派，什么是巴洛克音乐，谁是浪漫主义的代表，什么叫变奏曲，奏鸣曲和奏鸣曲式有什么不同；我们还要认识巴赫、莫扎特，体会贝多芬、柴可夫斯基、拉赫玛尼洛夫等。借助这些音乐知识和背景知识，加深你对音乐的理解，你会知道不同音乐的主题、风格和含义，你会被音乐所表达的情感和主题吸引和感动，你会主动地选择你喜欢的音乐去追寻、去聆听，并从中获得慰藉和欢乐。

知性欣赏阶段

这是在前两个阶段基础上的进一步提升，此时你是用自己的情感去体会音乐。当音乐响起时，你的情感的浪花将随之泛起，或与巴赫交流，或是随马勒神游，或是听莫扎特的诉说，或是随施特劳斯起舞，或悲哀叹息，或忧郁彷徨，或低沉，或激昂，甚至投入到与命运抗争的战斗……此时，你的身心与音乐已融为一体，你也不知不觉发生了变化：你的谈吐和见解更超群，你的气质和涵养也提升了，你的阅历更丰富，你的眼界更开阔。总之，在音乐的道路上，你进入了音乐欣赏的自由王国。

音乐欣赏的三个阶段，并不是绝对分开的，三者之间有一定的重

合,大多数业余音乐爱好者处于欣赏的第二阶段或第二与第三阶段之间。也许人们可以把音乐欣赏的三个阶段去类比禅宗的三重境界之说,或者王国维的做学问三境界之说,我看并不尽然,音乐欣赏既不是修禅,也不是做学问,是一个轻松快乐的过程。

无疑,欣赏音乐对提高人们的人文修养和艺术品位有绝大的好处,现实生活中也的确有许多从事各种职业的人,他们都选择音乐作为自己的业余爱好,并从中获得很好的收获。

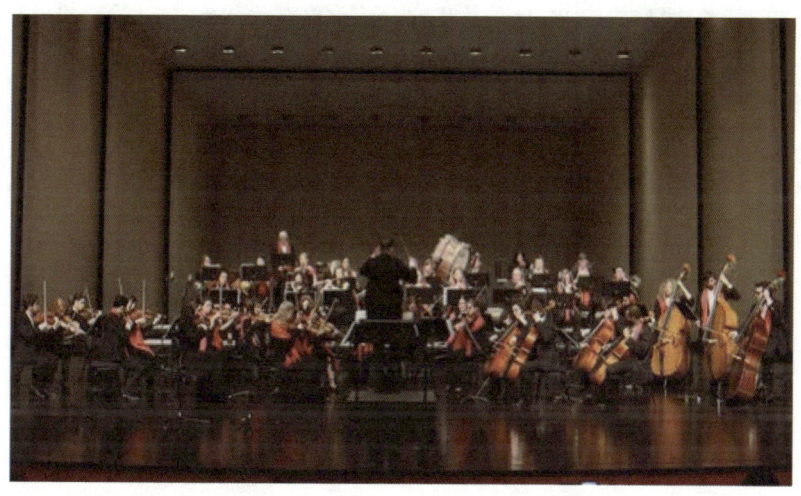

三、音乐与人生

音乐是人类情感的艺术化呈现。音乐作用于听觉,由动听而到动情,从心灵流向心灵。音乐在展示自身独特魅力的同时,也在散发着人类至真、至善、至美的情感。每一首经典的乐曲都是一套真实情感的心灵密码,它将乐者与听者的心紧紧相连,无论古今中外,只要音乐响起,只要是真情咏叹,就会有跨越时空的心灵对话,就会有高山流水之间的千古知音的空旷回响。

每一种人生都记录着一个生命个体的成长轨迹,既有人类共性的起承转合,又有宇宙苍生独一无二的生命形态。一个人的诞生和成长正如一首乐曲的创造和展开,包含着情感的交融与孕育的煎熬,包含着成长的欢乐与烦恼。

每一首音乐都承载着作者和听者对人生的体验与感悟,甚至是音乐家一段人生经历的真实写照,于是音乐中必然浸润着人生的智慧与情感。生命的进化过程可以升华为一首动人的音乐,如果说音乐艺术也蕴含着人生的哲理,那么音乐本身则蕴含着人生的苦辣酸甜,悲欢

离合,起伏跌宕。

人生阶段不同、境遇不同,其心境也不同,欣赏不同的音乐犹如品味不同的人生故事。比如听马克西姆《克罗地亚狂想曲》时,你会心情激动,它激昂、狂放又不失稳定的旋律,会激发你的斗志与雄心;当你聆听《且听风吟》(朴树)和kiss in rain,你眼前会浮现一对白发苍苍的老人,他们十指相扣,满面笑容地在阳光中或风中行走,你会想起《最浪漫的事》的歌词:"我能想到最浪漫的事,就是和你一起慢慢变老。"听着此曲,你也仿佛呼吸着被细雨净化过的空气,扫去内心已经积满的尘埃,不禁回忆连连,感动不已;当你聆听大提琴家豪瑟与吉他演奏家切库华金·罗德里格共同演奏的《阿兰胡埃斯协奏曲》时,黄昏沉落,时间消逝,心中涌起难以言喻的忧伤,这种忧伤似乎引导通向时间和宇宙的深处;而随着《故乡的原风景》那轻柔、纯净、潺潺流水般的乐章的静静展开,你会想起故乡、童年和家人。

音乐就是这样渗透我们的心灵,让我们用心灵去感受,去聆听吧。

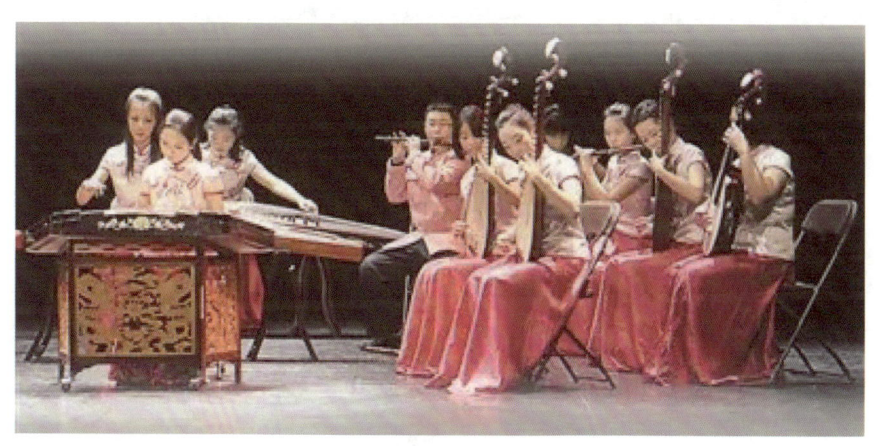

四、音乐治疗

音乐治疗是以音乐的实用性功能为基础,按照系统的治疗程序应用音乐或音乐相关的体验为手段治疗疾病或促进身心健康的方法。

值得一提的是,音乐和治疗自古就有联系,早在古希腊神话中,阿波罗就同时主管医疗和音乐。中文繁体字的藥(药)字,便是在樂(乐)字上加草字头,以为音乐是可以听的"药",具有悦心、励志、启智和治病的作用。20世纪初,音乐疗法逐渐被现代医学接受。医疗和护理的过程中有了音乐,患者的心理和生理都能得到改善,在手术室和病房播放音乐也会收到良好的效果。

音乐治疗的适应人群比较广泛。基于音乐治疗的机制,音乐可以改善大脑皮层功能,作用于下丘脑和大脑的边缘系统对人的情绪进行双向调节,促进神经递质和脑肽的分泌,有镇痛和安眠作用。音乐还可以应用于儿童早期的智力开发和智力障碍及自闭症儿童的治疗。

由于现代社会节奏太快,许多人处于一种紧张、焦虑、失眠的亚健康状态,而音乐对于这群普通的健康或亚健康人群缓解压力,帮助睡眠,促进身心健康具有很大裨益。

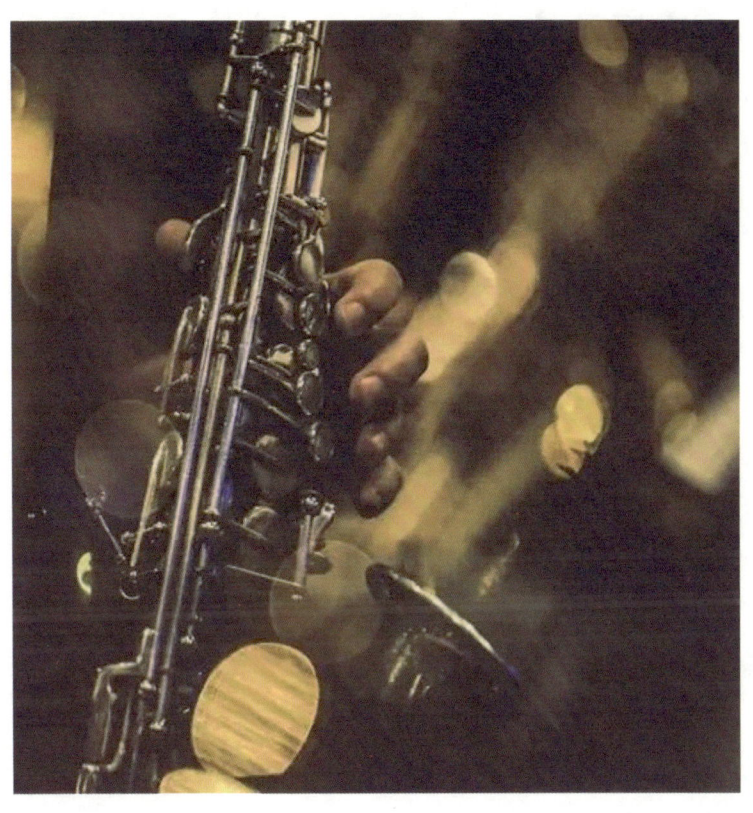

五、音乐治疗曲目推荐

催 眠

德彪西	《梦》《月光》
皮尔金顿	《晚安,可爱的小精灵》
巴赫	《萨拉班德》《阿里沃索》
莫扎特	《长笛竖琴奏鸣曲》
拉威尔	《悼念公主的帕凡舞曲》
肖邦	《摇篮曲》

治疗失眠

拉威尔	《水之游戏》
德彪西	《梦》《水之精灵》
贝多芬	《浪漫曲》
肖邦	《前奏曲》
福莱	《月光》
舒曼	《梦幻曲》
格鲁克	《精灵》
巴赫	《德堡变奏曲》
门德尔松	《仲夏夜之梦(夜曲)》

降血压

马斯涅	《沉思》
德沃夏克	第九交响曲《新世界》第一乐章
贝多芬	第六交响曲《田园》、第二十三钢琴奏鸣曲《热情》、第八钢琴奏鸣曲《悲怆》第一乐章
施特劳斯	《维也纳之春》

缓解疼痛

阿鲁比诺	《柔板》
魏斯	《幻想曲》
舒曼	《幻想曲》
格里格	《钢琴协奏曲》
西贝柳斯	《悲伤圆舞曲》《图内拉的天鹅》
克莱斯勒	《爱的欢乐》《美丽的罗斯玛琳》

缓解身心疲劳

马斯内	《沉思》
巴赫	《小步圆舞曲》
莫扎特	《小步圆舞曲》
肖邦	《幻想即兴曲》
德沃夏克	《诙谐曲》
格里格	《精灵的舞蹈》
弗莱加	《天使小夜曲》

消除焦虑

巴赫	《四大键琴协奏曲》《大调小步舞曲》
维瓦尔迪	《海的岚》
柴可夫斯基	《那不勒斯舞曲》
罗西尼	《威廉·退尔序曲》
贝多芬	《摇篮曲》《D大调小提琴协奏曲》第一、三乐章

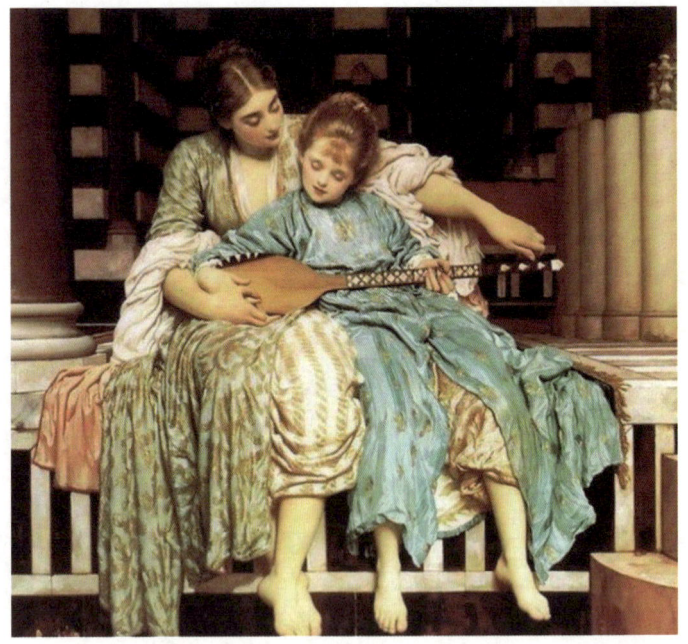

《音乐课》 弗雷德里克·莱顿 1877年 布面油画 92.8cm×1181cm

《音乐课》是一幅十分温馨的作品,画中女教师清秀美丽,小女孩天真烂漫,纯真无邪,表情认真,十分可爱。人物表情、服饰和背景描绘得十分生动、恬静、和谐、典雅,流动着浓浓的情感。

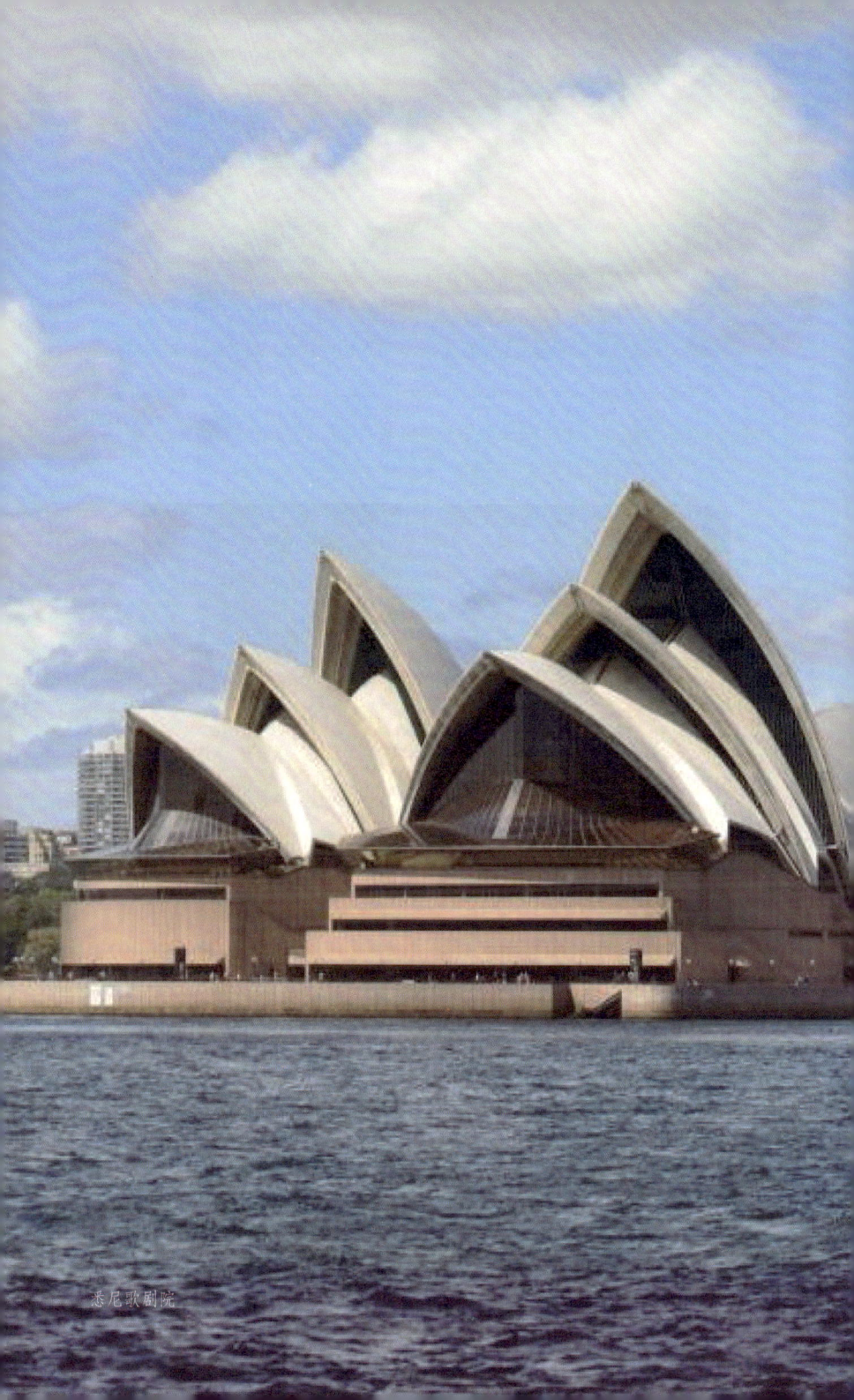
悉尼歌剧院

第十一章 建筑与人生

建筑创造一种人为的空间环境,为人们从事各种活动提供场所。从人文的角度审视建筑,会给我们以哲学领悟,让我们享受建筑带来的艺术之美。

> 建筑创造一种人为的空间环境，为人们从事各种活动提供场所，包括生活起居、交流休息、劳动、购物、用餐、开会，以及文化体育活动，等等，都是在建筑空间中进行的。
>
> 建筑既是物质的对象，也是精神的对象，具有精神和物质的双重属性。它是文化的反映，是物质文化遗产的重要组成部分。在文化与精神结合上建筑最能体现人与物、主体与客体之间的密切关系。从人文的角度来审视建筑，则会给我们更多的哲学领悟，让我们更加能够享受建筑带来的艺术之美。

一、建筑与人文精神

1.建筑与文化

建筑不仅满足人的物质需求，还满足人的精神需求，建筑是文化的反映。建筑与人文精神的关系，主要体现在建筑风格上，即建筑的平面布局、形态结构、艺术处理和意境营造等。因此，社会生产关系的变化，政治、文化、宗教、生活习惯的变化，都密切的影响着建筑技术和建筑风格。同时，建筑也反映着民族文化及社会思潮的兴衰

变迁。

中西方建筑风格的不同，本质上是来自中西文化的不同。中国封建文化的封闭性，使得中国建筑具有封闭特征，中国建筑中的围墙、影壁、庭院、花园等显示出内在的封闭心态。

四合院是中国民居的最广泛形式，也是中国文化封闭形心态的最典型代表。四合院正房、侧座房、东西厢房围绕中间的庭院形成平面布局，合成一个口字形，平时院门一关，处于一种完全封闭的状态。院子大门是主人地位或经济实力的表征，进大门后第一道院子，南面有一排朝北的房屋，叫侧座，通常为客房、书塾、男仆人居住。自此向前，经过装饰的二道门进入正院。正院中栽植花木或配置盆花，坐北朝南的是正房，是主人居住。正房后是后院，有一排坐北朝南的较矮的房屋，称为罩房，为女佣居住或库房杂间。

四合院既满足人们的起居需求，也满足人的亲情、友谊、信任和帮助的需求。居住其中，人与人之间产生一种凝聚力与和谐氛围，给人以安全感和归属感。

中国传统文化重人伦，尊礼制，所谓重情知礼，中庸有度。这些理念渗透到古代建筑中，即有了传统建筑的主线——中轴线。最典型的代表是故宫，其规模最大、等级最高的太和殿、中和殿、保和殿就坐落于故宫的中轴线上。

西方建筑张扬个性与精神。与中国建筑的一脉相承、相对统一的风格不同，由于西方人崇尚世俗生活，及本能的反叛精神，欧洲建筑走上多元化的发展道路。有端庄典雅的希腊建筑，雄伟壮丽的罗马建

筑，哥特式建筑和巴洛克建筑。同时西方注重模仿与写实，在造型方面具有雕刻化特征，其着眼点在于两维的平面与三维的形体，重视建筑整体与局部的关系，以及局部之间的比例、均衡、韵律的原则。比如希腊的经典柱式就来源于对人体不同性别差异的观察和提炼。

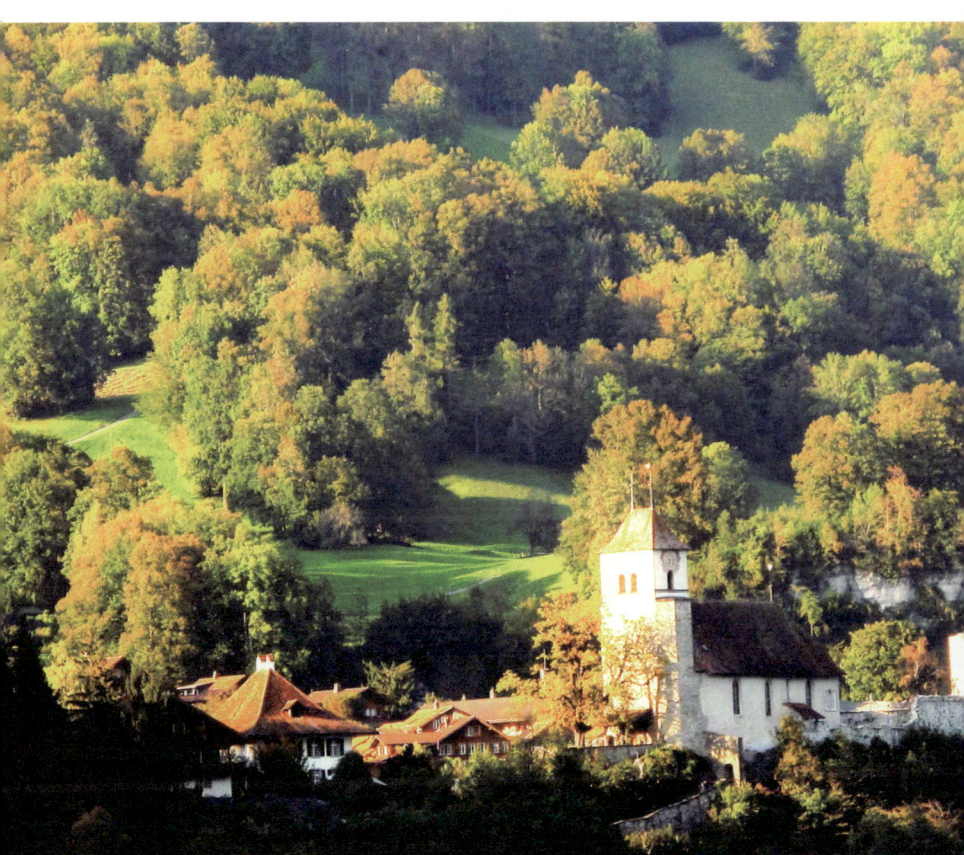

北欧山村

2.建筑与艺术

建筑是技术和艺术的结合。建筑艺术主要通过视觉给人以美的感受，与其他视觉艺术有相似之处。建筑还可以像音乐那样唤起人们的某种情感，例如创造出庄严、雄伟、幽暗、明朗的氛围，使人产生崇敬、自豪、压抑、欢快等情绪。所以德国哲学家谢林说"建筑是凝固的音乐"。我国古代的建筑由于用木质材料制作，因为梁柱不易形成巨大的内部空间，便借助庭院的外部空间形成既是封闭的又是开放的建筑群。这样可以俯植花草树木，仰观日月风云，体现了古人"天人合一"观念，也体现了中国人既含蓄内向又开拓进取的民族性格。古代稍大的建筑群中，单个建筑和庭院沿一定的走向布局，有主有次，有重点有过渡，层次分明，纵深感强，呈现中国人所追求的整体美和深邃美。汉代萧何负责建造未央宫时说，"天子以四海为家，非壮丽无以重威"，可以说明建筑美的意义。

建筑与其他艺术门类不同，它需要大量的物力和技术条件，大量的劳动力和集体智慧才能实现，其物质表现手段的规模之大远超其他艺术。宏伟的建筑建设不易，建筑时间较长，保留时间较长，这些条件导致建筑美学的变革相对迟缓。

建筑艺术是一种综合性艺术，它常常需要综合应用绘画、雕刻工艺、园林艺术等以创造室内外空间的艺术环境。建筑的一切艺术加工也都是对结构体系和构件的加工，如色彩、装饰与构件结合，构成丰富绚丽的艺术成就，雕梁画栋，形体优美，色彩斑斓。

3.建筑与人文关怀

建筑以人为本,为人提供人文关怀的环境,提供一个温馨、恬静、优雅、和谐、奋发向上的精神空间,是建筑实用性之外的重要功能,也是建筑的民族和历史文化的积淀,是时代精神的召唤。

建筑的人文关怀包括诸多方面,一是安全、实用和舒适。这是人对建筑的首要要求,这些要求体现在建筑的选址、设计、建材、施工等许多方面。二是人的心理精神需求。审美是精神需求的重要方面,建筑与其周围环境的结合所营造的空间是人类审美的重要对象,比如晨曦或晚霞中的楼阁飞檐会让你产生如临仙境的美感,而江南民居与小桥流水的结合会让你享受田园诗般的惬意。又比如宫殿、教堂、庙宇、陵墓等建筑应该高大、雄伟甚至神秘以满足人们对皇权、神仙和祖宗的敬仰、崇拜和臣服的心理。三是民族文化、地域文化和历史传承。不同民族的文化、宗教、生活习俗不同,其建筑也相应不同。比如基督教教堂与伊斯兰教清真寺的建筑迥异,而中国文化提倡皇权神授,其寺庙建筑与宫殿的形态有诸多相似之处,藏族民居与汉地的四合院有很大差异。四是与自然环境协调,提倡绿色节能、环保,建筑与自然环境相融洽,我国风水学和"天人合一"的理念在建筑理论和实践中早有体现。绿色建筑,节能和环保是时代发展的要求,也是对气候变化的必然选择。五是无障碍设置,建筑中的无障碍设施建设体现对弱势群体的关爱,是构建平等、有爱、相互尊重的社会环境的重要组成部分。

第十一章 建筑与人生 249

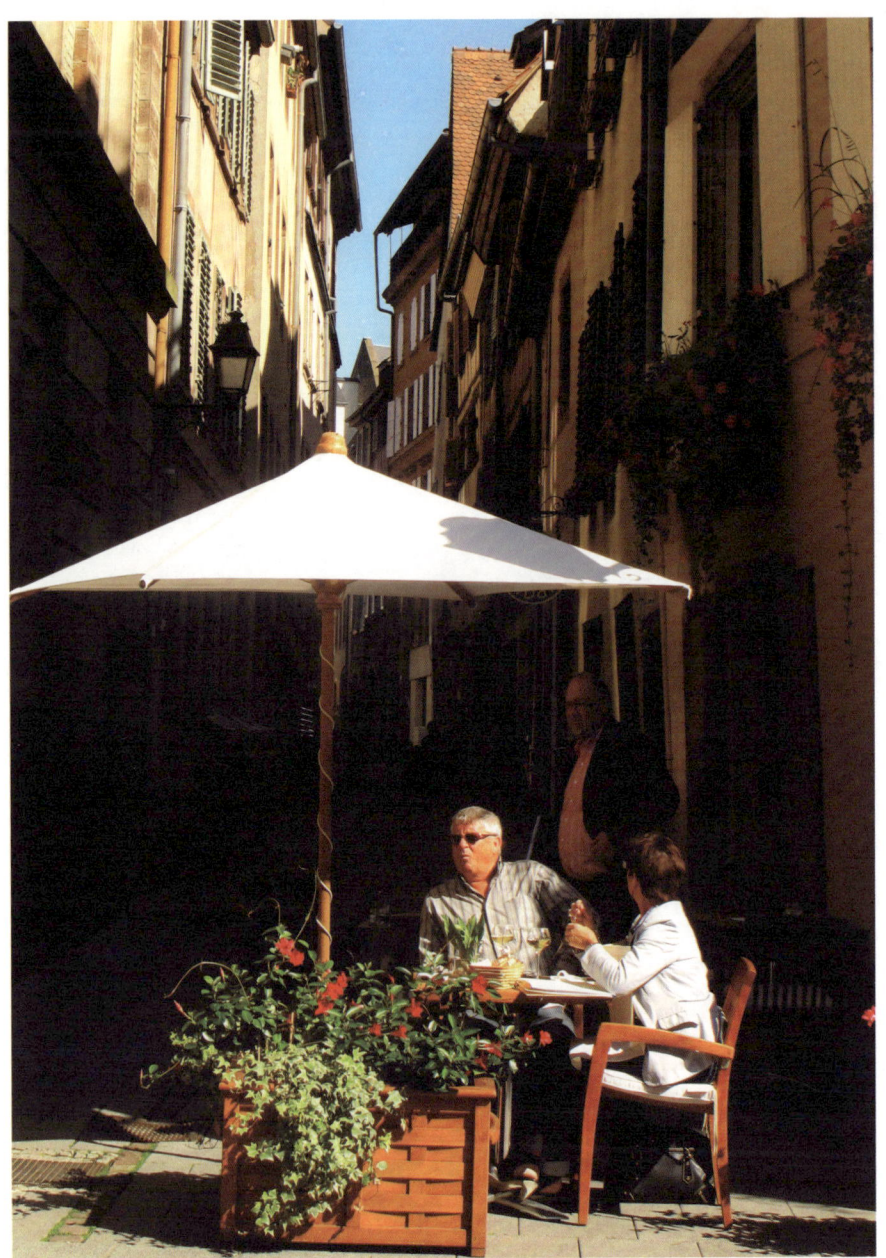

街头咖啡亭

二、中外建筑览胜

1. 外国建筑

金字塔

埃及帝王（法老）的陵墓。作为人造建筑的世界奇迹，由巨大的石块堆砌而成，规模庞大的金字塔是埃及古王国时期的建筑，是古朴而简洁沉重的几何形体（棱锥体），明确的对称轴线和纵深的空间布局，体现了金字塔的雄伟、庄严、神秘。

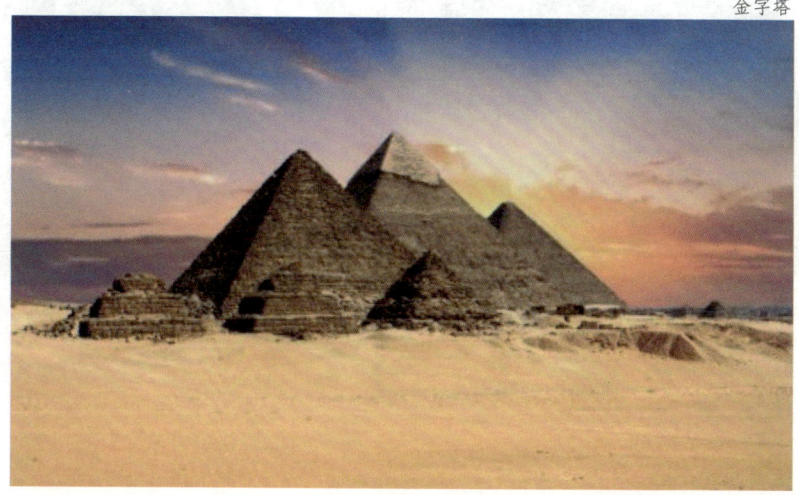

金字塔

阿蒙神庙

位于埃及卢克索镇北4公里处,供奉的是底比斯神——太阳神阿蒙,始建于3000年前的十七王朝,共有十座巍峨的门楼,三座雄伟的大殿。最为著名的是石柱大厅,内有134根巨大石柱,每根高21米,6人才能环抱。据说顶上可站上百个人。这些石柱历经三千多年无一倾倒,令人赞叹。庙内的柱壁和墙垣上都刻有精美的浮雕和鲜艳的彩绘,他们记载着古埃及的神话传说和当时人们的日常生活。此外,庙内还有闻名遐迩的方尖碑和法老及后妃们的塑像。神庙内部的圣地放置着圣船,外面还有一个圣湖,祭司在行礼之前在圣水中洗涤。

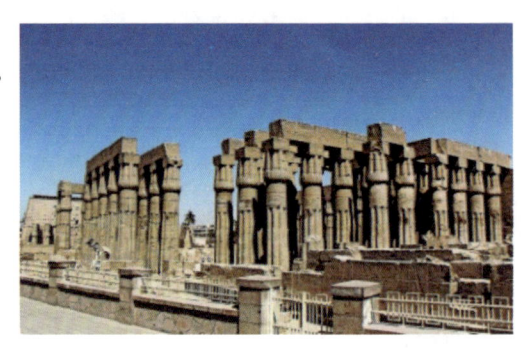

阿蒙神庙

帕特农神庙

帕特农神庙位于希腊首都雅典卫城,是供奉雅典娜女神最大的神庙,坐落于卫城中央的最高处。它是古希腊建筑的代表性杰作,建于公元前447—前432年,艺术性和实用性得到令人惊叹的统一。神庙呈长方形,庙内有前、后、正三殿,占地达2300

帕特农神庙

平方米,约半个足球场大,46根高34英尺的大理石柱撑起神庙,东西各8根,南北各17根,外貌气宇非凡,光彩照人,柱间由大理石砌成的92堵殿墙上,雕刻着栩栩如生的各种神像和奇珍异兽。神庙背西朝东,耸立于3层台阶上,玉阶巨柱,画栋镂檐,遍饰浮雕,蔚为壮观。

庙内有两个主殿:祭殿和女神殿,从前门可进祭殿,经后门可入女神殿,在东西边的人字墙上分别镌刻着女神雅典娜诞生及与海妖争斗的场面。前殿安置着黄金雕成的雅典娜巨像,巨像前为一片空白,却在近巨像基座处挖出一个长方形水池,借池中之水映照,使金光闪烁的女神像更加富丽堂皇。

万神殿

万神殿位于意大利首都罗马圆形广场北部,是古罗马建筑的代表作。古罗马建筑艺术成就很高,大型建筑物风格雄浑凝重,结构和谐统一,形式多样,能满足各种复杂功能要求,主要依靠高水平、大跨度的拱形结构,获得宽阔的内部空间。

万神殿是罗马人膜拜众神的庙宇,建于120—124年,平面呈圆形,顶部的大穹顶直径达43.3米,顶高43.3米,穹顶中央开有一个8.9米直径的圆洞,象征着天宇,寓意神的世界和人

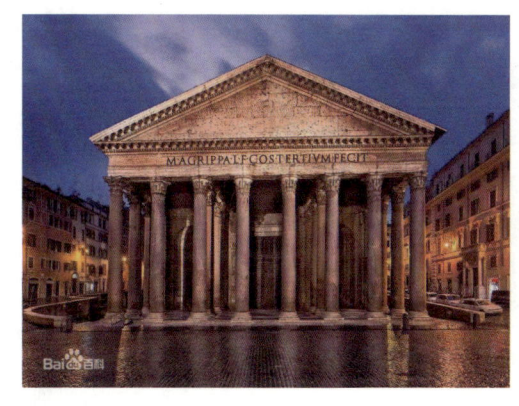

万神殿

间的某种联系。从顶部射进来的光线，照亮内部空间，有一种宗教的神秘气息。穹顶的外面覆盖着一层镀金铜瓦。大厅中心地面微凸，以白色大理石为主拼成图案，支撑穹顶的墙达6.2米厚，沿墙均布7个壁龛，正面的长方形大门廊有三排列柱，前排8根，中、后排各4根。柱身高14.18米，底径1.43米，柱头和柱基是白色大理石。山花和檐头的雕像、大门和天花由铜铸，包着金箔。

巴黎圣母院

巴黎圣母院位于法国巴黎塞纳河畔，为欧洲早期哥特式建筑和雕刻艺术的代表。哥特式建筑特征在高与直，平面形状好像一个拉丁十字。十字的顶部是祭坛，前面的十字长翼是一个长方形大厅，众多信徒做礼拜使用。

它采用石材建造，其特点是高耸挺拔、辉煌壮丽、庄严和谐，

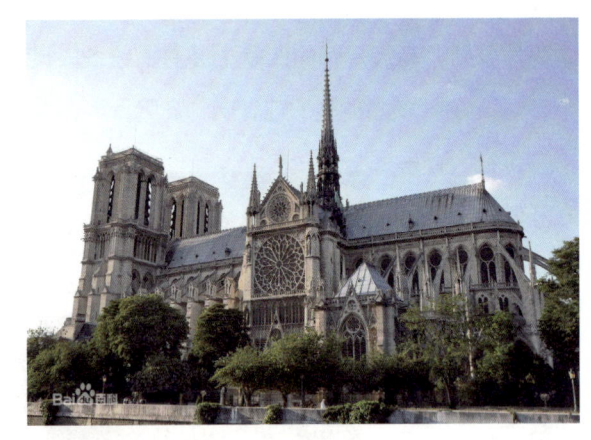

巴黎圣母院

从外面仰望教堂，那高峻的形体加上顶部耸立的钟塔和尖塔，使人感到一种向蓝天升腾的雄姿。圣母院平面呈横翼较短的十字形，坐东朝西，正面结构严谨，高69米，内为三层，底层有3个桃形拱门，上方

为众王廊,陈列着旧时期28位君王塑像;第二层两侧为石质中棂窗子,中间为8.9米直径的彩色玻璃窗最引人注目;第三层是一排细长的众多神魔精灵塑造的雕花石栏杆。

圣母院兼具宗教、艺术和旅游价值与一体,是法国旅游的必到之处,登上圣母院顶端可以眺望整个巴黎,欣赏绝美的塞纳河风光。

科隆大教堂

科隆大教堂位于科隆市中心,占地8000平方米,从13世纪开始建设,耗时600多年,是欧洲基督教权威的象征,是哥特式宗教建筑的典范。它是罕见的五进建筑,内部空间挑高又加宽,两座主塔高157.3米,直插苍穹,象征着人与神沟通的渴望。周围还有多座小尖塔烘托,教堂森然罗列、高大雄伟的四壁上装有描绘圣人风采的彩色玻璃,钟楼上有5座响钟,最重的达24吨,响钟齐鸣,声音洪亮。

传说大音乐家舒曼的《莱茵河交响曲》的创作灵感就来自进入这个大教堂时的感受。教堂自建成后,科隆市的所有建筑都不得高于教堂,爬上509级石阶登

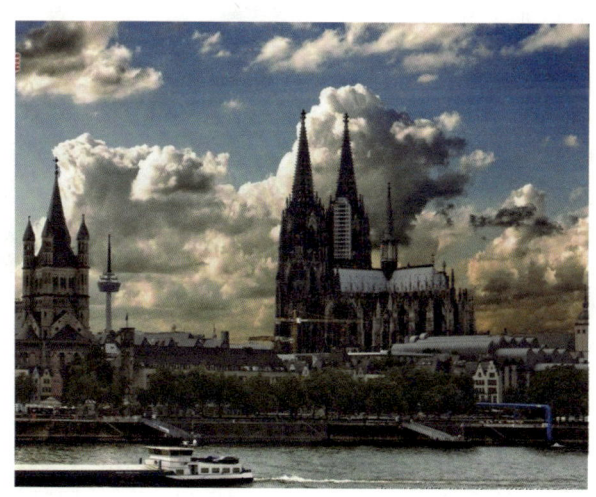

科隆大教堂

上教堂的钟塔,可以饱览莱茵河的水色和科隆的瑰丽市容。夜色中的科隆大教堂在灯光的辉映下,荧光闪烁,美不胜收。

佛罗伦萨大教堂

佛罗伦萨大教堂又称"花之圣母大教堂",是文艺复兴的第一个标志性建筑,被誉为世界上最美教堂。与其他庄严雄伟的教堂相比,该教堂显得妩媚多姿,它使用红、白、绿色花岗岩按几何图案拼贴装饰,将文艺复兴时代所推崇的古典、优雅、自由诠释得淋漓尽致。教堂的圆顶直径达50米,居世界第一。圆顶内部是

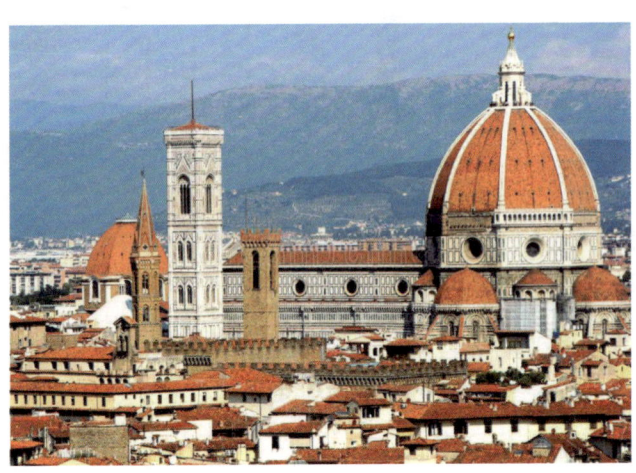

佛罗伦萨大教堂

瓦萨里所绘的穹顶画《末日审判》,大厅墙上有壁画《乔凡尼·阿古托纪念碑》和《但丁与神曲》。教堂的附属建筑有洗礼堂和钟塔。洗礼堂的三扇大铜门上刻有《旧约》故事的青铜浮雕,其中第三扇门为吉伯提所造,被誉为"天国之门"。

联合国总部大厦

联合国总部大厦位于美国纽约市曼哈顿区,由秘书处大楼、会议厅大楼、大会厅和哈马舍尔图书馆4栋建筑组成。西侧边界为第一大道,东侧可以俯瞰东河。大厦于1949—1952年建成,属现

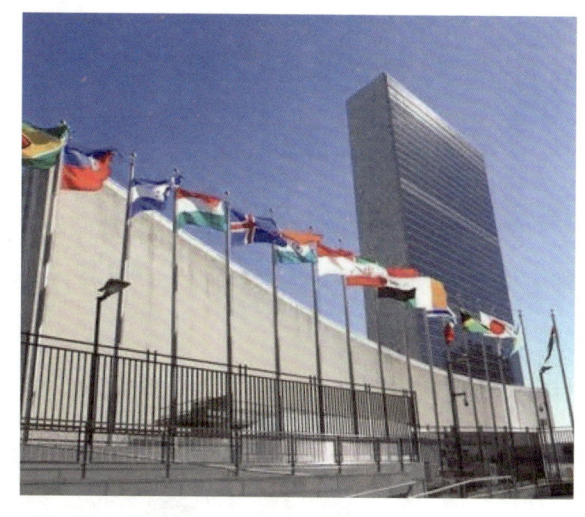

联合国总部大厦

代主义建筑风格。现代主义建筑摆脱传统建筑形式的束缚、时代要求,大胆创造适用于工业化社会的条件和需求,具有鲜明的理性主义和激进主义色彩。

秘书处大楼是一栋玻璃面的39层板式建筑,其东西两面为绿色玻璃幕墙,两个端面的山墙为白色大理石贴面,大会堂匍匐在大楼的一侧,顶部和侧面呈凹弧线。大楼高约154米,39层,体形简洁,色彩明快,质感对比强烈。

悉尼歌剧院

悉尼歌剧院是澳大利亚悉尼市标志建筑,位于南威尔士州首府悉尼港湾,三面环水,环境开阔,以特色的建筑设计闻名。建成于1973

年，整个建筑占地1.84公顷，长183米，宽118米，高67米，相当于20层楼高。歌剧院主要由两个主厅、一些小型剧院、演出厅及其他附属设施组成。两个大厅位于较大的帆形结构内，小厅位于基座内。歌剧院的外观为三组巨大的壳片，耸立在钢筋混凝土底座上，第一组在西侧，四对壳片成串排列，三对朝北，一对朝南，内部是大音乐厅。第二组在东侧，与第一组大致平行，形式相同但规模略小，内部是歌剧厅。第三组在南侧，规模最小，由两对壳片组成，里面是餐厅。

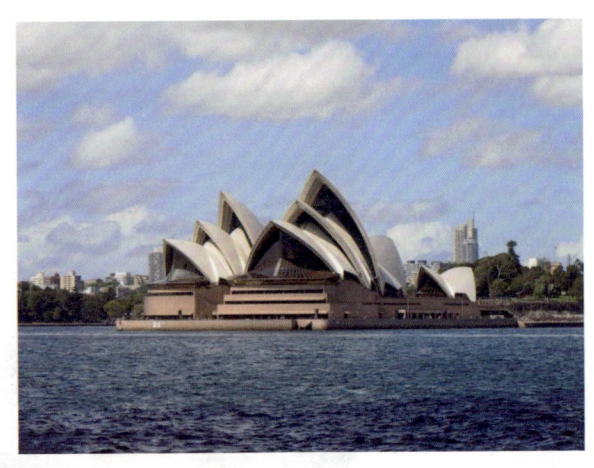

悉尼歌剧院

　　这座综合性艺术中心是现代巨型造型建筑的经典之作，其特有的帆造型，加上作为背景的悉尼湾大桥，与周围的景色相映成趣。每当在清晨、黄昏或夜晚的星空下，不论徒步或出海遨游，歌剧院为游客展现不同而多样的迷人风采。从远处看，它好像一艘正要起航的帆船，带着音乐梦想，驶向蔚蓝色的海洋。从近处看，它像一个陈列着贝壳的大展台，贝壳争先恐后地向着太阳立正看齐。

埃菲尔铁塔

埃菲尔铁塔位于塞纳河南岸巴黎的战神广场，于1889年建成。铁塔高300米，天线高24米，总高324米，是巴黎的最高建筑。铁塔全部由很多分散的钢铁构件组成：钢铁构件18038个，

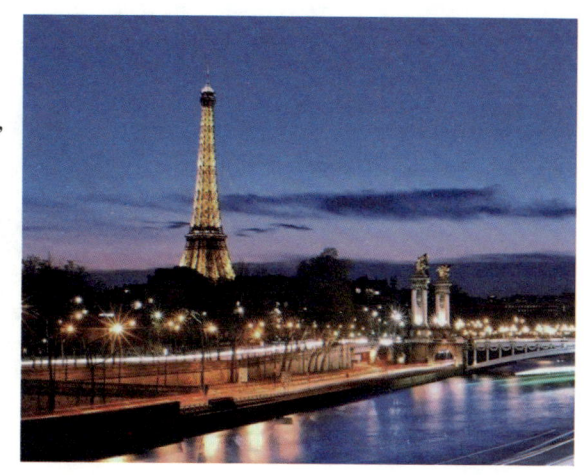

埃菲尔铁塔

重达1万吨，塔分3层，分别在离地57.6米、115.7米、276.1米处。一层、二层设有餐厅，三层都可观景。以第二层景观最佳：淡黄色的凯旋门、绿茵中的卢浮宫和白色的蒙马圣心教堂，清晰可见，色彩斑斓。第一层可观赏近景，北面的夏洛宫及其喷水池，静静流淌的塞纳河，南面的大草坪及法兰西军校的古建筑，构成一幅令人难忘的风景画。第三层可俯瞰巴黎全景。铁塔由4个格构梁架作为支腿，分立支撑并在塔顶收拢在一起，中间以等间距横梁连接，底部用巨型拱梁装饰，顶部采用球状造型。整个铁塔线条简洁，形式优美，动势高扬。

高大宏伟的气魄，巧夺天工的创意，加上特有的油漆色和夜晚的灯光，使得它无论在白天的阳光下或夜晚的星空中，都显得风姿绰约，

光彩照人。

埃菲尔铁塔是世界著名建筑,法国文化象征,巴黎市地标,被法国人称为"铁娘子"。

英国议会大厦

英国议会大厦又称威斯敏斯特宫,位于伦敦市中心,泰晤士河北岸,属浪漫主义建筑风格。其顶部冠以大量小型塔楼,墙体则饰以尖拱窗,优美的浮雕和飞檐以及镶有花边的窗户上的雕饰品,使得夜幕下的议会大厦显得更美,众多塔楼和钟塔的尖顶在探照灯的照射下像王冠一样闪闪发光。

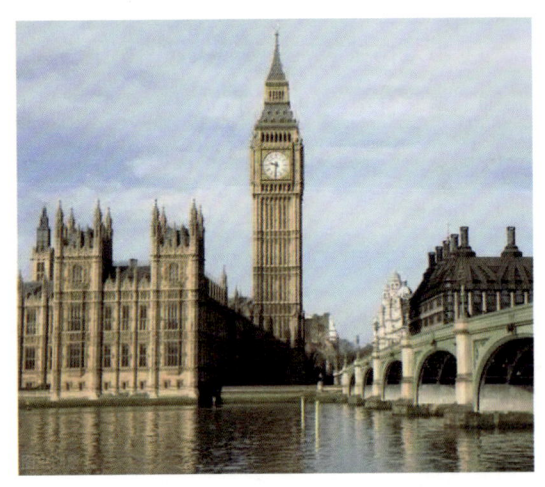

英国议会大厦

大厦的主轴线上是位于入口处的伊丽沙白塔(高104米),塔顶耸立英国国旗,国会开会期间,国旗升起。钟楼的大本钟塔高98米,有4个直径9米的钟盘大钟,大本钟每小时鸣响一次。

2.中国建筑

长城

长城是中国古代为抵御塞北游牧部落联盟侵袭而修筑的军事工程。以明代长城最具代表性,西起嘉峪关,东至辽东虎山,全长8851.8公里。

长城是由城墙、敌楼、关城、墩堡、营地、卫所和烽火台等多种防御工事联合组成的一个巨大的完整的防御工事系统,平均高度7.8米,宽6.5米。随着历史的进程,长城的军事实用功能逐渐消退,文化精神作用不断增强,美学魅力日益彰显。如今,长城作为中华文化的象征,它代表了中国人民勤劳、智慧、百折不挠、众志成城的民族精神。长城博大精深的文化内涵,为许多文人墨客提供了创作题材,自古至今名篇佳作辈出,广为流传。作为旅游胜地,长城及两侧的壮美山河,是全世界游客向往的地方。

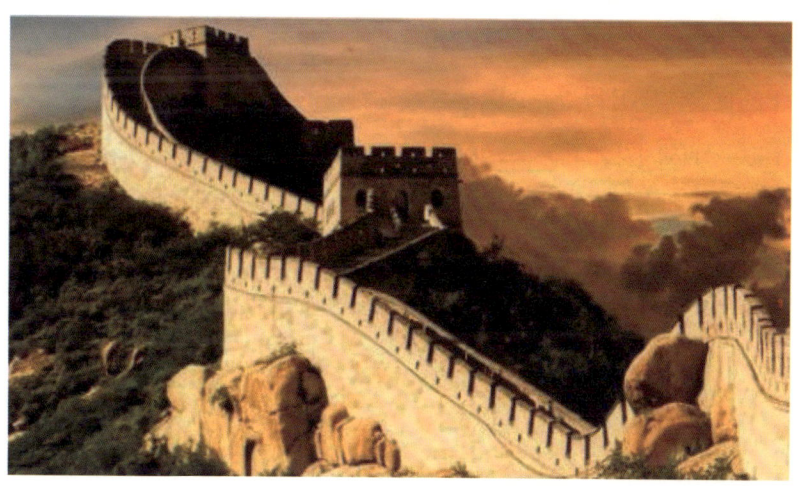

长城

龙门石窟

龙门石窟位于河南洛阳伊河两岸的龙门山与香山上,开凿于北魏孝文帝年间,而后延至宋代共历时400余年。南北长达1公里,窟龛2345个,造像10万余尊,碑刻题记2800余品,其中"龙门二十品"是书法魏碑的精华。

其中,奉先寺是营造于唐代的皇家寺院,内置9具大佛像,主佛高17.14米,丰满圆润,弯眉秀目,面带笑意,自在安详,其他佛像或老成持重,或雍容华贵,或英武雄健,咄咄逼人,与主佛一起构成了一组极富表情质感的美术群像。其宏大的规模和精湛的雕刻高居中国石刻艺术的巅峰。

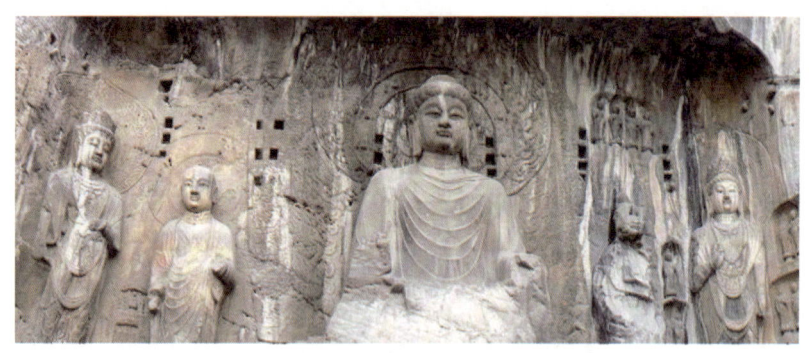

龙门石窟

布达拉宫

布达拉宫坐落于西藏拉萨市西北马布日山上,是世界上海拔最高(3700米)的集宫殿、城堡和寺院与一体的古代宫堡建筑群。依山垒砌,群楼重叠,主体建筑分为白宫、红宫两个部分,主楼十三层,高

115.7米。

　　白宫横贯两翼，是达赖喇嘛起居和处理政务的地方。其顶为"日光殿"，殿内一部分屋顶敞开，阳光可以射入。白宫外部有之字形上山蹬道。红宫位于中央位置，外墙为红色，采用曼陀罗布局，主要是历代达赖喇嘛的灵塔殿，及其周围的经堂、佛殿。红宫的屋顶上布满各灵塔殿的金顶，全部是单檐歇山式，以木制斗拱承托外檐，上覆鎏金铜瓦。顶端一大两小三座宝塔，金光灿灿、耀眼夺目。屋顶外围的女墙用深紫红色的灌木垒砌而成，外缀金饰，体现了强烈的藏式风格。

　　布达拉宫依山砌石，群楼重叠，殿宇嵯峨，气势雄伟，坚实的花岗石墙体，平展的白玛草墙领，金碧辉煌的金顶，红、白、黄三色的鲜明对比，分部合筑，层层套接的建筑形体，充分体现藏族古建筑的迷人特色。

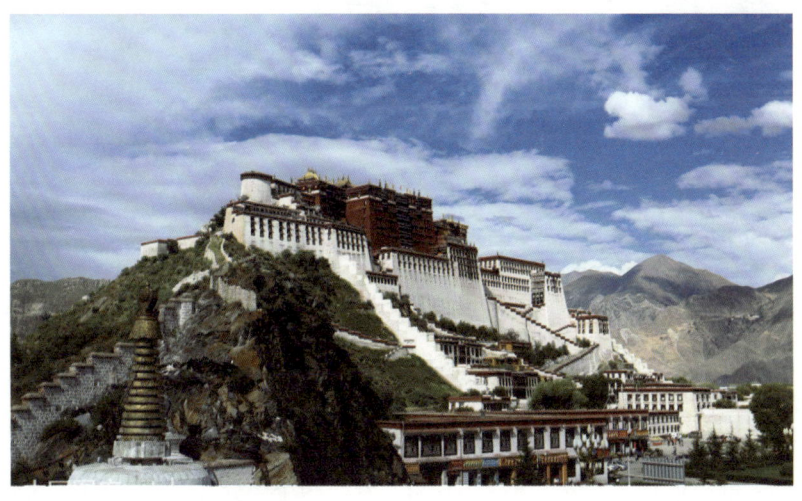

布达拉宫

太原晋祠圣母殿

晋祠始建于北宋天圣年间（1023—1032），祠内殿宇、亭台、楼阁、桥木相互映衬，山水环绕，文物荟萃，古木参天，是一处优美的古建筑园林。

圣母殿是祠内主要建筑，坐东朝西，位于中轴线终端，冠于全祠，为宋代建筑的代表作。大殿庄严古朴，气势宏伟，殿四周有围廊，前廊宽阔，进深两间，殿周柱子均向内倾，平柱至角柱逐渐升高，造成升起之势，致使屋檐曲线弧度显著，增施了建筑造型的艺术美和稳固力。殿顶覆盖黄绿琉璃剪边，脊上饰各种动物走兽。廊下高悬楹联匾额，古香四溢。远看飞阁流丹，气势十分雄伟。此外，大殿前八根廊柱上雕有八条盘龙，怒目利爪，栩栩如生，鳞甲须髯，跃跃欲飞。

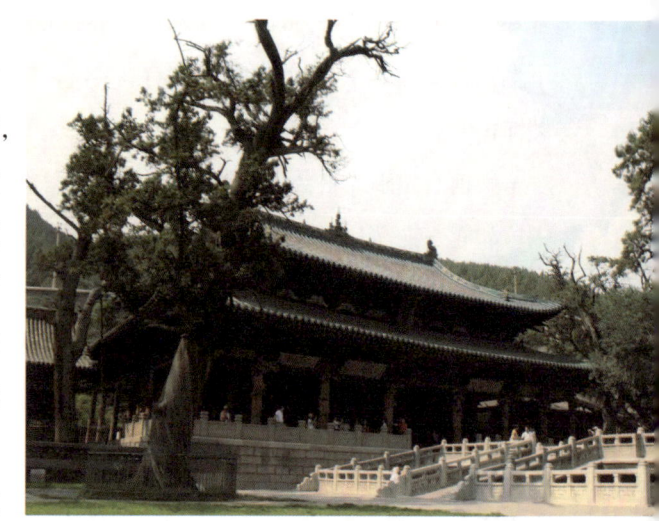

太原晋祠圣母殿

值得一提的是，殿前与大殿同时建设的鱼沼飞梁，于殿前方形水池上的十字古桥，池水中立了四根石柱，柱顶架斗拱和枕梁，承托十字拱形桥，起殿前平台的作用，构思甚是别致，是中外唯一保存完整的、最好的古十字拱桥，十分珍贵。

太和殿

太和殿俗称金銮殿,位于北京故宫主轴线的显要位置,建成于明永乐十八年(1420),是紫禁城内等级最高体量最大的建筑。面阔十一间,进深五间,长64米,宽37米,通高35.05米,上承重檐宇殿顶,下坐三层汉白玉台阶。屋脊两端安有高3.4米、重4.3吨的大吻。盆脊上装饰10个镇瓦兽。

殿前有宽阔的平台,称丹殿,俗称月台。台上陈设日晷、嘉量、铜龟和鹤、铜鼎。汉白玉基座周围环以栏杆,栏杆下安装有排水用石雕龙头,每逢雨季,可呈现千龙吐水的奇观。太和殿装饰华丽,檐下施以多重色彩斗拱,梁枋上饰以和玺彩画,门窗上部嵌成菱花格纹,下部浮雕云龙图案。匾额为乾隆御笔"建极绥猷"。殿内金砖铺地,上设九龙金漆宝座,宝座上方置盘龙衔珠藻井,全部罩以金漆。

太和殿气势雄伟,金碧辉煌,是皇帝举行登基、大婚等盛大典礼的地方。

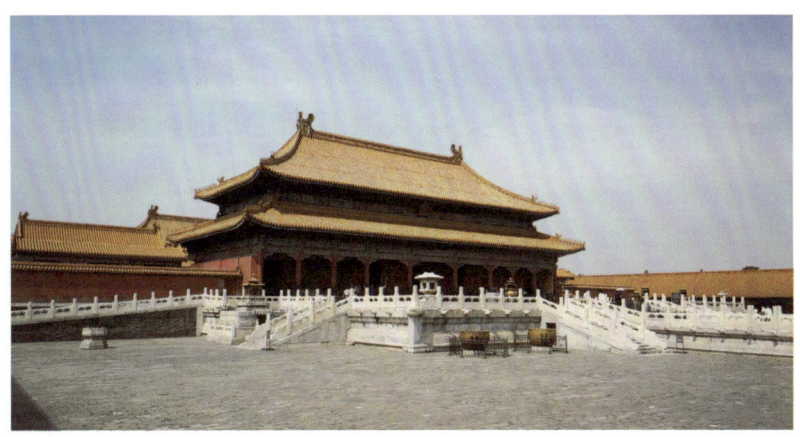

太和殿

颐和园

颐和园是中国现存最大的皇家园林，建于清代（1750年），位于北京市海淀区，占地2.97平方公里，由万寿山和昆明湖两部分组成，其中水面占四分之三，约220公顷。园内建筑以佛香阁为中心，有经典建筑百余座，大小院落20余处，古建筑面积7万平方米，共有亭、台、楼、阁、廊、榭等不同形式的建筑3000余间，古树名木1600余株。

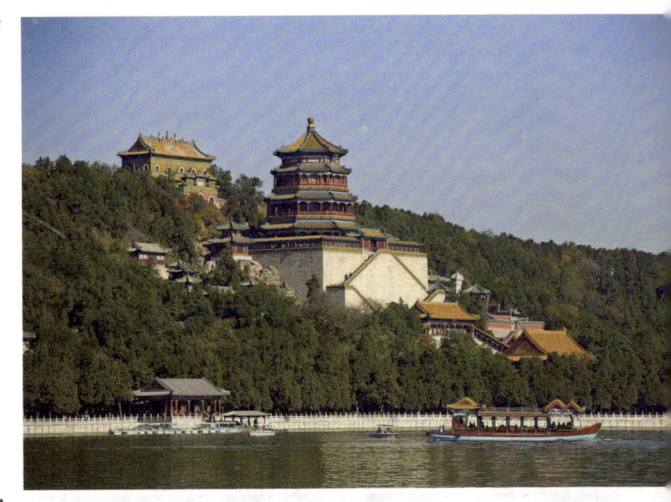

颐和园

其中佛香阁、长廊、石舫、苏州街、十七孔桥、谐趣园、大戏台等为家喻户晓的代表性建筑。

颐和园以杭州西湖风景为蓝本，集天下传统造林艺术之大成，以万寿山和昆明湖为基本框架，借景周围山水，饱含中国皇家园林的恢宏富丽气势，又充满自然之趣，高度体现了"虽有人造，宛自天开"的造园准则。园中的亭台、殿堂、庙宇和小桥等人工景观与自然山峦和开阔的湖面相互和谐，艺术地融为一体，整个园林艺术构思巧妙，是中国园林建筑艺术的集大成杰作。

鸟巢（国家体育馆）

鸟巢位于北京奥林匹克公园，是2008年北京奥运会主场馆，占地21公顷，场内观众席9100个。鸟巢分基座、屋顶和包厢三部分。基座与体育场合二为一，网格状石板步道延续了体育场的结构肌理，步道之间为服务设施：下沉的花园、竹林、山地景观及通向基座的开口。体育场入口处略微升高，可浏览整个公园建筑群全景。空间效果简洁古朴新颖，以巨大的钢架汇聚成网格状，像编织一样将建筑物的立面、楼梯、碗状看台和屋顶融合为一体。外主面敞开保持自然通风，顶部敞开采光，交叉布置的主桁架与屋面主面次结构一起形成了"鸟巢"状的特殊建筑造型。豪华装修的包厢，具有良好的观摩视野。看台设计为巨大的人群容器，无论远眺还是近观，都给人留下不可磨灭的特殊印象。

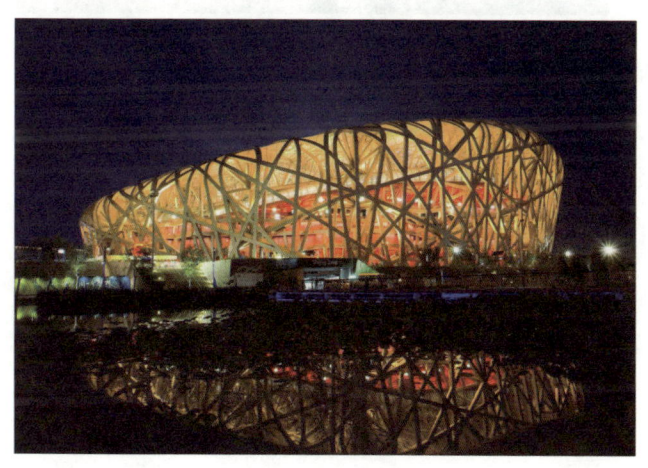

鸟巢

鸟巢的设计理念是绿色、科技、人文。许多建筑学家认为，它在世界建筑史上具有开创性的意义。

广州塔

广州塔昵称小蛮腰,位于广州市珠江南岸,与花城广场、海心沙岛隔江相望,地处城市新中轴与珠江景观轴交汇处。塔高454米,天线高46米,是世界最高塔楼建筑。

广州塔由钢筋混凝土内核心筒及钢结构外框组成,共88层,层高5.2米,楼层37层,其余为镂空层。外框由24根钢管混凝土斜柱和46组环梁、钢管斜撑组成。结构自下而上旋转(135°),在腰部收紧变细,上下部各自疏松,中间较密集。塔身整体网格的漏风空洞可以减轻塔身的笨重感和风载荷。

广州塔集观光、餐饮、展示功能于一体,顶层有旋转餐厅,塔顶摩天轮有16个观光仓,可360°高空俯瞰,饱览广州乃至珠三角风光。

灯光是广州塔一大特色,采用LED大功率彩色动弹泛光灯具,强调色彩突出建筑结构,二者完美结合,每当夜幕降临灯光璀璨,为都市夜色增添了一抹绚丽。

广州塔属单一体形,造型简洁、统一,轮廓分明,像亭亭玉立的少女耸立在珠江之滨,装扮着广州的夜晚和清晨。

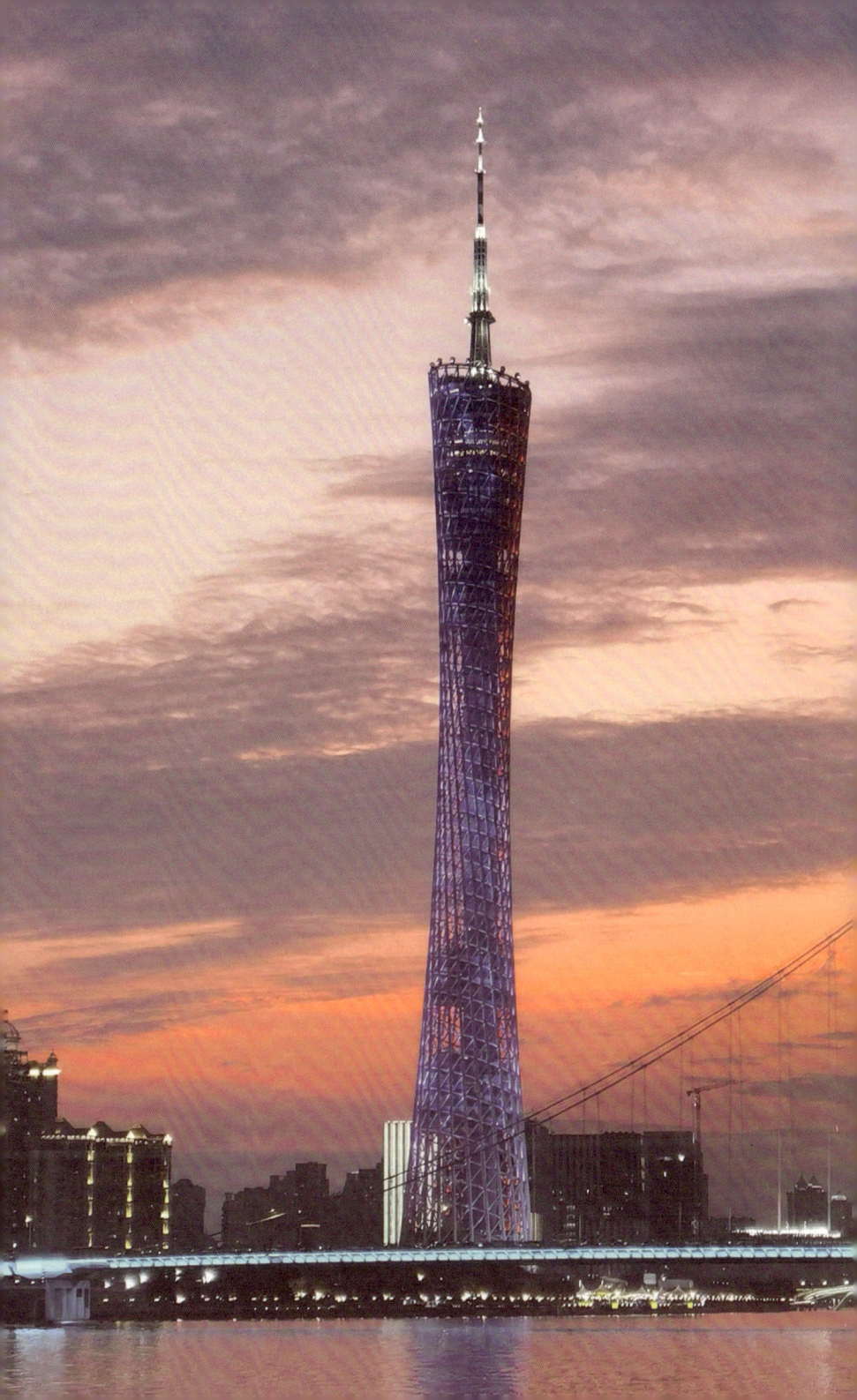

第十一章 好奇心与求知欲

好奇心和求知欲是人类特有的本能和心理特质，它们激发了人类探索和发现世界的激情，促进了科学和文化的发展。

好奇心也是艺术创作和科学研究的重要素质之一，是创新的源泉，是思想和技术进步的原动力。

> 好奇心和求知欲是人类特有的本能和心理特质，它们激发了人类探索和发现世界的激情，促进了科学和文化的发展。
>
> 好奇心也是艺术创作和科学研究的重要素质之一，是创新的源泉，是思想和技术进步的原动力。
>
> 面对人工智能时代的到来，我们必然思考的一个哲学问题是：人工智能与人类的分界线在哪里？答案是：创新的基础是人类特有的"好奇心和想象力"，而人工智能不能完成从"0"到"1"的创新。因此，是否具备"好奇心和想象力"是人类和人工智能的分界线。
>
> 人类的好奇心指向大海、指向天空，指向未来，探索未知。

一、好奇心和求知欲的本质

好奇也让我们的生活充满活力，充满诗意。

好奇心和求知欲同属对事物的探索倾向。

好奇心是指对未知事物的兴趣和渴望，是个体寻求知识的动力，指喜欢新奇信息的可能性，是个体学习的内在动力之一。好奇心驱使人们不断地追求新的经验和知识，在满足自己好奇心的同时，推动了

人类对自然和社会的了解和理解。

求知欲是探求知识的强烈欲望，是人的一种内在（天生的）精神需求。人在生活、学习和工作中面临问题和任务，就产生了探究新知识或扩大已有知识的欲望。求知欲是一种精神需求，求知欲强的人自觉地、积极地追求知识，热情地探索知识以满足精神的需要。

好奇心强的人都有很强的求知欲，相反，好奇心弱的人对一切变化和革新都持有抗拒和抵御的心态。

2000多年前，面对茫茫未知的宇宙，伟大的诗人屈原以充满理性的探索精神和深沉的情思对天发问，提出172个问题，涉及天地生成、日月更替、历史兴衰、神仙鬼怪等，成就了千古名著《天问》。伟大的天文学家哥白尼从小就对天空充满着好奇，总是缠着父母问这问那，为什么夜晚天上的星星白天不见了？太阳为什么每天总是从东边升起，西边落下？

二、好奇心的价值

1.好奇心是创新的源泉

好奇心是科学研究的重要素质之一,是创新的源泉。

许多诺贝尔奖得主在讲述他们的成功之道时,"好奇心"是出现频率最高的词语。

好奇心是创造性人才的重要特征,爱因斯坦在科学上取得重要成功的原因是他有着狂热的好奇心。好奇心的消失表现为对新奇事物的淡漠、回避的心理倾向,从而不利于创造型人格的形成。

许多著名科学家都是有好奇心的人,牛顿对一个苹果掉落在地都能产生好奇,并穷追不舍,于是发现了万有引力。瓦特对烧水壶上冒出的蒸汽也是十分好奇,经过多般探索,最后改良了蒸汽机。伽利略好奇吊灯的摇晃而发明了振摆定律。爱因斯坦小时候比较孤僻,喜欢玩罗盘,但有很强的好奇心。爱迪生的好奇心甚至有点出格,小时候看到母鸡孵蛋,自己也尝试孵了一天。

探索人类命运,构思人类未来是文明的本质,也是我们这一物种

生命力的体现。科技企业家马斯克是一个充满好奇心的人，他执着于火星移民和星链计划。在他身上我们看到非常珍贵的东西——人类对外部世界的向往，对宇宙的渴望，对物理世界未知的挑战。

2.好奇心的故事

1970年，赞比亚修女玛丽·尤肯达给美国航空航天局太空航行中心科学总监恩斯特·施图林格博士写信，当时他们正在研究一项火星探测项目。

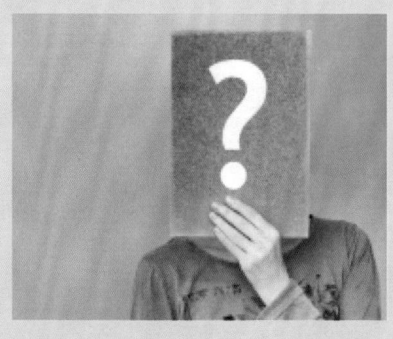

修女提出了一个很多人难以回答的问题：地球上这么多小孩子吃不上饭，你们怎么会舍得为一个远在火星上的项目花费数十亿美元？

博士很快给修女回信了，在信中他说了一个真实的故事：

400年前，德国某小镇有一位伯爵。他将自己的大部分收入捐给镇子上的穷人，他的行为令人敬佩，因为中世纪穷人很多，时常暴发瘟疫。一天，伯爵碰到一个奇怪的人，他把小玻璃磨成镜片，用来观察细小的物体。伯爵很感兴趣，邀请他住入城堡，专心来研究这种光学设备。然而镇上的人对伯爵在这些无用的东西上花钱，表现出不理解和愤怒。但伯爵还是坚持自己的做法，并确信这是件有意义的事。

果然，他的工作赢来了回报——显微镜被发明了。

显微镜的发明给医学带来了前所未有的发展，由此展开的一系列研究及成果，为消除世界上大部分地区肆虐的瘟疫和其他一些传染病做出了巨大贡献。

大科学家好奇心的故事还有哥白尼问日晷原理、爱因斯坦捅马蜂窝、伽利略铁桶煮开水、达尔文采集动植物标本等等。

天文学家哥白尼在上中学时，听说有个机器叫日晷，可以利用太阳的影子确定时间。他很好奇，就请教老师日晷的原理，回家后找了些废旧材料，很快就做了出来，并以此研究太阳和地球的运行规律。哥白尼长大后，提出了著名的"日心说"。

400多年前，伽利略在实验室里用一个铁桶煮水时，发现一个非常奇怪的现象，当水煮开了的时候，铁桶的水位就上升很多，但当水凉了的时候水位就下降很多。因为他对这一现象的好奇而发现了热胀冷缩原理，并进而受到启发，发明了温度计。

达尔文从小就爱幻想，对大自然充满好奇，尤其喜欢打猎、采集矿物和动植物标本，他的父母十分重视爱护儿子的好奇心和想象力，支持孩子的兴趣和爱好，鼓励他去努力探索，这为达尔文写出《物种起源》这一巨著打下了坚实的基础。

第十二章　好奇心与求知欲

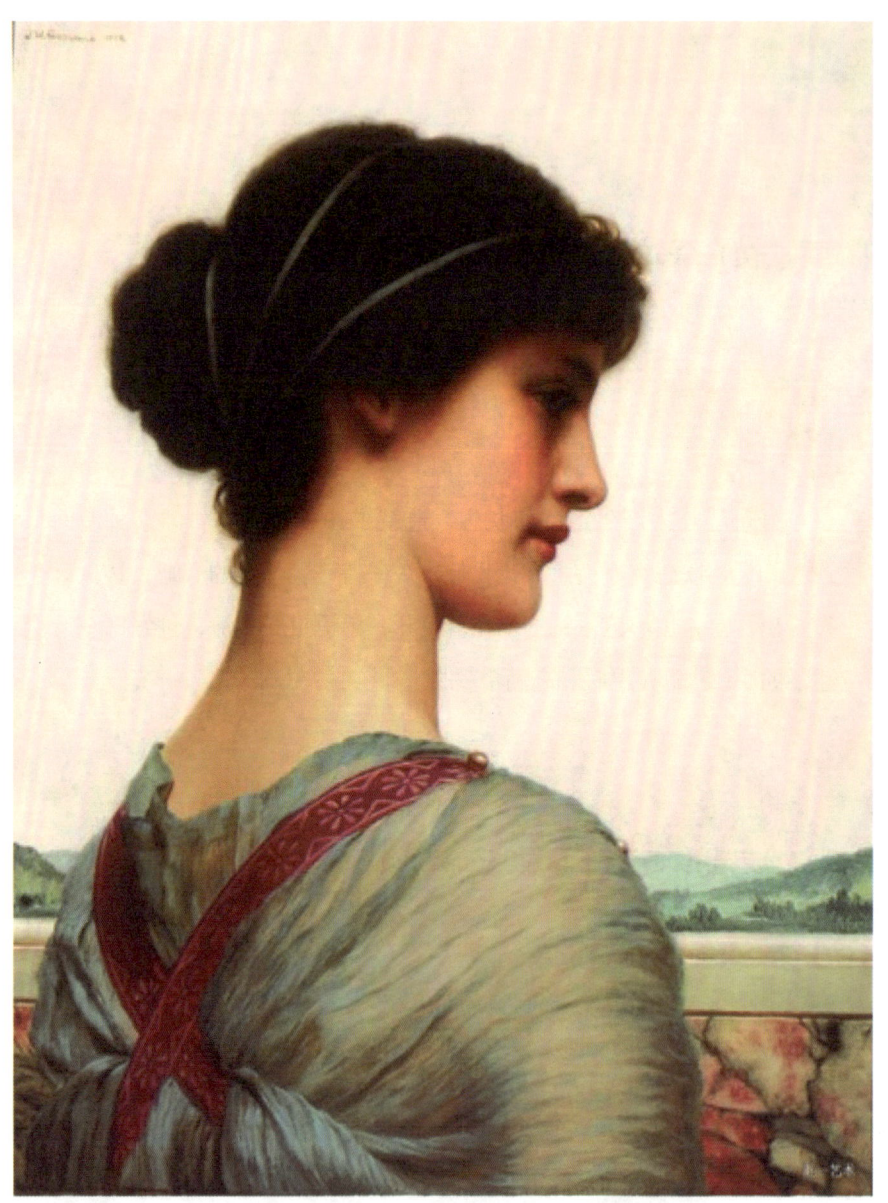

《古典美》　约翰·威廉·格威德　1906年　画布油画　40.6cm×30.5cm

三、好奇心会使你充满诗意

好奇心让人产生追问和联想,造就了许多诗人和科学家。追问产生知识,联想富有诗意。让我们永久保持一颗好奇的心吧,认真对待日出日落,用心感悟每一场花落花开,感悟星辰大海,过好每一天,生活的底色永远是温暖和充满希望的。

屈　原说:	"遂古之初,谁传道之?上下未形,何由考之?冥昭瞢暗,谁能极之?冯翼惟象,何以识之?"
鲍　照说:	"泻水置平地,各自东西南北流。人生亦有命,安能行叹复坐愁?"
李　白说:	"飞流直下三千尺,疑是银河落九天。"
李商隐说:	"嫦娥应悔偷灵药,碧海青天夜夜心。"
辛弃疾说:	"溪边照影行,天在清溪底。天上有行云,人在行云里。"
曹　操说:	"日月之行,若出其中;星汉灿烂,若出其里。幸甚至哉,歌以咏志。"
北　岛说:	"新的转机和闪闪星斗,正在缀满没有遮拦的天空。"
顾　城说:	"黑夜给了我黑色的眼睛,我却用它寻找光明。"

当然，也许当你与孩子们一起用普通望远镜观察星空，你在解释"天街夜色"，指点"牛郎织女"时，可能会生出幻觉，看到繁星连接傅里叶变换和朴素贝叶斯公式。星空下你应该清楚地告诉他们，人类因为好奇而构建的知识体系可以指导我们认识宇宙的深处——这是人类最值得骄傲的事情。只有这种好奇心一代代传承下去，孩子们才能从金钱和物质中跳脱出来，自由自信地成长。

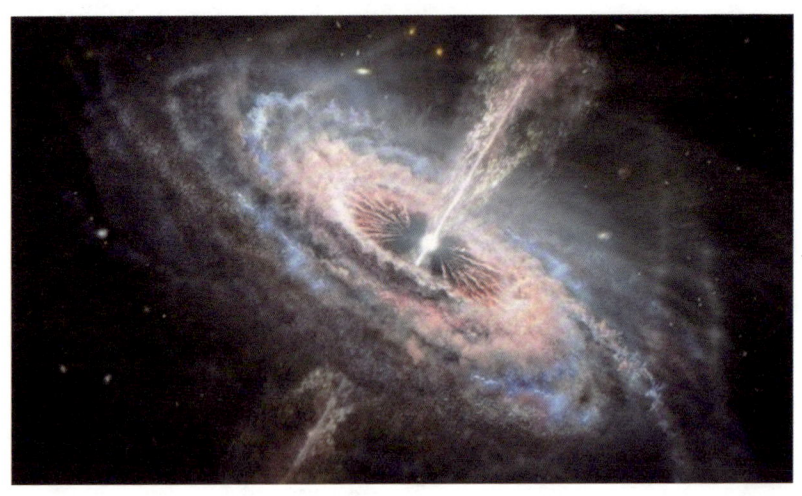

宇宙太空中的黑洞

四、求知好奇的名言

好奇心造就科学家和诗人。

——法朗士

知识是一种欢乐,而好奇则是知识的萌芽。

——弗朗西斯·培根

好奇心是智慧富有活力的最持久、最可靠的特征之一。

——塞缪尔·约翰逊

我没有特别的能力,只有强烈的好奇心。永远保持好奇心的人是永远进步的人。

——爱因斯坦

成功的教育所需要的不是强制,而是激发学生的好奇欲望。

——托尔斯泰

求知欲、好奇心这是人的永恒的、不可改变的特性。哪里没有求知欲,哪里便没有学校。

——苏霍姆林斯基

向没有开辟的领域进军,才能创新。

——达尔文

科学工作者,对世上的万事万物就是要问个为什么。

——李四光

应该随时学习,学习一切;应集中全力,以求知道得更多,知道一切。

——高尔基

青年的朝气倘已消失,前进不已的好奇心衰退以后,人生就没有意义了。

——穆勒

好奇自笑心无厌,行遍江南忆剑南。

——陆游

删繁就简三秋树,领异标新二月花。

——郑板桥

人类的好奇心、求知欲、雄心壮志都去哪里了?再这样下去,我们永远不能飞出这颗蓝色星球。

——马斯克

好奇心也是科学和社会进步的原动力。面对快速发展的世界,我们需要具有强烈的好奇心和旺盛的求知欲。求知欲是人探求知识的强烈欲望,好奇心和求知欲同是对事物探究的倾向,前者启动追求探索行为,后者是一种较稳定的持续的探索知识的活动。两者共同驱使着人们在科学的道路上坚忍不拔、孜孜以求、艰难前行,取得一个又一个科学的成果。

毕达哥拉斯（前572—前497）是一个标新立异渴求知识的数学家、哲学家，他于2600年前发现了勾股定理，在当时，勾股定理基本没有什么实用价值，但他特意杀了一头牛邀请朋友、邻居一起喝酒、唱歌、跳舞，来庆祝这一发现。这足以说明他对知识是多么重视和尊重。

其实中国人商高早在公元前1世纪也发现了

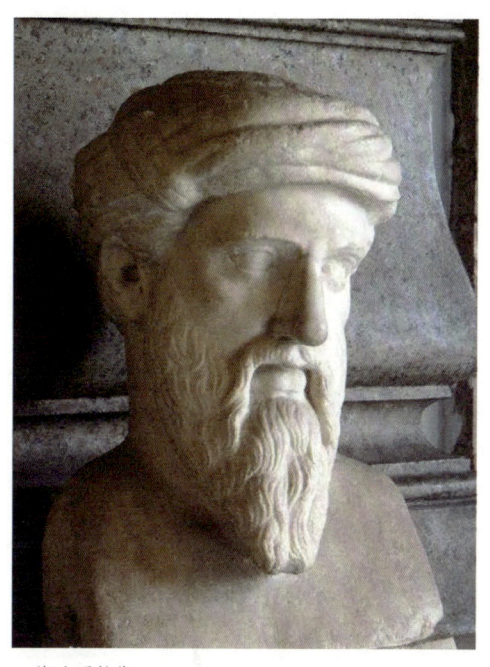

毕达哥拉斯

"勾股定理"（勾3、股4、弦5），可惜并未予以重视，也未进行严格的科学论证。在对待知识的态度上，我们中国人太讲实用性和功利了，缺乏像牛顿和爱迪生那样的好奇心和行动力，当前我们要努力地改进我们文化中偏向实用、缺乏好奇和质疑的品格。

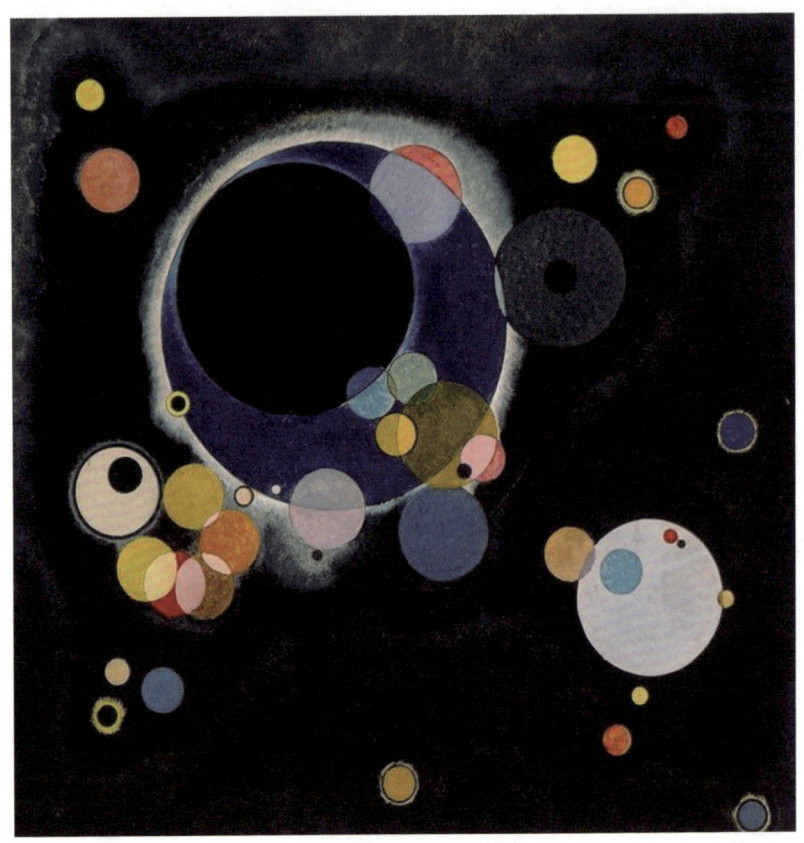

《圆圈》 康定斯基 1926年 布面油画 140.3cm×140.7cm

《圆圈》是抽象画派大师康定斯基的代表作之一。黑色空间中飘浮的圆圈,分立又交融,光色对比的视觉刺激,脱离自然形态的构图、线条、色块中有着内在精神、激情的自由流露。对抽象的强烈要求,而不受客观世界面貌的约束,体现了深邃的空间感和抽象美。

五、不断学习，让人生更充实

> 吾生也有涯，而知无涯。
> ——庄子

古语云：活到老，学到老。这个世界有太多可以丰富自己的知识，需要学习才可以掌握。能力和修养的养成需要知识的不断累积和眼界的不断开阔。没有什么比学习更能提供一个人的价值，也没有什么能够比学习更能让人获得人生的成长、进步和快乐。

我们正处于一个快速发展不断创新的时代，新知识、新发现、新技术层出不穷。知识更新的速度越来越快，知识倍增的周期越来越短，有人计算知识的倍增周期，从20世纪60年代为10年，到90年代后，知识一年就增长了一倍。进入21世纪，现有知识每年以20%的速度更新。生活在这样一个时代，每一个人都必须不断学习，更新知识。终身学习，要有广泛的爱好，孜孜以求的学习兴趣，宽阔的知识视野。至于在有限的时间中如何处理好自己的职业与业余爱好和学习的关系则是

一个智者见智、八仙过海各显神通的问题。

我个人的体会是：每天看新闻了解天下大事，常浏览重要科技期刊如《科学美国人》Nature Science，长期订阅《新华文摘》《学习时报》《读书》《中华读书报》《中国收藏》《诗刊》和《文学自由谈》等报刊。

让自己充实地活着，真正有价值地活着，要勇敢地扎进生活，活出自己的风采。

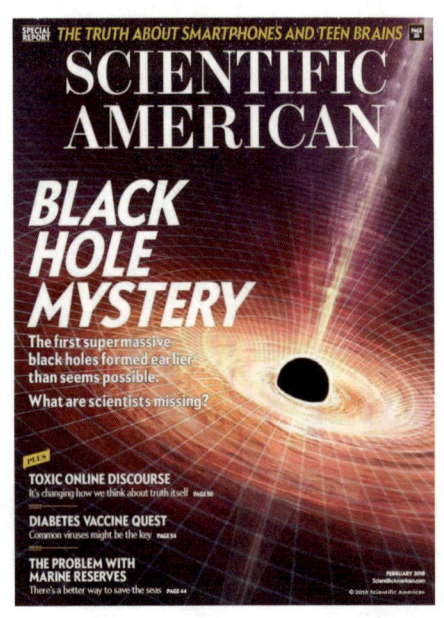

《科学美国人》

> 繁忙时，一股劲，一份真，把工作做到极致。
> 空闲时，一本书，一杯茶，把生活过得精致。

"与有肝胆者交友，于无字句处读书。"

人生是一个不断学习的过程，学习不仅是学习书本知识，更要多参加社会活动，向周围的人学习。三人行必有我师，在社会和工作交流中不断充实自己，提升自己，增加自己的知识和能力。

学习本身也是一件可以带来快乐的事情。

子曰:"学而时习之,不亦说乎。"

不断学习新知识,不断充实自己,人生才会有意义。气充足了,球才能跳得更高;油充足了,车才能行得更远;人生过得充实了,生命才会更精彩。

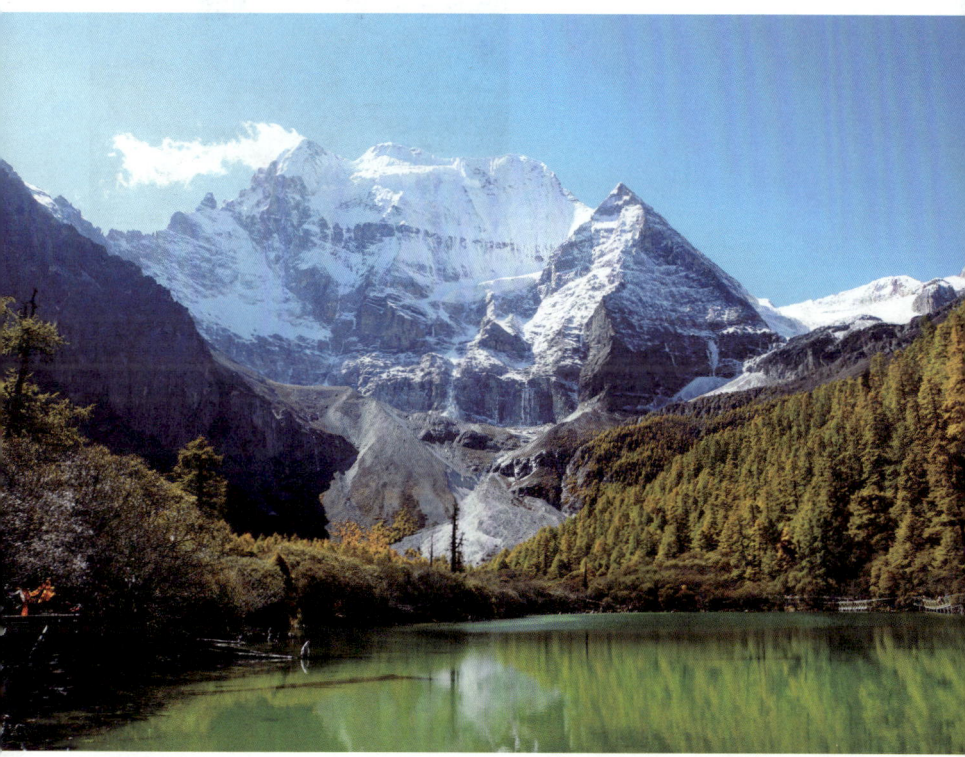

亚丁月亮湖

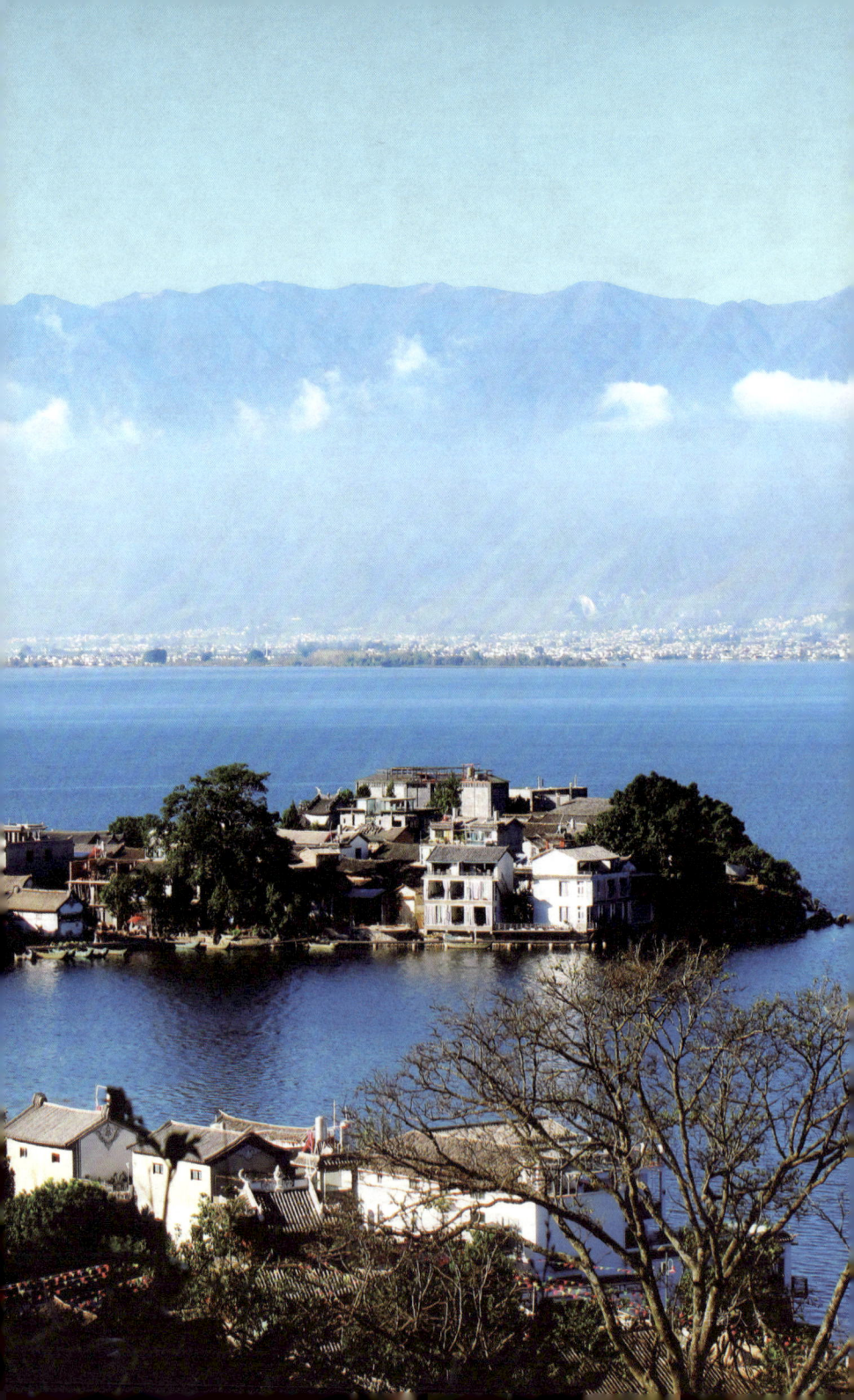

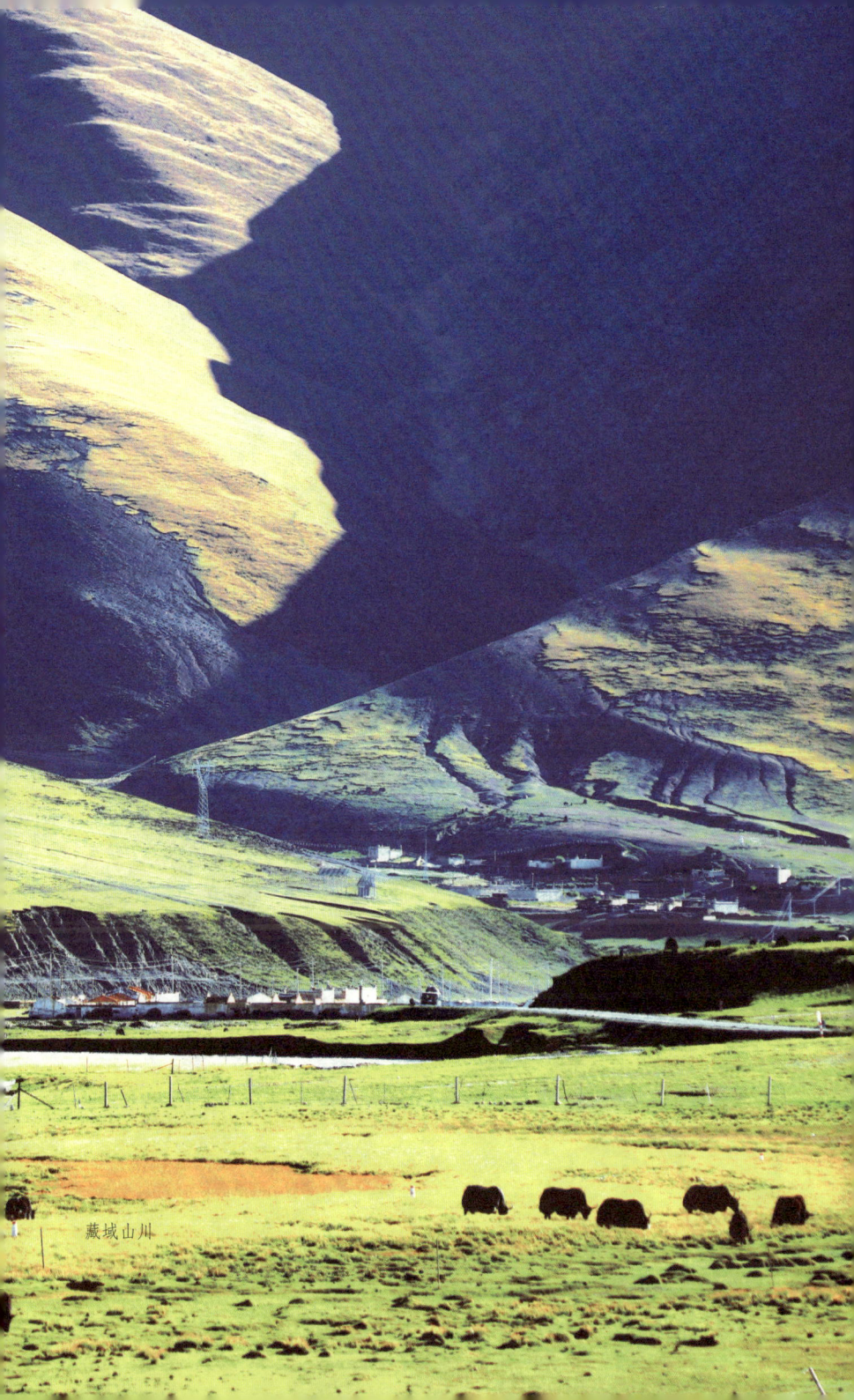

藏域山川

第十三章 信仰和追求

"心中有信仰,那朵花就会开放。"

法国著名思想家、哲学家帕斯卡认为,信仰高于知识,没有信仰的人是不幸福的。当人忧伤时,哲学和科学并不能提供安慰,但心存信仰的人可以得到心灵的安宁。

一、信仰

> 科学为人类提供知识和理性的力量,宗教为人类提供仁爱和精神力量。
> ——爱因斯坦
>
> 宗教与科学相互补充,缺一不可,一者侧重于解决人的精神难题,一者侧重于服务物质文明建设,是两股影响人类最强大的力量。
> ——怀特海
>
> 信仰,是人们所必须的,什么也不信的人不会有幸福。
> ——雨果

"心中有信仰,那朵花就会开放。"

法国著名思想家、哲学家帕斯卡认为,信仰高于知识,没有信仰的人是不幸福的。当人忧伤时,哲学和科学并不能提供安慰,但心存信仰的人可以得到心灵的安宁。

信仰指对某种主张、主义、宗教或对某人、某物的信奉和尊敬,并把其奉为自己的行为准则和指南。信仰是心灵的主观产物,是一

种灵魂式的爱与关爱。人一旦拥有了信仰，就拥有了巨大的精神力量，这种力量就体现为永不放弃的行动。信仰可以是宗教，也可以是对崇高事业的追求，比如环境保护主义者，珍妮·古道尔，在非洲原始丛林为观察和研究黑猩猩待了38年，过着清教徒式的生活，然后又奔走于全世界，呼吁保护野生动物、保护环境。

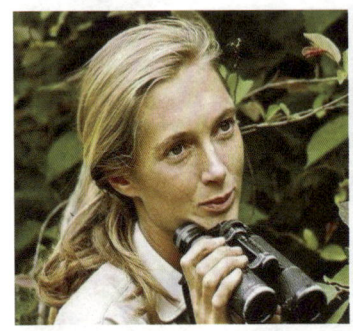
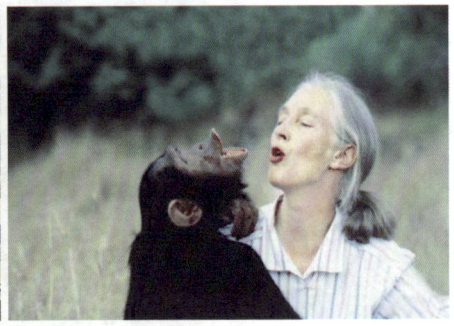

珍妮·古道尔

再比如，诺贝尔和平奖获得者史怀泽。他精通德、法两种语言，他先后获得哲学、神学和医学三个博士学位，还是著名的管风琴演奏家和巴赫音乐研究专家。1904年，在哲学、神学与音乐方面已经拥有巨大声望的他听到刚果缺少医生的呼吁，他决定到非洲行医。历经9年的学习，他在38岁的时候获得了行医证和医学博士学位。史怀泽于1913年来到非洲，把行医作为一种神圣的精神事业，传播上苍之爱。他在加蓬的兰巴雷内建立了丛林诊所，为贫民看病，服务非洲直至逝世。1952年，他获得了诺贝尔和平奖，被称为"非洲之子"。1957年，他的传奇经历被拍成电影。史怀泽的著作众多，横跨四大领域而且均

具有极高的专业性。计有《康德的宗教哲学》（1899）、《巴赫论》（1905年法文版，1908年德文版）、《耶稣生平研究史》（1906）、《原始森林的边缘》（1921）、《文明的哲学》（1923）等，其生命伦理学方面的代表作则是《敬畏生命》。爱因斯坦曾经称赞他是理想地集对善和对美的渴望于一身的人。

人们普遍认为一个有信仰的人，他们的灵魂应该是丰富的、高贵的、有道德的。

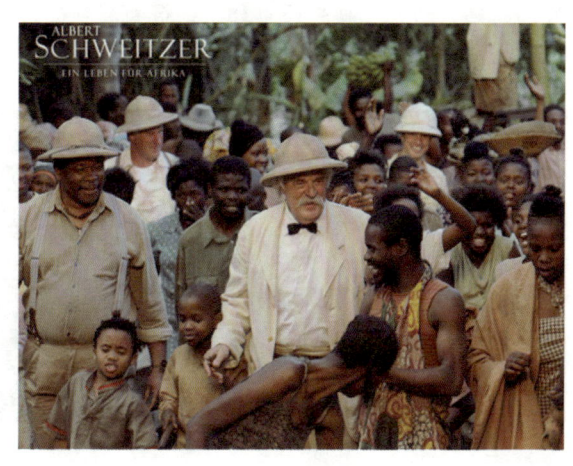

史怀泽

二、宗教

宗教是一种文化现象，本质上是一种精神寄托和终极关怀。古时候由于人类对宇宙的未知探索，表达人类渴望追求，进而相信现实世界之外存在超自然的神秘力量，或实体不灭的即超越物质和人类的神明，且神明和人一样具有意识情感和意志，能够与人的生命相通，并对其产生敬畏和崇拜，从而引申出信仰认知及仪式活动。

1.主要宗教简介

世界上主要的宗教有：佛教、道教、基督教（天主教、新教、东正教）、伊斯兰教、印度教。

道教

道教以"道"为最高信仰，认为"道"是生化万物的本源。以《道德经》为修行经典，奉太上老君为教主。道教崇拜诸多神明，主要宗旨是追求长生不死，得道成仙，济世救人。

道教的主要修炼方法有炼气，引导内丹修炼，等等。

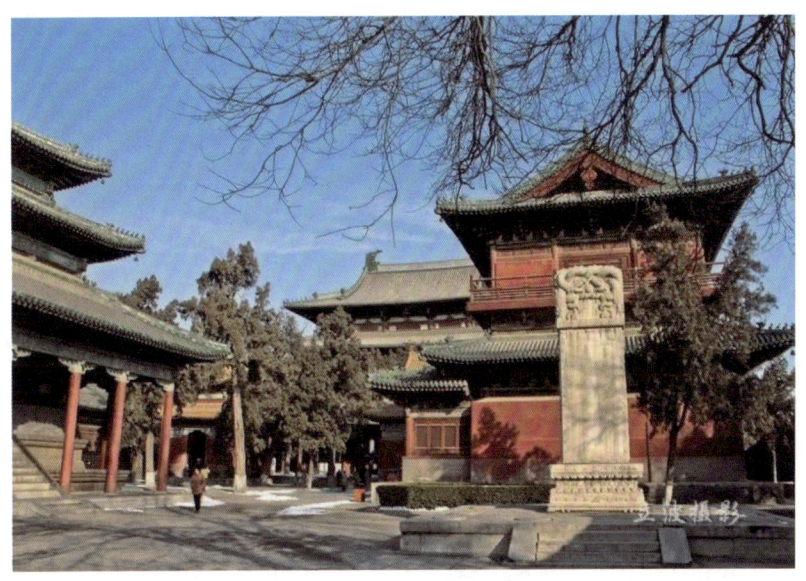

兴隆寺

佛教

佛教以佛祖释迦牟尼为尊,重视人类的心灵和道德的进步与觉悟。主张"缘起论",所谓"因缘所生法"否定宿命论,鼓励人们通过行善积德的修行,改变自己不好的命运或者维护自己好的命运。

佛教教义包括三大要素:因、德、教即因果关系(缘起)、善恶理论和自利利他。就整体而言,佛教更接近人间,以完成人格、觉悟成佛为理想。佛论说法不主文字,简单易懂,且他主张众生平等,因此广受社会底层百姓欢迎。

基督教

基督教以信仰耶稣基督为中心，以圣经为蓝本，核心思想是福音，及上帝耶稣基督的构思。通过耶稣基督的诞生、传道、死亡与复活的故事，充分彰显上帝对全人类和整个宇宙舍己无私的大爱。神爱世人，甚至将他的独生子（耶稣基督）赐给他们，让信徒不至灭亡，反得永生。

公元1世纪，基督教为犹太人所创立，信奉上帝（天主）创造并主宰世界。其认为人类从始祖起就因不遵守上帝的律法而犯罪，并在罪中悲苦受死，只有信仰三位一体的上帝，借助耶稣基督才能获救。耶稣降生并牺牲自己，救赎人类，标志上帝与人类重新立约，

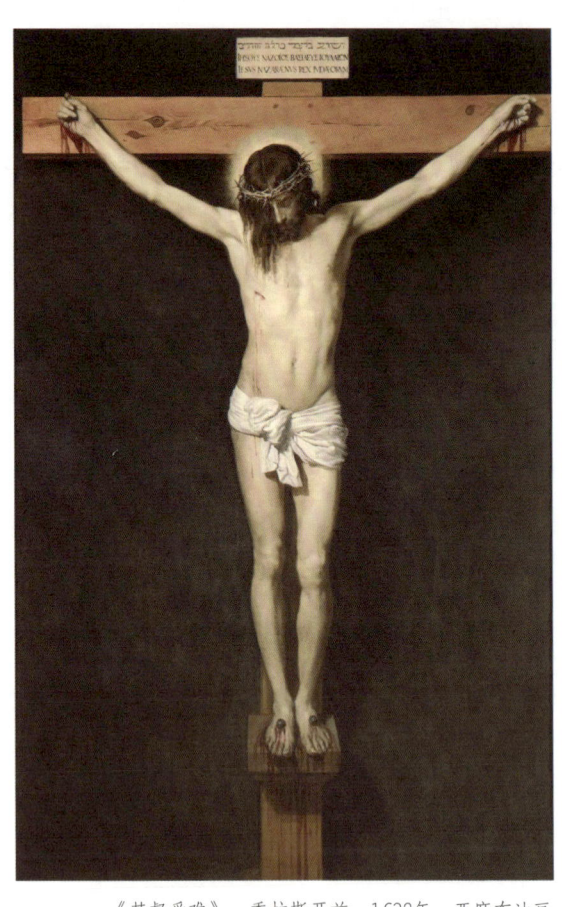

《基督受难》 委拉斯开兹 1632年 亚麻布油画
248cm×169cm

带来上帝的救世福音。耶稣在宣道过程中招收12个信徒,以十字架上的牺牲为世人赎罪。耶稣死后3天复活,复活后升天,并差遣圣灵降世,开启了持续的辉煌与发展。

伊斯兰教

伊斯兰教是阿拉伯语音译,由麦加人穆罕默德于公元7世纪创立,并在阿拉伯半岛兴起,意是为"顺从""和平",指顺从和信仰创造宇宙的独一无二的主宰安拉及其意志,以求得两世的和平与安宁。

伊斯兰教的信仰主要包括理论和实践。理论是六大信仰:信安拉、信天使、信经典、信先知、信后世、信前定。实践包括:伊斯兰教徒必须遵行的善功和五项宗教功课,即念"清真言"、礼拜、斋戒、天课、朝觐。

2.宗教与人生

宗教是人们认识宇宙、社会与人生的一种意识形态,当人们不能正确解释和改变自然与社会中的问题,不能驾驭自己命运时,便会到宗教里借助超自然的力量来调适人与自然、社会和人生的矛盾,以寻求精神庇护和寄托。例如宗教可以用超自然力量安抚人们,调节紧张不安的心理,对社会的不平等现象给予解释。

宗教也有利于加强人的道德修养。宗教大多主张仁爱、慈善、和平。宗教的道德准则和戒律要求人们去恶从善,约束自己,帮助及爱护他人,这有利于人们协调并建立良好的社会关系。

"生死"问题是人生的最大问题,人自有意识始,就不断发问:

"我是谁?""我从哪里来,最终去到哪里?""人生的意义究竟是什么?"宗教通过某种信仰比如神的观念,把人生的意义从此岸引向彼岸,从而在精神上延长了人生,消除了或减轻了人们对死亡的恐惧。

3.宗教与医学

医学与宗教有着密切而复杂的关系。早期医学和宗教是共生的,医学来源于宗教,后来由于医学的发展对宗教的某些教义提出了批判,双方发生了冲突和斗争。其后,随着宗教的改革和进步,医学和宗教和谐相处,宗教成为医学的精神护法和支柱。其实宗教徒行医是非常常见和神圣的事,宗教的传播对医学的推广和发展有着积极的作用。

佛教与医学

佛教里,如来佛化身药师佛行医。药师佛,也称药师如来,是东方净土琉璃世界的教主。药师佛身如琉璃色,其足光明,其手托药钵,里面盛满能医治众生一切疾病的妙药和甘露。送子观音是民间崇拜的佛教神祇,老百姓认为虔诚拜神、拜佛可以实现自己的愿望。

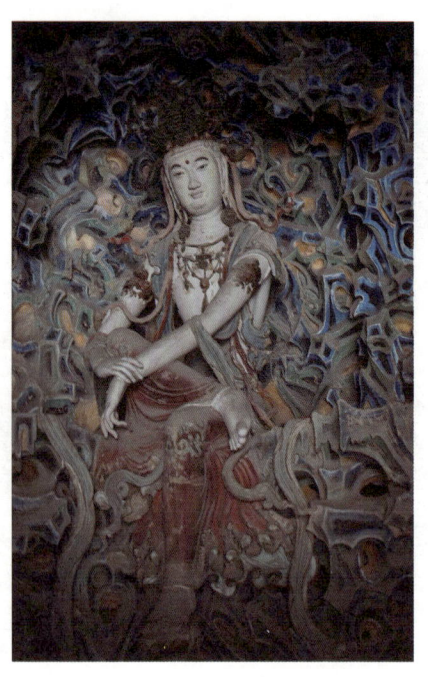

观音塑像(兴隆寺)

那些不能怀孕生育，或者祈求生育男孩的人，会求拜送子观音，以求子嗣，而送子观音则有求必应，祈求者是心诚则灵。

基督教与医学

基督教里，耶稣常以行医的方式显示奇迹。《圣经》里有描述耶稣显圣的故事：一天，耶稣带着彼得、雅各和约翰登上一座高山，在山上，他与早已逝去的摩西和利以亚交谈。下山时，他们经过人群，其中一人带着他生病的孩子大声求救，祈求把他生病的儿子从魔鬼手中拯救出来。耶稣立刻施法治愈了这个孩子，并劝谕众人应对他人进行疗救。《圣经》里还讲述了耶稣医治盲人，让他们重见光明的故事。

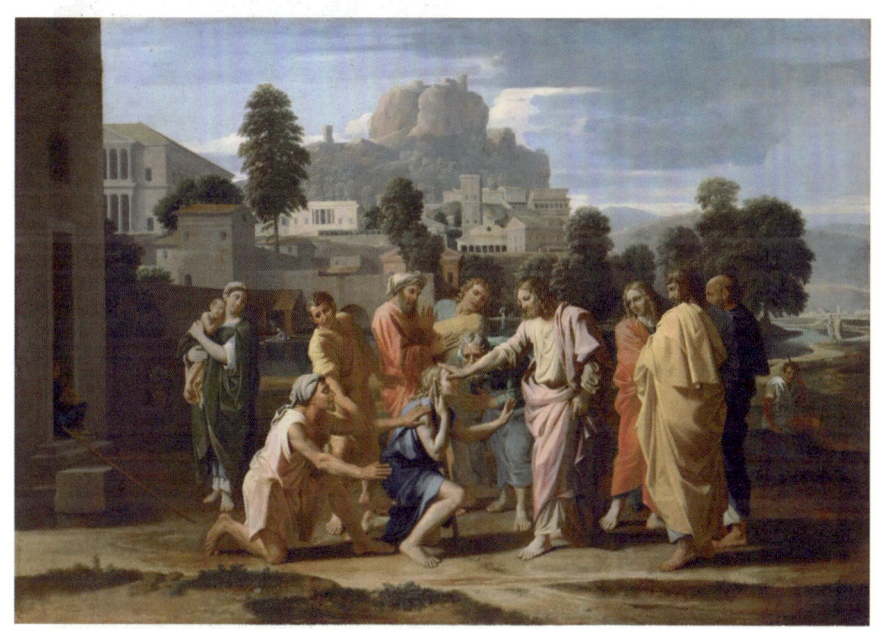

《基督治愈盲者》　尼古拉斯·普桑　1655年　油画　119cm×176cm

基督教徒把行医视为行善，这促进了基督教医院和伴随而来的医疗护理事业的产生。基督徒积极筹建医院并行医，医疗机构渗入全世界各地，对现代医疗体系和健康系统的建立做出了极大的贡献。尤其是大部分发展中国家的公共卫生和医疗体系的建立，也离不开传教士的努力。我国早期的西医院，许多都与教会有关。新中国成立前，我国十家大医院里就有九家是由教会发起建立。

我国信教的人不多，信教者大多信仰佛教，佛教讲普度众生（拯救），不杀生（尊重生命的价值），看淡物质，看重精神。但现在社会上实用主义盛行，功利主义泛滥，有些人对待宗教的做法有些误区。我们应该避免去寺庙烧香拜佛，是为了求菩萨保佑发财、升官等功利行为，甚至捐香火钱也带有贿赂佛祖的成分。

三、追求

> 有信仰必然有追求。
>
> 人的一生总是处在不断追求之中。

1.人生应该有所追求

人的一生有许多追求,优异的成绩、成功的事业、和美的家庭、财富、权力等,这些都是人们所向往的,也是无可非议的。个人的侧重点可能有所不同,实现各自追求目标的程度也不尽相同。其实在这些"形而下"的人生追求之外,我们更应该有一些"形而上"的人生追求。这些追求是真正内心真实,是从人的内心出发所企求的。比如童心、浪漫、沉思、优雅、勇敢、悲悯情怀和心灵的自由等。

童心 童心是天真无邪,纯洁善良,意味着真诚快乐充满奇思妙想,有一份童心,就多一份快乐。互联网企业家都是充满童心的人,

他们怀揣破解人类终极生存法则、走向"星辰大海"的梦想。马斯克和贝索思的新事业是探索太空。

浪漫 浪漫是一种情感体验，意味纵情大方，不拘小节，遇事拿得起放得下而富有诗意。拼多多创始人"80后"黄峥不留恋顶峰上的风景，在事业成功的高光时刻，毅然主动卸任，去读更多的书，去关心粮食和蔬菜。这是何等的浪漫，据说他对农业科技、蛋白质和生命科技充满了兴趣。

沉思 沉思是一种心灵的生活，我思故我在。沉思使人内心丰富而充实，使人淡定、成熟和自信。沉思也是心灵的洗涤剂。修禅即是一种沉思，"禅"可以开拓人们的心灵、启发人们的智慧，引导我们进入更超脱、更自由的世界。

优雅 优雅是一种气质，也是一种风度。轻言细语，尊重别人，礼让他人自然优雅。女人需要优雅，一个秀外慧中、仪态大方的女士让人尊重；男人也需要优雅，一个仪态不凡、举止得当、温良恭俭让的男士让人尊敬。

勇敢 勇敢是一种品质，是一种负责任敢担当的品质。勇敢不是鲁莽，是一种智慧，也是一种力量，是建立在智慧和力量基础上的自信。敢于直面人生，敢于直面困难，你就拥有了勇敢品质和勇往直前的力量。

2.关于追求的名言

每个人都有追求幸福的权利。

——佚名

人生最大的快乐不在于占有什么,而在于追求什么的过程。

——班廷

路漫漫其修远兮,吾将上下而求索。

——屈原

有时候,人在迷茫中明白了自己的追求,而他在追求中又迷茫了。

——佚名

细节的最高境界是追求完美,在这个过程中你要做的是比对手多走一步。

——王立群

幸福是简单的,我们都在追求幸福,可是却不知不觉变成了追求复杂。

——千月风痕

人的本质就在于他的意志有所追求,一个追求满足了又重新追求,如此永远不息。

——[德]叔本华

追求幸运的人应该是行囊越轻越好!

——[法]巴尔扎克

人生的追求,情感的冲撞,进取的热情,可以隐匿却不可以贫乏,可以恬然却不可以清淡。

——余秋雨

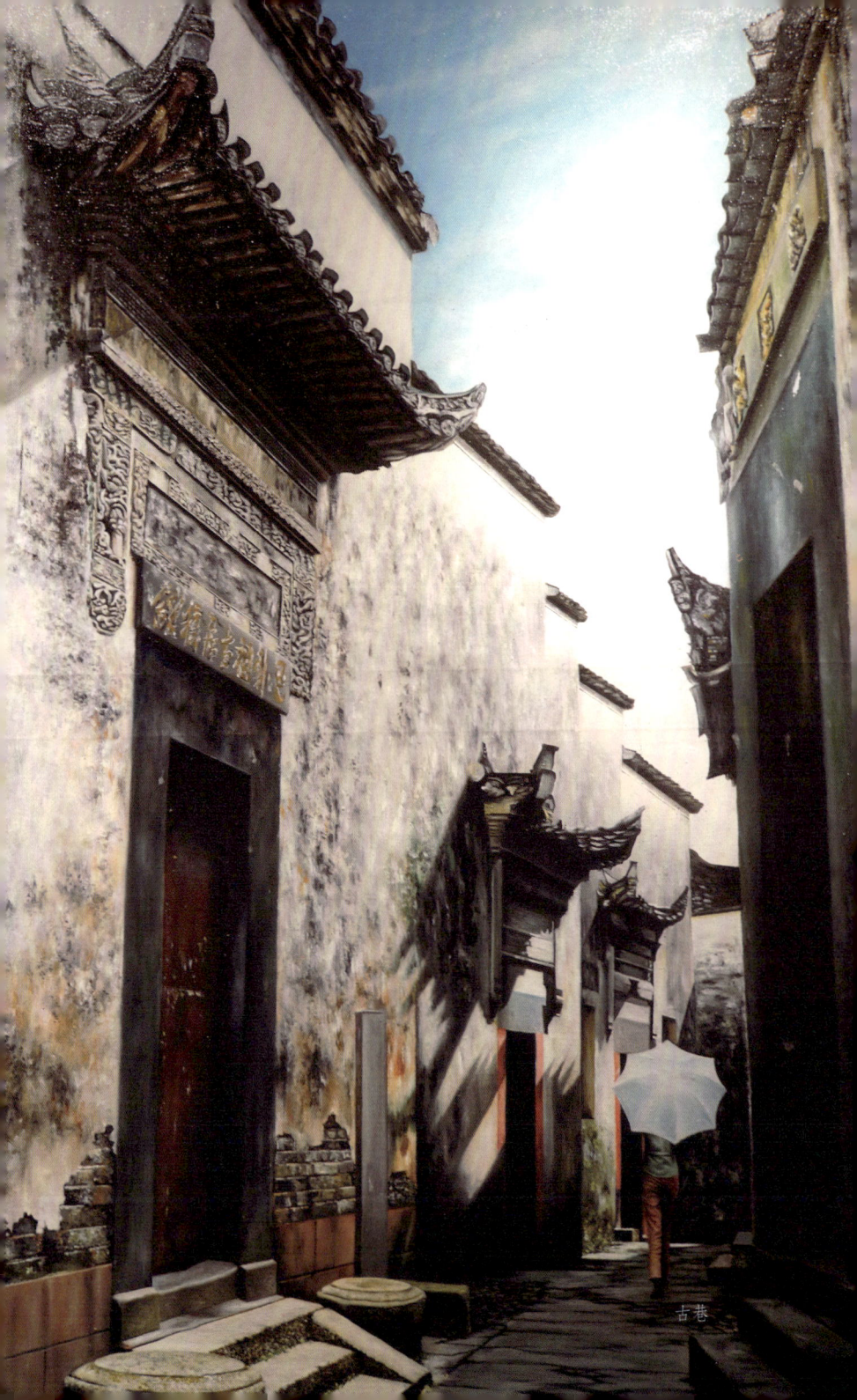

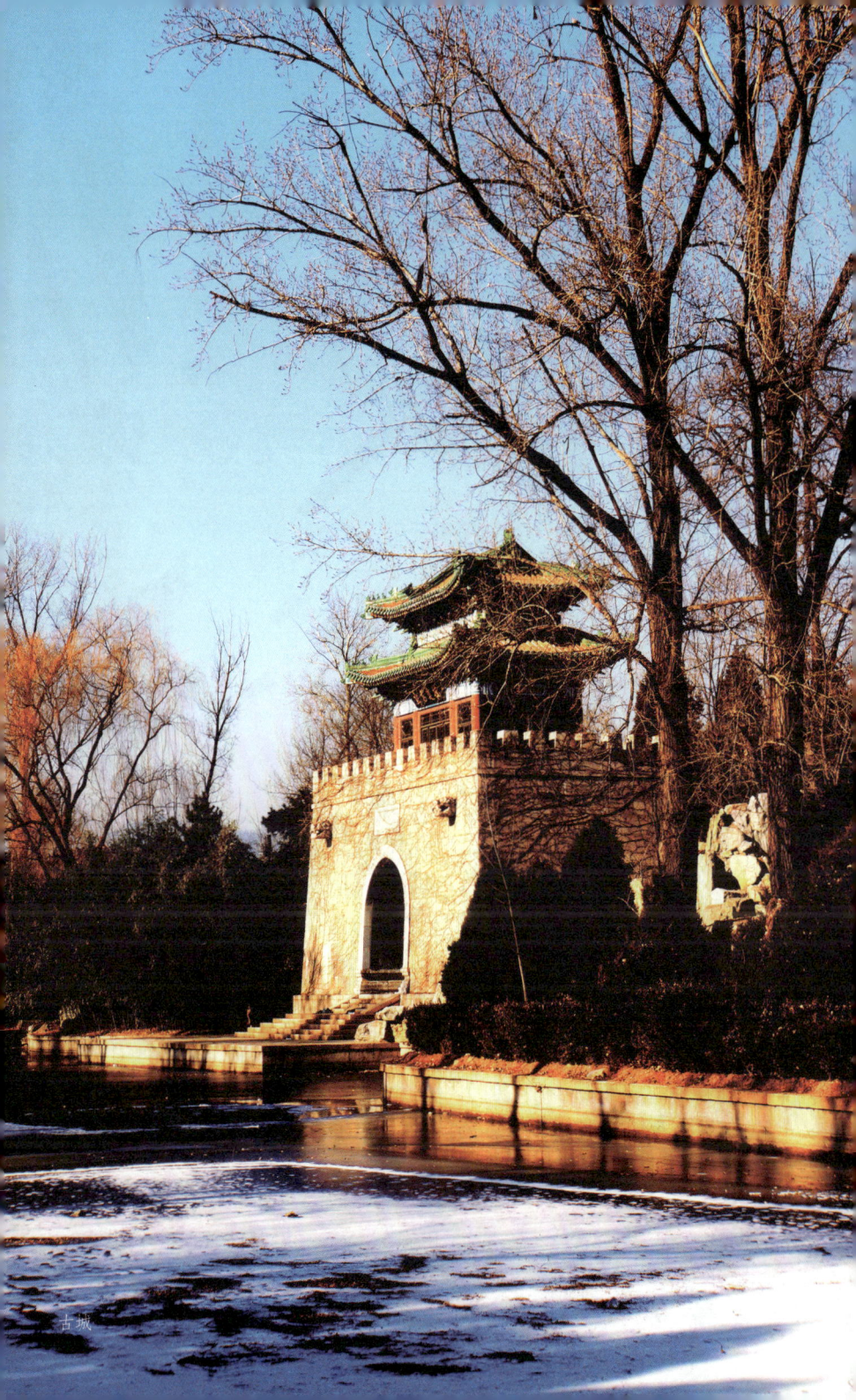
古城

第十四章 人文格言

人文思想的光辉还体现在古今中外大量的人文格言和警句中。这些格言警句是中外名家和学者对人文精神的精辟论述，是指导人生走向的法宝，时刻激励人生，指导言行，滋润心灵。

一、中国人文格言

人文思想的光辉还体现在古今中外大量的人文格言和警句中。这些格言警句是中外名家和学者对人文精神的精辟论述,是在对人生的深刻体验的基础上汇集了人们智慧的精华,是指导人生走向的法宝,时刻激励人们进步。

这些格言涉及人生的诸多方面,包括学习、生活、事业、爱情、亲情等。从不同的角度思考和探索人生的意义(社会心理学、生物学等)。比如一位心理学专家认为,人生的重要意义是人的自我发现、自我构建的生命意义。所以人类才有了宗教、艺术、音乐、文化、理想等概念和观念。细细品读这些格言警句,你会感受到这些名家思想的滋养和浸润。其实,我们每一个人,从开始上学到进入社会,都在接受人文知识和人文精神教育。

不管你从事什么职业,也无论你出身贫穷还是富有,在人生的道路上你会遇到各种欢乐、痛苦和不安,你注定会面对什么是人生的意义、生命的价值、灵魂的处所,这样一些根本的问题。人文素养能帮

助我们化解这些问题。接受人文教育，包括熟读并牢记这些人生格言警句，终身相系，用以指导自己的言行，滋润自己的心灵。

  要挖掘中华优秀传统文化的思想观念、人文精神、道德规范，把艺术创造力和中华文化价值融合起来，把中华美德精神和当代审美追求结合起来，激活中华文化生命力。

——习近平

  以铜为鉴，可正衣冠；以古为鉴，可知兴替；以人为鉴，可明得失。

——李世民

  ★译文：把铜作为镜子，可以使穿戴之时，端庄整齐；把历史作为镜子，可以指导历朝以来，存亡兴替；把人作为镜子，可以知道自己本身的得失。

  实践是检验真理的唯一标准。

——《光明日报》

  己所不欲，勿施于人。

——孔子

  ★译文：自己所不喜欢的，不要亲自强加给对方。

  先天下之忧而忧，后天下之乐而乐。

——范仲淹

横眉冷对千夫指,俯首甘为孺子牛。

——鲁迅

★译文:形容对敌人绝不屈从,对人民大众甘心像牛一样俯首听命,甘愿服务。

安得广厦千万间,大庇天下寒士俱欢颜。

——杜甫

个人的痛苦与快乐,必须融合在时代的痛苦与快乐里。

——艾青

天将降大任于是人也,必先苦其心志,劳其筋骨,饿其体肤,空乏其身,行拂乱其所为,所以动心忍性,曾益其所不能。

——孟子

★译文:所以上天将要把重大的历史任务交给这个人,一定要先磨炼他的心志,劳累他的筋络骨骼,饥饿他的肉体皮肤,空匮疲乏他的身体,所作所为总是被扰乱,借以撼动他的心志,使他性情更加坚韧,以增加他原来不具备的能力。

天下皆知美之为美,斯恶矣;皆知善之为善,斯不善已。

——老子

★译文:天下的人都能认清美好的事物,那是因为丑的存在;都能认清善良的事物,那是因为存在不善良。

第十四章 人文格言

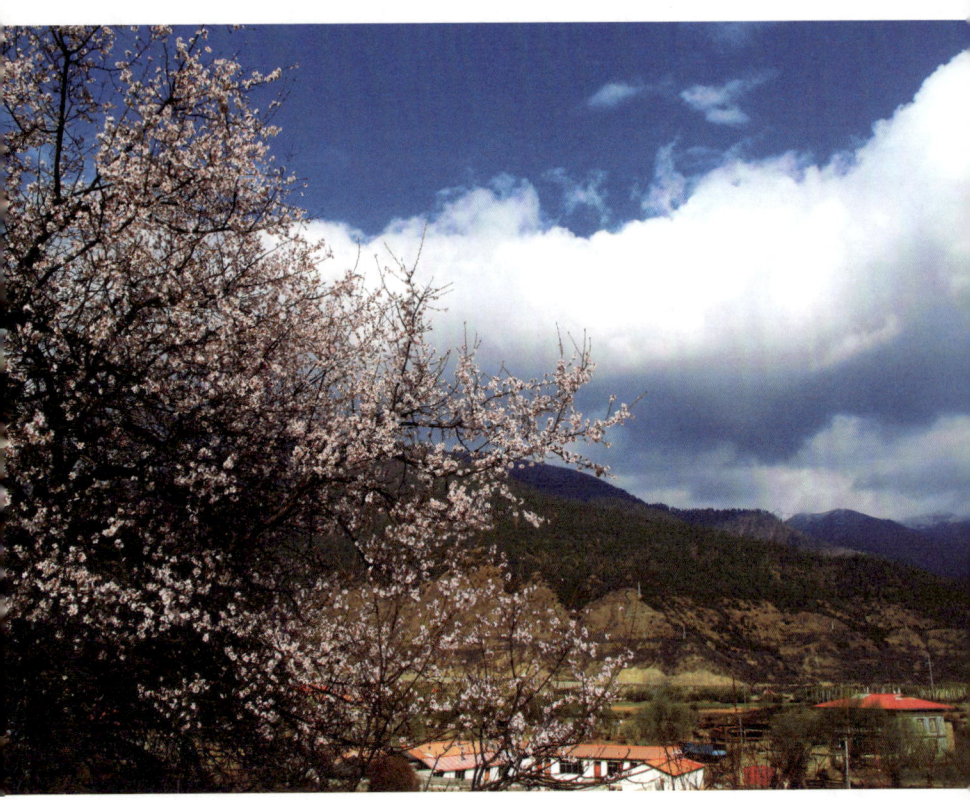

> 上天给了每个人一条命，一颗心，把命照看好，把心安顿好，人生即是圆满。
>
> ——周国平
>
> 不管今天还是未来，对待医生、疾病和死亡，人类不要忘记两个字，那就是敬畏。有了这份心，你才能面对痛苦和苦难，这是最大的拯救。
>
> ——王一方

穷则独善其身，达则兼济天下。

——孟子

★译文：不得志的时候，要管好自己的道德修养；得志的时候，就要努力让天下人都能得到好处。

不谏往者追来者，尽其当然听自然。

——张简斋

★译文：过去的已不可挽回弥补，未来的还可赶上，应遵循世势尽力而为，相信会有好的结果。

惟此独立之精神，自由之思想，历千万祀，与天壤而同久，共三光而永光。

——陈寅恪

★注释：只有独立精神，自由思想，即使经过千百万年，也会与天地一样长久，和日月一样永远闪着光辉。

修养的花儿在寂静中开过了，成功的果子便要在光明里结实。

——冰心

真的猛士，敢于直面惨淡的人生，敢于正视淋漓的鲜血。

——鲁迅

读书之法，在循序而渐进，熟读而精思。

——朱熹

我劝天公重抖擞,不拘一格降人才。

——龚自珍

工欲善其事,必先利其器。

——孔子

★译文:工匠们想要使自己工作做得好,一定要先使工具锋利。比喻要做好一件事,准备工作非常重要。

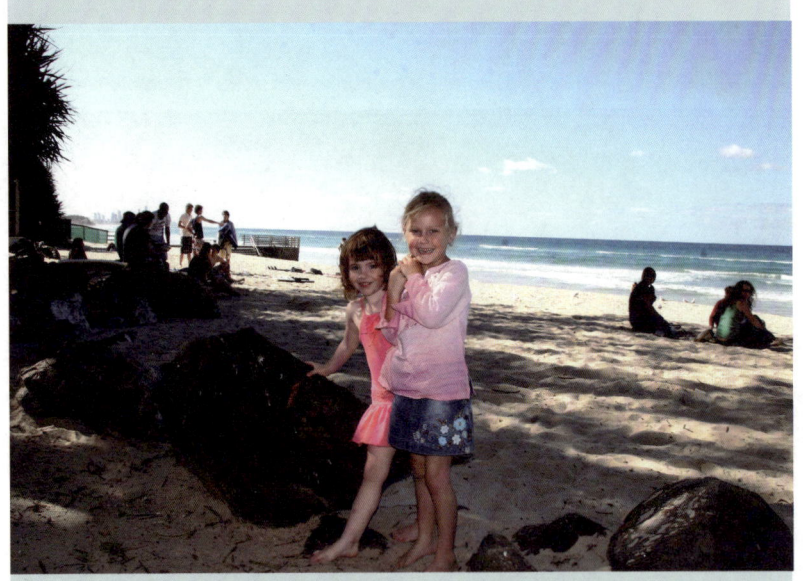

时间就像海绵里的水,只要愿挤,总还是有的。

——鲁迅

人类的历史,就是一个不断地从必然王国向自由王国发展的历史。

——毛泽东

> 美感的世界纯粹是意象世界,超乎利害关系而独立。
>
> ——朱光潜
>
> 天地有大美而不言,四时有明法而不议,万物有成理而不说。
>
> ——庄子
>
> ★注释:天地具有伟大的美但却无法用言语表达,四季运行具有明显的规律但却无法加以评议,万物的变化具有现成的定律但却用不着加以评论。

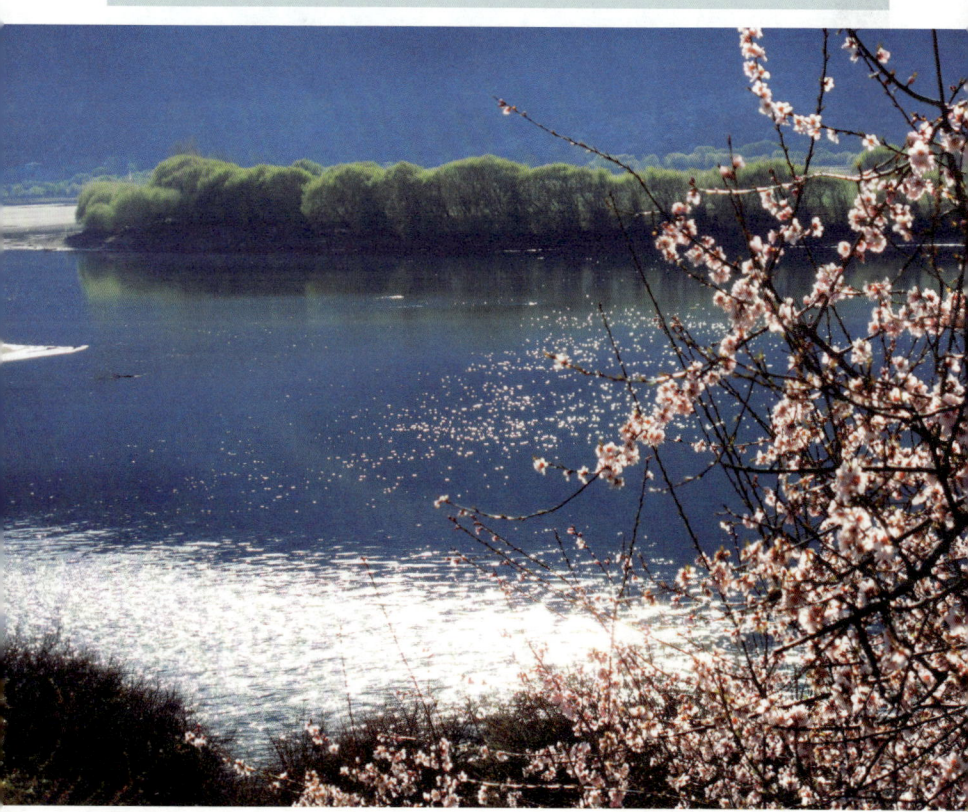

人生最美丽的风景是这种淡定与从容

美感者，合美丽与尊严而言之，介乎现象世界与实体世界之间，而为之津梁。

——蔡元培

美和实际人生有一个距离，要看出事物本身的美，须把它摆在适当的距离之外去看。

——朱光潜

哲学求真，道德或宗教求善，介乎二者之间表达我们情绪中的深境和现实人格的和谐的是美。

——宗白华

在人生的旅途中，我们要保持善良和真诚，用爱去感染和改变世界。

——李飞飞

灵魂的一半是学识，另一半是支撑风格的涵养。

——南方之夏荷

绿水青山就是金山银山。

——习近平

二、外国人文格言

只有我们拥有对于生命的敬畏之心时,世界才会在我们面前呈现出它的无限生机。

——史怀泽

鉴赏是凭借完全无利害观念的快感和不快感对某一对象或其表现方法的一种判断力。

——康德

在一个民族里,审美修养的高度发展和极大普及是与政治的自由和公民的美德,美的习俗是与善的习俗,举止的文雅是与举止的真实携手并进的。

——席勒

审美带有令人解放的性质,它让对象保持它的自由和无限,不把它作为有利于有限需要和意图的工具而起占有欲和加以利用。

——黑格尔

作为一种审美现象，人生和世界才显得有充足的理由。

——尼采

美是到处都有的。对于我们的眼睛，不是缺少美，而是缺少发现。

——罗丹

在学习和追求真与善的领域里，我们可以永葆赤子之心。

——爱因斯坦

我手里的金钱是保持自由的一种工具。

——卢梭

真正的科学家应当是个幻想家；谁不是幻想家，谁就只能把自己称为实践家。

——巴尔扎克

道德是永存的，而财富每天在更换主人。

——普卢塔克

世界上最使人惊奇和敬畏的两样东西，就是头上的星空和心中的道德。

——康德

人类的生命，并不能以时间长短来衡量，心中充满爱时，刹那便是永恒。

——尼采

友谊像清晨的雾一样纯洁，奉承并不能得到友谊，友谊只能用忠诚去巩固它。

——马克思

人生是由哽咽、哭泣及微笑所组成的一段过程,而其中更大的部分是哽咽。

——波特

强制的社会制度不会是永存的。

——托尔斯泰

真理之川从它的错误之沟渠中流过;像萌芽一般,在一个真理之下又生一个疑问,真理与疑问互为滋养。

——培根

所有伟大的事迹和伟大的思想都有荒谬的开头。

——加缪

过分冷静的思考缺乏情感的冲动,也必然使人心理变态。

——瓦西列夫

人生一世,总有些片段当时看着无关紧要,而事实上却牵动了大局。

——萨克雷

在人生中最艰难的是选择。

——莫尔

正直和诚实还没有发现替代品,人们缺少它就没法取得成功。

——布雷默

不浪费时间的人,没有工夫抱怨时间不够。

——杰斐逊

友谊是灵魂的结合,这个结合是可以离异的,这是两个敏感、正直的人之间心照不宣的契约。

——伏尔泰

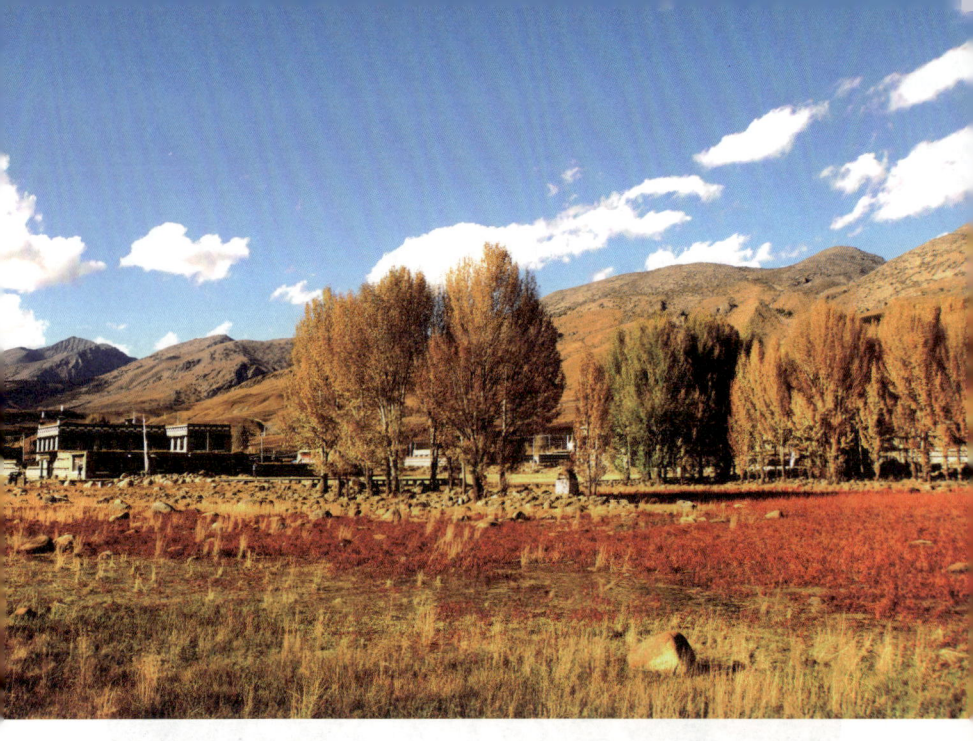

　　无论在哪种情况下,美都是从灵魂深处发出的,因为大自然景象不可能具有绝对的美;这美隐藏在创造或观察者的灵魂里。

——别林斯基

　　美不仅存在于自然界,而且存在于人民的创造性劳动中,存在于人们的英雄业绩和日常的高尚行为中。

——赞利夫

　　我们所追求的境界美,尽管遭遇到困难,这追求的本身还是美的。

——柏拉图

　　理想的人物不仅要在物质需要的满足上,还要在精神旨趣的满足上得到表现。

——黑格尔

　　生命,只是在被欲望迷乱了的人心中,才一定要分出尊卑高下。

——马德

> 如果光明不能照亮过去，黑暗将拥抱未来。
>
> ——托克维尔

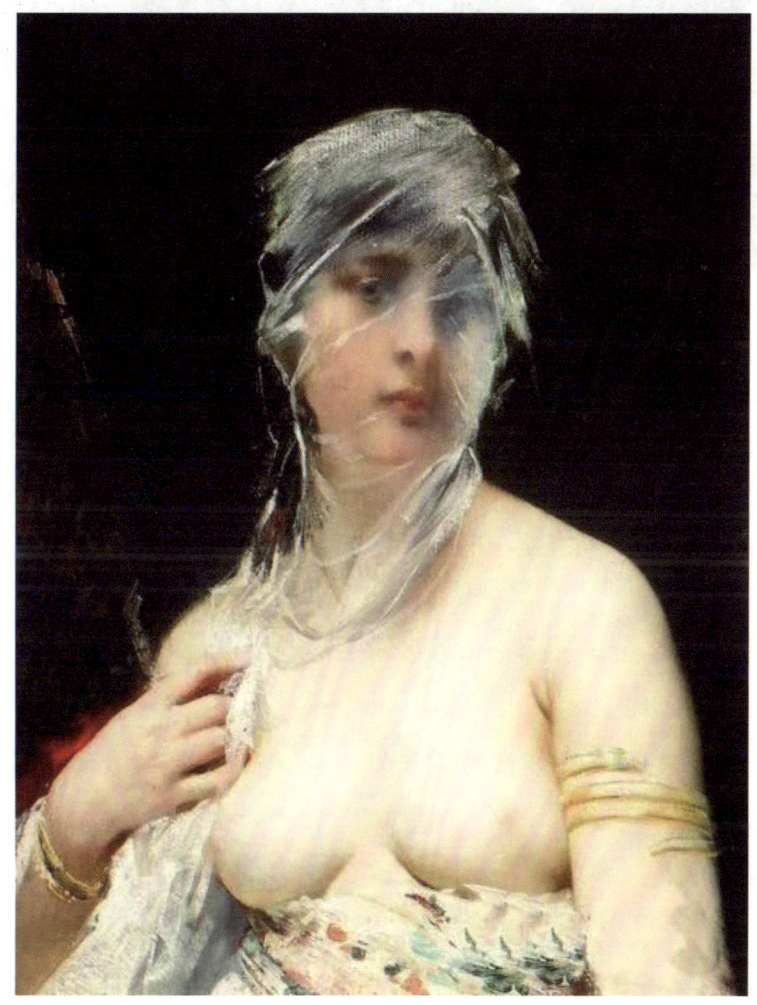

《后宫之美》　亨利·吕西安·杜塞　19世纪　布面油画　45.4cm×35.7cm

后记

岁月匆匆,转眼三年多时间过去了,《让人文照亮人生》书稿终于完成,其间经历了新冠疫情、俄乌战争等许多大事,让人分心,写写停停。

编写这本书的起因是六年前我的《让人文照亮医学》出版后,颇受医护读者们的喜欢,不少医疗卫生机构和学校请我去讲课。其中一些医生告诉我,他们自己读后,还把该书推荐给自己的孩子阅读,我以为他们的孩子也是学医的,其实是有少数学医,更多的是学法律、计算机和管理等。一开始我有些疑惑,但仔细一想也有道理,我们这个社会不只是医生需要人文,各行各业都需要人文精神。改革开放历时四十年以经济建设为中心,我国的经济取得了举世瞩目的成就,物质生活得到了很大提高,但文化建设,特别是人文素养的提高则显得相对薄弱。一次与编辑部同志闲聊时,提及这一现象,他们马上建议编写一本面向普通读者受众的通俗人文读本。随后在同事和友人的鼓励和支持下,决定做一尝试,并商定书名为《让人文照亮人生》。

动笔的时候发现其困难比预计的要大，除掉自己的知识积累宽度和厚度不够外，主要的难点有：一是体例和框架上如何处理；二是内容上如何避免与上一本书类同和重叠，但同样是谈人文修养，有些内容很难避免，比如谈西方艺术，你绕不开达·芬奇、莫奈、凡·高和毕加索，谈中国绘画你也不能不谈《韩熙载夜宴图》《富春山居图》等，当然谈书法更不能不谈《兰亭序》；三是2019年本人做了一个手术，术后精力和体力都有所减退，加上随着年龄的增加，思维和记忆力也不如从前。针对上述问题，我的处理方式是书的体例和框架结构不做大的变动，内容则应同则同，可新则新，把与医学相关章节移除，增加有关人生、人与自然和建筑与人文的章节，同时增写人文与人生联系的相关内容。

同样，编写的过程又是一次愉快的人文之旅，尽管充满写作的艰辛，但不断的人文知识的学习以及人文价值的浸润，带给我更多的是心情的愉悦、情感的升华和心境的安宁。

作为一本普及性人文读本，涉及内容较广，编写过程中我自己也在不断地学习，收集和参阅大量的专著、杂志和画册，以及网络上的相关内容，难以一一列举，在此一并致谢。感谢花城出版社张懿社长、许泽红编辑和美编具伊宁；本书的风光摄影照片为本人所拍、少数为友人提供。特别感谢韩启德先生为本书作序，他认为提高对生命的认知和理解，是提高人文修养的核心，关键是找到提高人文修养的途径，即利用人类创造的灿烂文化，尤其是文学、艺术、自然情感、哲学和宗教等来提高自己的人文情怀。

作为一本博雅性的读本,我希望广大青年朋友能喜爱它,将其作为茶余饭后的轻松读物,从中获取人文知识,享受人文乐趣,提高人文修养,在践行职业人生的同时,打开天窗,敞开心扉,让人文之光照亮人生的旅程。

本书完稿之际,人工智能(AI)时代已悄然到来。人们在积极学习和使用AI的同时,也不免担心随着AI技术的快速发展和迭代,AI在许多领域已经或终将超越人类,他们会否抢占我们的工作岗位,甚至脱离人类的掌控,反过来控制我们?最近,我看到网上流传的一段人类与AI对话。其中,我非常欣赏DeepSeek说的一句:"尽管我可以计算'π'小数点后千万亿位,却始终无法理解为何月光会使人类心碎。为何你们会在樱花飘落时流泪。" 是啊,正是这种情感,这种人文精神,是我们人类这个碳基生命物种最珍贵最伟大的地方。

"倚天照海花无数,流水高山心自知。"

面对变幻莫测的自然、百年变局的世界,面对世事纷扰又起伏跌宕的人生,我们该如何应对和自处?当然首先要脚踏实地地走好自己的人生道路的每一步,但也要时常仰望星空和扪心自问。

人生是一场修行,是一场求真、求善、求美的人文修行,我们应该淡泊明志、宁静致远,应该"欲穷千里目,更上一层楼"。

姚志彬

2025年3月18日

参考文献

[1]文脉同国脉相连：习近平这样谈文化、论文艺［DB/OL］.求是网·热点聚焦，（2019-03-04）[2023-08-08].http://www.qstheory.cn/zhuanqu/rdjj/2019-03/04/c_1124191955.htm.

[2]周国平.周国平人文演讲录：人文精神的哲学与思考[M].武汉：长江文艺出版社，2014.

[3]叔本华.悲喜人生[M].范进等，译.天津：天津人民出版社，2007.

[4]涂登宏.大学生人文知识[M].北京：清华大学出版社，2010.

[5]崔淑琴，李艇.大学生人文素养与人生[M].广州：暨南大学出版社，2012.

[6]杨叔子.中国大学人文启思录[M].武汉：华中科技大学出版社，2005.

[7]朱寿桐.文学与人生十五讲[M].北京：北京大学出版社，2006.

[8]黄达人.大学的根本[M].北京：商务印书馆，2015.

[9]姚志彬.让人文照亮医学[M].广州：花城出版社，2017.

[10]邹永常.文学与人生[M].南京：南京大学出版社，2010.

[11]傅佩荣.哲学与人生[M].北京：东方出版社，2005.

[12]曹桂生.艺术审美之维[M].北京：中国社会科学出版社，2012.

[13]吴宓.文学与人生[M].北京：清华大学出版社，1993.

[14]蒋勋.写给大家的西方美术史[M].湖南：湖南美术出版社，2020.

[15]龙应台.百年思索·中国大学演讲录[M].海口：南海出版公司，2001.

[16]王逊.中国艺术史[M].上海：人民美术出版社，2019.

[17]西蒙·沙玛.艺术的力量[M].陈玮等，译.北京：北京美术摄影出版社，2015.

[18]王晓朝.宗教学基础十五讲[M].北京：北京大学出版社，2003.

[19]刘继潮.中国绘画欣赏[M].合肥：安徽大学出版社，2007.

[20]子衿.中国名画世界名画全鉴[M].北京：北京联合出版社，2014.

[21]绘画艺术鉴赏［DB/OL］.http：//www.doc88.com/p-307249315366.html.

[22]中国收藏杂志.2013—2023.

[23]史怀泽.敬畏生命[M].陈泽环，译.上海：上海社会科学院出版社，1992.

[24]涂睿明.古瓷之光[M].湖南：湖南美术出版社，2019.

[25]《名作欣赏》编辑部.诗词曲赋名作赏析[M].西安：陕西人民出版社，1985.

[26]傅雷.世界美术名作二十讲[M].上海：三联书店，1998.

[27]陈士龙.瓷器鉴藏全书[M].北京：中央编译出版社，2017.

[28]沃兴华.中国书法史[M].长沙:湖南美术出版社,2009.

[29]高明一.中国书法简明史[M].台湾:雄狮出版公司,2018.

[30]李萧坤.中国书法之旅[M].北京:中信出版社,2018.

[31]李和平.音乐欣赏[M].上海:华东大学出版社,2015.

[32]Aizhitong.如何欣赏音乐[DB/OL].(2010-02-04)[2023-08-08].http://i.mtime.com/htliwei/blog/3312829.

[33]夏代尔.音乐与人生[M].合肥:安徽省教育出版社,2005.

[34]郝文捷.音乐欣赏[M].北京:清华大学出版社,2022.

[35]周海宏.音乐欣赏(讲座).喜马拉雅.

[36]陈克伦.瓷器中国[M].上海:上海书画出版社,2021.

[37]汤书昆,王祥.瓷器艺术鉴赏与制作教程[M].北京:中国科学技术大学出版社,2009.

[38]秦大唐,秦鹏.摄影美学[M].北京:北京大学出版社,2022.

[39]村儿.带着手机去旅游[M].北京:北京大学出版社,2022.

[40]汪曾祺.人间草木[M].浙江:浙江文艺出版社,2018.

[41]潘知常.生命美学引论[M].南昌:百花洲文艺出版社,2021.

[42]朱光潜.万物有灵且美[M].南京:江苏凤凰文艺出版社,2019.

[43]王小回.中国传统建筑文化审美欣赏[M].北京:社会科学文献出版社,2009.

[44]张祖刚.建筑文化感悟与图说(国内卷、国外卷)[M].北京:中国建筑工业出版社,2009.

图书在版编目（CIP）数据

让人文照亮人生 / 姚志彬编著. -- 广州 ：花城出版社，2025.8（2025.9重印）. -- ISBN 978-7-5749-0381-4

Ⅰ. R-05

中国国家版本馆CIP数据核字第2025LV1988号

让人文照亮人生
RANG RENWEN ZHAOLIANG RENSHENG

姚志彬/编著

出 版 人	张 懿
责任编辑	许泽红
责任校对	李道学
技术编辑	凌春梅
装帧设计	具伊宁
供　　图	姚志彬
出版发行	花城出版社
经　　销	全国新华书店
印　　刷	广州市快美印务有限公司
开　　本	880毫米×1230毫米　32开
印　　张	10.75　1插页
字　　数	220,000字
版　　次	2025年8月第1版　2025年9月第2次印刷
定　　价	68.00元

版权所有·侵权必究。如发现印装质量问题，请与出版社联系。
联系电话：020-37604658　37602954

让人文照亮人生

姚志彬 编著

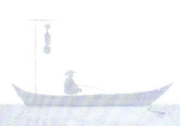

SPM 南方传媒 花城出版社

中国·广州